U0349616

全国特色
专科护理系列

骨科护理实用个案
分析与讨论

主审　陈海莺　缪　羽

主编　蔡　骅　庄华敏　王慧灵
　　　李晓茵　陈盈盈

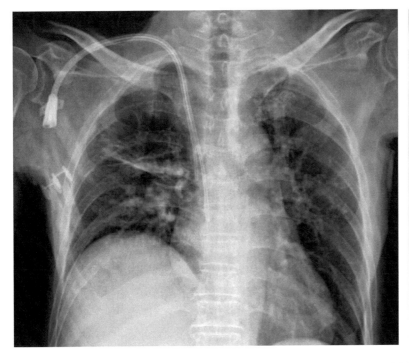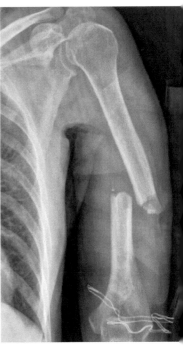

科学技术文献出版社
SCIENTIFIC AND TECHNICAL DOCUMENTATION PRESS
·北京·

图书在版编目（CIP）数据

骨科护理实用个案分析与讨论/蔡骅等主编. —北京：科学技术文献出版社，2023.11
ISBN 978-7-5235-0823-7

Ⅰ.①骨… Ⅱ.①蔡… Ⅲ.①骨科学—护理学 Ⅳ.① R473.6

中国国家版本馆 CIP 数据核字（2023）第 186459 号

骨科护理实用个案分析与讨论

策划编辑：付秋玲　　责任编辑：付秋玲　　责任校对：张　微　　责任出版：张志平

出　版　者	科学技术文献出版社
地　　　址	北京市复兴路15号　邮编 100038
编　务　部	(010) 58882938，58882087（传真）
发　行　部	(010) 58882868，58882870（传真）
邮　购　部	(010) 58882873
官 方 网 址	www.stdp.com.cn
发　行　者	科学技术文献出版社发行　全国各地新华书店经销
印　刷　者	北京虎彩文化传播有限公司
版　　　次	2023 年 11 月第 1 版　2023 年 11 月第 1 次印刷
开　　　本	787×1092　1/16
字　　　数	358千
印　　　张	16.75　彩插10面
书　　　号	ISBN 978-7-5235-0823-7
定　　　价	198.00元

编委会

BIANWEIHUI

主　审　　陈海莺　缪　羽

主　编　　蔡　骅　庄华敏　王慧灵　李晓茵　陈盈盈

副主编　　曾丽萍　陈少婷　黄雪琳　戴少彬　赖燕云
　　　　　卢沙萍　黄叶青　郑小娟　连小燕　陈满丽
　　　　　谢小婷　吴彤艳　汪秋芬　苏增标

编　委　　蔡文理　黄清清　黄瑞瑜　傅津津　刘芬芬
　　　　　黄燕凤　郑惠云　赖萍萍　何瑞琼　黄芳芳
　　　　　庄慰红　陈云瑶　李雅婷　谢阿玲　黄小玲
　　　　　郑招燕　郑雅灵　邱凰莹　王芯如　谢佳贞
　　　　　林丽云　庄小虹　黄雪阳　陈美玲　曾莹莹
　　　　　林龙珠　苏凤花　韩延泽　郭佳馨

编委会成员单位　　中国人民解放军联勤保障部队第九一〇医院

主审简介

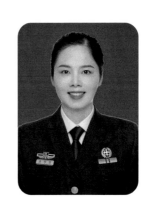

▌ 陈海莺

　　本科毕业于中国人民解放军海军军医大学（原第二军医大学）护理专业，现工作于中国人民解放军联勤保障部队第九一〇医院，副主任护师，护理部主任，中国共产党党员。从事护理管理工作15年，工作上创新发展、锐意进取、爱岗敬业、无私奉献，秉持"护理有温度，执行有力度"的护理理念，通过改善护士职业满意度，提高临床护理服务质量，丰富服务内涵，融入人文理念，带领护理队伍为驻地军民患者提供优质护理服务。学术任职：福建省护理学会疼痛专业委员会委员、泉州市泌尿外科学会委员、中国中西医结合学会护理学组副组长。发表论文17篇，获得国家实用新型专利12项，参与泉州市基金项目3项。自工作以来，以"爱岗敬业、爱军精武、爱拼敢赢"的"三爱精神"为引领，在全军、省、市、本级单位及各医疗护理院校单位荣获奖励，如全军专科护士培训比武竞赛二等奖、福建省"驼人杯"护理用具创新大赛优秀奖，先后被联勤保障部队及本级单位评为训练先进个人、"四有"先进文职人员、"战备先锋""优秀护士长"，荣获"三爱奖"等。

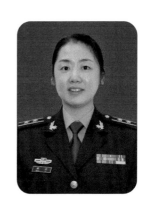

▌ 缪 羽

　　毕业于中国人民解放军海军军医大学（原第二军医大学）护理专业，现工作于中国人民解放军联勤保障部队第九一〇医院，原护理部主任。带领的护理团队活泼向上、积极好学。近年来培养专科护士30余名。学术任职：福建省护理学会第九届理事会理事、中国灾害护理专业委员会委员、泉州医学高等专科学校护理专业指导委员会委员。获得国家实用新型专利10项，发表SCI论文1篇、护理核心期刊论文20余篇，参编著作1部，在研课题3项。多次获得"优秀护士""优秀共产党员"等称号，荣立三等功1次。

主编简介

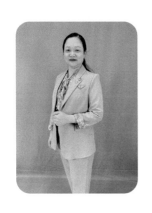

‖ 蔡 骅

　　本科毕业于中国人民解放军海军军医大学（原第二军医大学）护理专业，现工作于中国人民解放军联勤保障部队第九一〇医院骨科，副主任护师，护士长。学术任职：福建省护理学会骨科护理专业委员会委员、福建省医学会物理医学与康复学分会康复护理学组委员、泉州市护理学会骨科护理专业委员会副主任委员。泉州市医学高等专科学校护理学院外科护理教研室副教授。发表论文20余篇，参编著作3部。近5年承担市级课题项目2项、军区课题项目1项，获得中国人民解放军总后勤部三等奖。荣立中国人民解放军原南京军区联勤第十八分部三等功。获得"巾帼建功""先进个人""泉州市优秀护理工作者""优秀共产党员""优秀护士长"等称号。

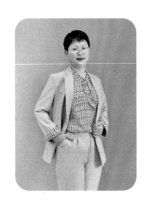

‖ 庄华敏

　　本科学历，现工作于中国人民解放军联勤保障部队第九一〇医院骨科，副主任护师。从事临床工作28年，对急危重症患者的救治有丰富的经验，擅长脊柱外科的相关护理。发表论文20余篇，获得国家发明专利3项、国家实用新型专利20项，多次获得"优秀护士""优秀共产党员""三爱先进个人"等称号。

▌ 王慧灵
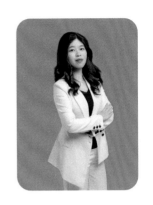

专科毕业于福建卫生职业技术学院护理专业，现工作于中国人民解放军联勤保障部队第九一〇医院骨科，主管护师，骨科创伤二病区护理负责人。广东省护理学会第四届骨科专科护士。从事临床骨科护理工作12年，对骨科相关护理有丰富的经验。发表论文5篇，获得国家实用新型专利2项，工作期间多次获得"优秀护士""三爱先进个人"等称号。

▌ 李晓茵
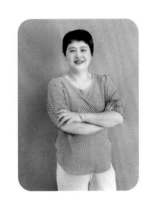

本科学历，现工作于中国人民解放军联勤保障部队第九一〇医院骨科，副主任护师，副护士长。从事骨科临床护理工作30年。学术任职：泉州市医学会骨科分会护理学组委员、泉州市医学会肠外肠内营养分会护理学组委员会委员。参编著作1部，发表论文15篇，获得国家实用新型专利3项，参与科研课题1项。获市科学技术进步奖三等奖，多次获得"三爱标兵""护士先锋""优秀共产党员"等称号。

▌ 陈盈盈
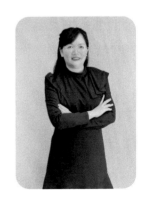

本科学历，现工作于中国人民解放军联勤保障部队第九一〇医院骨科，主管护师，中国共产党党员。从事临床护理工作22年，对骨科各种常见疾病、疑难病、危重病的护理经验丰富。发表学术论文5篇，获得国家实用新型专利3项，多次获得"三爱先进个人""优秀护士""护士先锋""护理之星""学雷锋先进个人"等称号。

前　言

　　随着经济的飞速发展，交通网络日趋完善，工程建设如火如荼。随之而来的交通事故、建筑事故相对增多，因其受伤的患者成了现代骨科主要的护理对象，此类患者往往表现为多发性骨折、粉碎性骨折，甚至合并心、肺等重要脏器的损伤，以青壮年为多；单纯的四肢骨折、脱位等则以老年人为多。护理工作是医疗工作的重要组成部分，贯穿患者入院、检查、诊断、治疗、康复、出院及延续护理服务全过程，对促进患者康复、缩短患者住院时间、降低患者治疗费用、改善患者结局起着重要作用。

　　本书共分为七章，包括上肢损伤、下肢损伤、骨盆损伤、脊柱疾病等，选取了临床工作中具有代表性的疑难骨科病例，结合外科快速康复的理念，从简单介绍患者案例信息、医护过程，到详细讲解不同患者所对应的不同护理问题及措施、出院指导与延续护理，内容全面、结构严谨、图文并茂。不仅如此，书中各个案例最后通过总结与反思，还为临床护理人员制订同类型骨科疾病患者的个体化护理方案提供了经验。本书写作风格独特，可供骨科护理及相关科室的同行参考。

　　本书在编写过程中虽经多次推敲、反复论证与修改，但由于涉及的内容广泛，篇幅较多，编写风格有所差异，各章衔接尚有不足之处，欠缺在所难免，诚请各位专家和同行批评指正。

编　者

MULU

目 录

第一章　上肢损伤

个案 1　左肱骨骨折合并尿毒症

案例介绍

1. 一般资料

患者男性，62 岁，诊断为左肱骨中段闭合性骨折；左足挤压伤；右侧多发肋骨骨折；右肺挫伤；尿毒症；2 型糖尿病；高血压 2 级，中危。

2. 病史

现病史：患者因"外伤致左上臂、左足肿痛，活动障碍 2 小时余"于 2023-07-17 入院。

既往史：患者 5 年前于当地医院诊断为"尿毒症、高血压、糖尿病"，长期在医院进行透析治疗，口服"苯磺酸氨氯地平、酒石酸美托洛尔、甲磺酸多沙唑嗪缓释片"控制血压，皮下注射胰岛素控制血糖。

婚育史：已婚已育。

3. 查体

专科检查：左上臂肿胀、畸形明显，未见伤口出血，局部青紫、淤血，压痛明显，可触及骨擦感，闻及骨擦音。左肩、肘关节活动障碍，左尺桡动脉搏动存在，左手各指活动、感觉正常，末梢血供良好。左足肿胀明显，左足远端可见多处不规则挫裂伤口，皮肤呈套脱状，左足第 1～5 趾骨质外露，创面周围皮缘不齐、挫伤，中度污染，有活动性出血，部分趾间关节外露，可触及骨擦感，左足各趾活动受限，皮肤感觉麻木，末梢血供差。

辅助检查：实验室检查示 D-二聚体 6.13 mg/L↑，血小板计数 83.00×10^9/L↓，凝血酶原时间 14.50 秒↑，凝血酶原活动度 62.70%↓，血红蛋白浓度 96 g/L↓，总蛋白 59.7 g/L↓，白蛋白 26.4 g/L↓，天冬氨酸转氨酶 46.1 U/L↑，钠 129.7.00 mmol/L↓，葡萄糖 9.94 mmol/L↑，尿素 7.64 mmol/L，肌酐 317.6 μmol/L↑，钙 1.92 mmol/L↓。影像学检查（图 1-1）：右侧多发肋骨骨折；左肱骨中段骨折；左足第 1～5 趾末节趾骨骨折，伴部分骨质缺如。右肺条索、斑片影，挫伤或炎症。

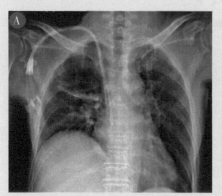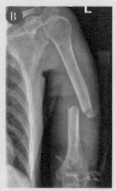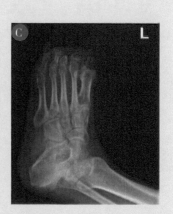

图 1-1 影像学检查

医护过程

患者日间精神欠佳，慢性病容，T 36.5℃，P 85 次 / 分，R 20 次 / 分，BP 146/79 mmHg，身高 160 cm，体重 47 kg。患者于 21:30 不慎发生车祸，当时即感左上臂、左足疼痛、活动受限，左上臂畸形，左足伤口有活动性出血，伴胸痛、胸闷，患处逐渐肿胀。已在外院行左足伤口包扎，为进一步治疗，急送我院就诊。急诊科拟"左肱骨骨折"收入我科住院治疗。

疼痛数字评分法得分为 6 分，Braden 量表评分为 12 分，跌倒风险评估为高风险，Caprini 评分为 8 分。完善术前准备，急诊在腰硬联合麻醉 + 神经阻滞麻醉下，行左足清创截趾缝合 + 负压封闭引流治疗术，手术顺利，术后患者生命体征平稳。继续行血液透析替代肾脏治疗 1 周 3 次；血糖监测，6 次 / 日（三餐前后）。2023-07-20 01:17 主诉头晕，血糖监测显示 HI，遵医嘱给予甘精胰岛素注射液 10 U，皮下注射。02:17 血糖监测 30.2 mmol/L，03:17 血糖监测 29.2 mmol/L，经胰岛素治疗后，血糖波动于 4.0 ~ 13.3 mmol/L。

2023-07-24 完善术前准备，在臂丛神经阻滞下，行左肱骨骨折切开复位植骨钢板内固定术，手术顺利，术后影像学检查见图 1-2。

患者术后肢体肿胀（图 1-3），具体体位见图 1-4，患者血红蛋白浓度 79 g/L，给予增输 O 型红细胞悬液 2 U，复查血红蛋白浓度 84 g/L。疼痛数字评分法得分为 3 分，Braden 量表评分为 12 分，跌倒风险评估为高风险，Caprini 评分为 8 分。术后多次监测血糖＜ 3.8 mmol/L，嘱其进食、暂停胰岛素治疗等对症处理后，血糖波动平稳，其余生命体征平稳。患者病情平稳，于 2023-07-31 出院。

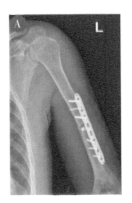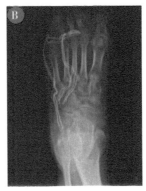

图1-2　术后影像学检查

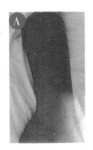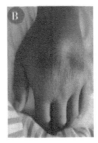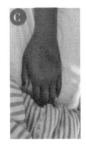

图1-3　术后肢体肿胀

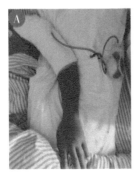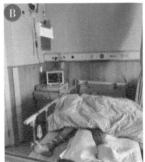

图1-4　术后体位

主要护理问题及措施

（一）体液过多

体液过多与尿毒症有关。

1. 护理目标

患者体液平衡，体重、血压正常，脱水或水肿减轻。

2. 护理措施

（1）生命体征监测。给予持续心电监测及氧气吸入，监测实验室指标，如肌酐、尿素氮等。若凝血酶原异常，则应注意观察患者的出血情况，拔针或出血时应注意延长按压时间。发现异常及时报告医生，以随时做好抢救准备。

（2）了解患者日常活动情况、健康情况、营养状态及合并疾病用药情况。应避免高盐饮食，防止因盐摄入过多引起口干、口渴，从而摄入过多的水导致水钠潴留。

（3）严格记录出入量，控制水平衡。监测电解质的变化，及时处理电解质、酸碱平衡失调，观察有无高钾血症征象，密切观察低钙血症是否缓解。

（4）药物治疗。利尿剂、降压、降糖、抗凝等药物治疗。控制输液量、输液速度，避免使用有肾损害的药物。促红细胞生成素肌内注射（简称肌注），根据透析调整肌注次数。严格执行发药到手、服药到口，强调遵医嘱用药的重要性，督促患者服药。

（5）血液透析肾脏替代治疗。术前晚上加透，能有效降低术中术后高血钾的风险，缩短透析与手术的间隔时间，降低手术风险。根据有无因水钠潴留引起的心衰、手术输液增多等情况，给予增加透析次数。禁止在内瘘侧肢体测量血压、静脉穿刺，要避免提重物，穿着宽松衣服，以免引起内瘘堵塞。

（6）检查血常规、肝肾功能，给予输血、输注人血白蛋白，纠正贫血及低蛋白，促进伤口愈合。

3. 护理评价

患者体液平衡，体重、血压正常，脱水或水肿消失。

（二）有皮肤完整性受损的危险

皮肤完整性受损与高度水肿、疼痛有关。

1. 护理目标

患者住院期间不出现压力性损伤。

2. 护理措施

（1）根据 Braden 量表评分，患者属于高危人群。

（2）病情稳定后，运用侧翻垫翻身，使皮肤损伤处悬空。

（3）功能锻炼：①透析结束的当天不做血管充盈锻炼，不使用左上肢拿重物，防止用力后穿刺点再度出血。一旦发生出血，立即给予压迫至出血停止。②非透析日进行适当的血管充盈锻炼，坚持适当按摩左上肢血管，使用多磺酸黏多糖外敷，配合热敷效果更佳，以达到增加血管充盈度、改善皮肤及血管壁弹性、软化瘢痕及促进皮下渗血吸收的效果。

（4）皮肤护理：保持皮肤清洁，使用气垫床、侧翻垫，活动时避免拖拽等减轻皮肤的剪切力、摩擦力。皮肤瘙痒的患者建议外涂羊毛脂类润肤霜等，减轻皮肤的干燥程度。

（5）营养支持：①按每千克体重 1.0 ~ 1.5 g，计算患者每日需补充 47 ~ 70.5 g 蛋白质，蛋白质的种类以富含人体必需氨基酸的动物蛋白为主，如鸡蛋清、奶制品、鱼、家禽类和瘦肉等高蛋白食物。②应避免高盐饮食，限制盐的摄入量在 3 g 左右，清淡饮食有利于控制水的摄入量。③每日的进水总量 = 前日尿量 +500 mL。④不吃含钾高的食物，禁吃阳桃，不吃含糖高的食物，根据血糖值调整胰岛素的使用剂量。

3．护理评价

患者水肿得到改善，未出现压力性损伤。

（三）有感染的危险

感染与患者营养状况差、免疫功能低下、侵入性操作有关。

1．护理目标

患者肺部感染得到改善。

2．护理措施

（1）术前、术后给予患者氧气吸入，指导并协助其咳痰及翻身拍背。

（2）指导患者进行腹式呼吸、有效咳嗽训练。

（3）在病情允许的情况下，尽量增加营养摄入，提高患者的免疫力。

（4）负压吸引器的压力应维持在 0.04 ～ 0.06 MPa，保持 VSD 的密闭性。当更换引流瓶时，先钳夹住引流管，关闭负压源，再换引流瓶。保持引流管通畅，避免引流管受压、折曲或脱落。当有血凝块或坏死组织堵塞引流管时，可用生理盐水加压冲洗，必要时更换引流管。

（5）患者应养成按时排便习惯，便秘时可服软便剂。

3．护理评价

患者住院期间肺部感染得到改善，未出现新的感染。

🗐 出院指导与延续护理

（1）出院后 1 个月、3 个月、6 个月、12 个月进行骨科复查，若伤口出现红肿热痛等不适及时与医生联系复查。

（2）重视体重、血糖的管理，告知患者不应因尿毒症而少吃或完全不吃。

（3）告知家属配合的重要性。

（4）出院 4 周内，进行电话随访，了解患者居家恢复情况及其用药情况，督促其复查。

🗐 总结与反思

（一）总结

肾脏除了起到将代谢产物排出体外的作用外，还起到调节代谢和内分泌的作用。而尿毒症是肾衰竭导致体内的代谢废物、不需要的水分排不出去，积留在体内，同时出现血红细胞生成不足及骨代谢障碍，临床表现为水肿、高血压、恶心、呕吐、贫血及肾性骨病，甚至心包积液、胸腔积液、心功能不全。而创伤骨折又使身体处于高代谢状态，因此，良好的护理对患者术后快速恢复起重要作用。本病例通过对骨折合并尿毒症患者的液体控制、饮食指导，有效降低在院期间并发症的发生等护理工作，使其治疗效果显著，患者满意度高。

（二）反思

手术是治疗创伤骨折的唯一方式。尿毒症患者因长期进行血液透析肾脏替代治疗，又必须行外科手术治疗，对护理人员的知识储备要求更高，所以护理人员应提高对尿毒症患者治疗的认知水平，提高病情观察能力，避免患者肾衰竭加重，引起新的并发症，提高治疗效果。

参考文献

[1]罗东方，代百发，郭家庆.骨折合并尿毒症患者围手术期处理[J].临床心身疾病杂志，2015，21（z1）：290-291.

[2]丁喆如，吴宇黎，钱齐荣，等.尿毒症患者行人工全髋关节置换围手术期血液透析策略[J].实用骨科杂志，2020，26（4）：298-300，321.

[3]刘苗，王冠群.基于自我效能理论的健康教育结合Cox健康行为互动模式干预对尿毒症血液透析患者自我管理行为、饮食治疗态度及并发症的影响[J].临床医学研究与实践，2023，8（20）：162-165.

[4]段雪萍，谢席胜，庞洁玉，等.维持性血液透析患者尿毒症皮肤瘙痒的相关因素[J].西部医学，2023，35（2）：232-237.

[5]黎淑琴，梁泳儿，刘碧玉，等.基于多学科协作下的护理干预在预防老年人髋部骨折肺部感染的应用价值[J].山西大同大学学报（自然科学版），2023，39（1）：73-76.

[6]张学芳.封闭式负压引流术治疗上肢骨折感染的护理体会[J].中国社区医师，2023，39（4）：127-129.

[7]胡英，张弘.1例挤压综合征并行右大腿截肢术患者的护理[J].当代护士（上旬刊），2022，29（6）：153-155.

（蔡　骅）

个案 2　尺桡关节脱位

案例介绍

1. 一般资料

患者男性，22 岁，诊断为右下尺桡关节脱位；右腕三角纤维软骨复合体损伤。

2. 病史

现病史：右腕扭伤后疼痛、活动受限 7 个月，于 2023-02-20 步行入院。

既往史：平素体健，否认高血压、心脏病、糖尿病、肝炎、结核、疟疾病史。

3. 查体

专科检查：右腕部轻度肿胀，尺骨茎突处压痛，"琴键征"阳性，并伴有弹响，腕关节旋转活动受限，旋转时疼痛明显，右手各指活动、感觉正常，末梢血运正常。

辅助检查：行 CR 检查提示右腕下尺桡关节间隙增宽（图 1-5）；右尺骨茎突旁结节影，陈旧性骨折或永存骨骺可能。

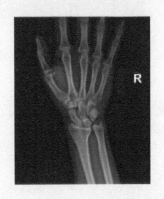

图 1-5　右腕下尺桡关节间隙增宽

医护过程

患者入院时精神尚可，T 36.6℃，P 69 次 / 分，R 20 次 / 分，BP 134/85 mmHg，发育正常，无畸形，营养良好，面容正常，表情自然，自主体位，神志清楚，言语清晰，对答切题，查体合作。疼痛数字评分法得分为 4 分，ADL 评分为 100 分，Caprini 评分为 2 分。予骨科二级护理，普通饮食，饮食方面应当尽量以清淡、高蛋白食物为主。多吃瘦肉、鱼汤、水果、豆制品、蛋类及新鲜蔬菜等，不要过早、过多食用肥腻的滋补营养品。

患者完善术前检查，符合手术指征，于 2023-02-23 在臂丛神经阻滞下行右下尺桡关节切开复位、尺骨短缩钢板内固定、韧带重建术，于 17:35 术毕安返病房，T 36.6℃，P 66 次 / 分，R 20 次 / 分，BP 123/79 mmHg，右前臂切口周围敷料外观干燥无脱落，患肢末梢血液循环尚可。ADL 评分为 75 分，Caprini 评分为 2 分。遵医嘱给予持续心电监测，予骨科术后一级护理，普通饮食，清淡饮食，如瘦肉粥、鱼片粥等，术后给予止痛、预防感染及补液等治疗，密切观察患者生命体征及手术切口渗血情况，21:35 患者精神尚可，患肢影像与恢复情况见图 1-6。遵医嘱拆除心电监护仪，麻醉过后早期指导患者行伸屈指、掌、腕关节活动，做主动肌肉收缩活动改善循环，每日 3 次，每次 15 ~ 20 分钟，以患者耐受、饭后 1 小时进行为宜。患者无头晕不适，可以正常看报纸（图 1-7）。疼痛数字评分法得分为 5 分，ADL 评分为 90 分，Caprini 评分为 2 分。于 2023-03-08 切口愈合拆线出院。

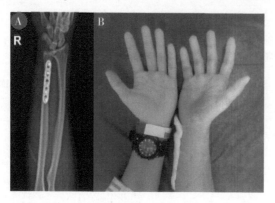

图 1-6　术后影像与恢复情况

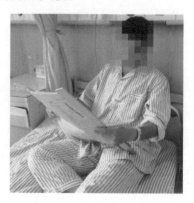

图 1-7　患者术后看报纸

🔄 主要护理问题及措施

（一）肢体活动障碍

肢体活动障碍与创伤有关。

1. 护理目标

患肢旋转受限减轻。

2. 护理措施

（1）评估患者肢体受限的情况及程度。

（2）护理人员应主动关心、体贴患者，帮助其完成部分自理活动，建立良好医患关系；耐心解答患者及其家属的疑问，介绍下尺桡关节脱位的基本知识、危险因素及预后，鼓励患者表达内心感受，消除患者的心理顾虑。嘱患者深呼吸调整紧张度，积极主动正确配合康复治疗。

（3）麻醉消退后，早期进行腕关节、肘关节的屈曲、外展、内收等动作训练，每日 6 ~ 8 组，每组 15 ~ 20 分钟；术后 1 ~ 2 天开始腕屈伸主动训练和腕屈曲抗阻训练；术后 3 ~ 4 天增加腕背伸抗阻、前臂旋转、尺桡偏训练及腕关节屈曲牵引训练，术后 8 ~ 9 天增加腕背伸牵引训练和前臂旋转抗阻训练，术后 12 ~ 13 天增加前臂旋前牵引训练，2 周后开始增加前臂旋后牵引训练，每日 3 次，每次 15 ~ 20 分钟，以患者耐受、饭后 1 小时进行为宜。

（4）环境干预：病房走廊墙上张贴手部康复锻炼的图片，由病房责任护士为患者做康复锻炼示范，每周 1 次，使患者了解手部锻炼的重要性。

3．护理评价

患肢尺侧可逐步旋后。

（二）睡眠形态紊乱

睡眠形态紊乱与环境改变有关。

1．护理目标

患者能得到充足的睡眠。

2．护理措施

（1）为患者营造有助于睡眠和休息的环境，如保持睡眠环境安静，避免大声喧哗；在患者睡觉时关闭门窗，拉上床帘。夜间睡觉时使用地灯；保持病房内温度适宜，盖被舒适。

（2）尽量满足患者以前的入睡习惯和入睡方式。

（3）养成深度睡眠的习惯，遵循合理的睡眠制度，按时起床，避免晚睡，控制午睡的时间（20～30分钟）。

（4）有计划地安排好护理活动，尽量减少对患者睡眠的干扰。

（5）制定促进睡眠的措施，如睡前减少活动量；睡前避免喝咖啡或浓茶水；睡前用热水泡脚或洗热水澡，做背部按摩；给予止痛措施和舒适的体位；听轻音乐、看报纸等；指导患者进行放松训练，如缓慢深呼吸、全身肌肉放松疗法等。

3．护理评价

患者主诉已得到充足的睡眠，表现出睡眠后精力充沛。

（三）潜在并发症

潜在并发症包括神经损伤、血肿形成等。

1．护理目标

无神经损伤、血肿形成。

2．护理措施

（1）由于手术的刺激、术中加压灌注液体和术后加压包扎，患者常感患肢沉重和酸胀，并在术后1～2天会感到腕部疼痛较术前更剧烈。①患者取平卧位时，帮助其肘关节屈曲，前臂自然稍内旋，掌心向下，于前臂下垫软枕，用防渗漏无纺布包裹冰袋放于切口上方，间断冰敷，术后持续24小时；或肘关节屈90°，于前臂和胸侧之间，前臂自然置于枕上。②健侧卧位时，患者向健侧翻身，在平脐水平线位置放一枕头，患肢屈肘90°，前臂旋前置于枕上。③立位时以肩托带悬吊患肢，屈肘大于90°，使手腕部略高于心脏水平。

（2）密切观察患肢末梢血液循环情况，术后应每小时观察1次患肢的皮肤温度、颜色、肿胀度、感觉、毛细血管充盈时间及手指活动情况，及时做好记录。如果患者患肢皮肤温度低、局部肿胀、颜色紫红，应立即通知医生做相应处理，同时帮助患者调整舒适体位，检查疼痛是否由切口敷料包扎过紧导致的血液循环不畅引起。

（3）术后若患者出现明显的切口疼痛、水肿，局部皮肤温度较高或出现低热，应及时通知医生。立即抬高患肢 $10° \sim 20°$，促进静脉回流，减轻组织水肿，2 天后血肿明显消退。

（4）做好患者心理护理，避免引起不必要的焦虑。

3．护理评价

在院期间患者切口皮缘对合良好，无血肿形成、神经损伤。

目 出院指导与延续护理

（一）出院指导

（1）继续加强右腕关节功能锻炼，术后 3 个月内避免右手用力及剧烈运动。

（2）术后每个月拍片复查，根据骨折愈合情况酌情取出钢板。

（3）如有不适及时就诊。

（4）"三分治疗，七分护理"，术后康复关键在于护理，而家庭护理尤为重要。

（二）延续护理

（1）常规护理：尽量保持切口创面干燥，若敷料渗出，应及时更换。保持室温恒定，减少手部出汗对切口的影响。

（2）疼痛护理：患者术后常常发生切口疼痛及原有的疼痛，入睡时明显。可适度给予止痛药，减轻患者疼痛。提高患者睡眠质量，减轻其心理及精神痛苦。

（3）饮食指导：叮嘱患者进食高蛋白（肉、蛋、奶）及新鲜水果、蔬菜，摄入足量的维生素、钙、铁，尤其是维生素 D 和维生素 C。油菜、甘蓝、芥菜不能与菠菜同食，以免干扰钙的吸收。少吃油腻、辛辣刺激性强且坚硬不易消化的食物（油炸食品、辣椒、生冷食品等）。可少食多餐，促进消化。

（4）康复锻炼：建立训练伤康复微信群。指导患者加入微信群，向患者推送功能锻炼视频，训练抓持力量。患者可根据自己术后康复阶段有选择性地进行功能训练，每周一、周五上传个人康复锻炼视频，由原责任组护士对患者进行一对一的指导，给予检查、纠错。

尸 总结与反思

下尺桡关节（DRUJ）是维系前臂正常旋转功能最主要的解剖结构。背侧或掌侧 DRUJ 脱位时，前臂分别于旋后和旋前位固定。本例患者为一名战士，日常训练常做投掷动作，故下尺桡关节使用频率较高，而术后康复训练尤为重要，护理人员在日常查房中不仅要做基础治疗，更应指导并督促患者主动进行功能锻炼，出院时可指导其扫相关功能锻炼二维码进行学习与锻炼，按照计划在微信群中打卡。

📖 参考文献

　　[1] 张鹏, 王天兵, 姜保国. 桡骨远端骨折与下尺桡关节损伤 [J]. 中华老年骨科与康复电子杂志, 2015, 1（1）: 9-12.

　　[2] 毕建飞, 黄健, 邢国飞, 等. 腕关节镜下近排腕骨切除治疗月骨无菌性坏死合并色素沉着绒毛结节性滑膜炎1例报道 [J]. 实用手外科杂志, 2019, （4）: 487-488.

　　[3] 龙林生, 郑慧锋, 彭昊. 下尺桡关节不稳的诊断与治疗进展 [J]. 临床外科杂志, 2019, 27（10）: 919-921.

　　[4] 王亚亚. 对失眠症患者实施睡眠护理干预的研究 [J]. 实用妇科内分泌电子杂志, 2020, 7（26）: 133、137.

　　[5] 李萍. 桡骨远端骨折术后腕关节功能早期综合康复护理 [J]. 实用手外科杂志, 2019, 33（3）: 362-363.

　　[6] 王秀虹, 滑霏, 梁瑛琳, 等. 骨科出院患者延续护理研究现状及展望 [J]. 中华现代护理杂志, 2019, 25（17）: 2237-2241.

　　[7] 张娟, 温贤秀. 我国骨科延续护理的应用与研究进展 [J]. 实用医院临床杂志, 2019, 16（6）: 240-242.

　　[8] 张静, 赵永英, 耿莉, 等. 微信平台在骨科延续护理中应用的研究进展 [J]. 中华现代护理杂志, 2019, 25（11）: 1449-1452.

　　[9] 李春梅, 孙洁, 蓝慧, 等. 强化性康复护理在骨质疏松性桡骨远端骨折复位后腕关节功能恢复中的应用 [J]. 齐鲁护理杂志, 2022, 28（24）: 1-3.

（蔡　骅）

个案3　海洋生物所致右手毁损伤

📇 案例介绍

　　1. 一般资料

　　患者男性, 68岁, 诊断为右手毁损伤; 乙型肝炎表面抗原携带者。

　　2. 病史

　　现病史: 于入院前1天出海时被鲨鱼伤及右手, 即感右手剧烈疼痛, 伤口出血, 手掌多处软组织损伤, 于2023-04-04步行入院。

既往史：患者自诉为乙型肝炎表面抗原携带者，曾于当地医院行药物治疗，定期复查肝功能，未见明显异常，近期身体无明显不适，余平素体健。

3. 查体

专科检查：右手掌侧、背侧可见十余处长短不一的不规则伤口，伤口渗血，严重污染。其中最长的伤口长约 8 cm，伤口周围皮肤呈锯齿状，伤口严重污染，挫伤严重（图 1-8）。右中环指近节背侧软组织损伤，可见伸肌腱断端外露；右食指近节掌侧软组织损伤，屈肌腱断端外露；右手拇指尺侧皮肤麻木，其余各指感觉正常。右手各指末梢毛细血管充盈反应存在。

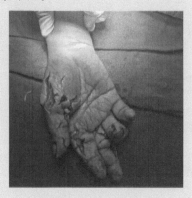

图 1-8 术前患肢情况

医护过程

患者入院时精神尚可，T 36.5℃，P 85 次 / 分，R 20 次 / 分，BP 109/71 mmHg。发育正常，无畸形，营养良好，急性病容，表情痛苦，自主体位，神志清楚，言语清晰，对答切题，查体合作。疼痛数字评分法得为 7 分，ADL 评分为 90 分，Caprini 评分为 2 分。予骨科一级护理，完善术前检查，符合手术指征，于 2023-04-04 急诊在臂丛神经阻滞下行右手清创 + 克氏针内固定 + 神经、肌腱探查修复术，于 21:30 术毕安返病房。

术后 T 36.5℃，P 86 次 / 分，R 20 次 / 分，BP 126/66 mmHg，右手部伤口敷料干燥，患肢末梢血液循环尚可。疼痛数字评分法得分为 2 分，ADL 评分为 75 分，Caprini 评分为 2 分。遵医嘱给予持续心电监测，按骨科术后一级护理，普通饮食，术后予以消肿、止痛、预防感染等治疗，密切观察患者生命体征及伤口情况。2023-04-05 01:30 患者精神尚可，遵医嘱拆除心电监护仪，指导麻醉过后进行健肢主动运动，患肢需制动，避免破坏腱鞘与肌腱之间刚刚建立起来的血液供应，每日 3 次，每次 15 ~ 20 分钟，以患者耐受、饭后 1 小时进行为宜。疼痛数字评分法得分为 5 分，ADL 评分为 75 分，Caprini 评分为 2 分。该患者于 2023-04-05 出现右手伤口渗出较多，可闻及臭味，已及时更换敷料，周围皮肤无发黑坏死，远端手指皮肤感觉减退，末梢血供良好。

2023-04-07 取分泌物做培养，根据药敏试验结果使用敏感抗生素，其余继续维持原有各项治疗方案。分泌物培养显示彭氏变形杆菌感染，哌拉西林 / 他唑巴坦敏感。给予更换药物静脉滴注。于 2023-04-16 查房换药示右手伤口干燥清洁无渗出，未闻及异味，周围皮肤血供良好，无发黑坏死，远端手指皮肤感觉减退，末梢血供良好，活动受限。患者伤口感染症状控制良好，残留伤口可予以缝合，遂拟第 2 日在臂丛神经阻滞下行右手清创缝合术。患者完善术前检查，符合手术指征，于 2023-04-17 在臂丛神经阻滞下行右手清创缝合术，于 14:30 术毕安返病房，T 36.3℃，P 82次 / 分，R 20 次 / 分，BP 130/76 mmHg，右手部伤口敷料干燥，患肢末梢血液循环尚可，影像学检查见图 1-9。其余治疗护理同第一次术后，于 2023-04-23 伤口愈合出院。

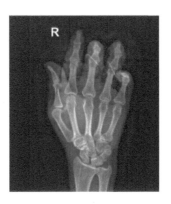

图 1-9　术后影像学检查

主要护理问题及措施

（一）切口感染

切口感染与海洋生物咬伤且入院时间超过 24 小时有关。

1. 护理目标

患者感染得到有效控制。

2. 护理措施

（1）严格执行无菌操作技术，避免交叉感染。

（2）确定感染的部位，进行各项操作时，遵循清洁—污染—感染原则。

（3）监测患者受感染的症状、体征，查看伤口分泌物性状、量等。

（4）监测患者化验结果，查看白细胞、C 反应蛋白、红细胞沉降率、分泌物培养等数值。

（5）帮助患者及其家属确定需要改变的生活方式和计划。

（6）指导并监督患者搞好个人卫生。就患者进行床边隔离的各项措施，指导患者及其家属规范洗手；保持床单位整洁、干燥；每 2 日更换 1 次衣物；做好"三短六洁"；指导患者餐前餐后漱口，做好口腔卫生。

（7）为患者提供足够的营养、水分和维生素，提高其免疫力，如牛肉、鸡肉、鸽子汤等。

（8）根据病情指导患者做适当的活动，保持正确体位，平卧位时，垫一软枕抬高患肢，可尽量多下床活动，手部举过头顶或使用前臂吊带抬高患肢。

3．护理评价

患者切口感染得到有效控制。

（二）有失用综合征的危险

失用综合征的发生与限制活动有关。

1．护理目标

患者能够主动运动，住院期间不发生失用综合征。

2．护理措施

（1）评估患者引起骨骼、肌肉、运动系统功能退化的危险程度。

（2）向患者反复讲解有关失用综合征的不良后果。

（3）计划并指导患者主动活动，每日 3 ~ 4 次，每次 20 ~ 30 分钟，以个体耐受为宜。

1）拧杯盖练习：患侧环状抓握瓶盖，顺时针方向转动到极限后，再逆时针方向转动为 1 次。此练习可加强腕关节旋转，提高腕关节灵活性。

2）右手掌指背伸练习：患者取坐位，手掌撑开置于桌面，手心向下，向桌面下方用力，中指背伸到最大限度保持数秒钟，再缓慢放下为一次。此练习主要加强右手掌中指背伸肌群肌力。

3）右手掌屈练习：患者取坐位，前臂置于桌面，手心向下，手中握一重物作为负重，如哑铃、水瓶等，腕屈曲到最大限度保持数秒钟，再缓慢放下为一次。此练习主要加强右掌屈肌群肌力。

（4）鼓励并实施主动的或被动的患肢功能锻炼、按摩疗法。

（5）保证给予良好的清洁卫生护理：皮肤、头发、口腔、会阴护理。

（6）必要时按计划给予疼痛控制方法，减轻患者痛苦。

（7）经常与患者交谈，帮助患者树立信心，并给予患者必要的感官刺激。

3．护理评价

患者能够主动运动，住院期间未发生失用综合征。

（三）焦虑

焦虑与突如其来的变故及个体健康受到威胁有关。

1．护理目标

患者在院期间焦虑得到缓解。

2．护理措施

（1）理解并同情患者的感受，和患者一起分析其焦虑产生的原因及表现，并对其焦虑程度做出评价。

（2）理解患者，耐心倾听。向患者委婉说明焦虑对身心健康和人际关系可能产生的不良影响。

（3）对患者提出的问题要给予明确、有效和积极的答复，建立良好联系。

（4）营造安静、无刺激的环境，待患者病情稳定后鼓励其多下床活动，以避免长期卧床引起其他并发症，与他人多交谈，舒缓焦虑的情绪。

（5）定期组织工休座谈会，鼓励患者参加活动，以便走进患者的内心世界，了解患者的真正需求。

（6）帮助并指导患者及其家属应用松弛疗法、按摩等。若该患者习惯早起，可指导其行早间散步、八段锦、深呼吸、眺望远处、放空大脑等锻炼，释放焦虑。

（7）对患者的合作与进步，及时给予肯定和鼓励，如及时口头称赞、在伤口周围处纱布上标注一朵小红花等。

3．护理评价

患者焦虑有所减轻，生理和心理上的舒适度有所增加。

📃 出院指导与延续护理

（1）避免主、被动吸烟。

（2）1个月后返院拔除伤指克氏针，渐行患指功能锻炼。

（3）出院功能锻炼指导：功能锻炼应循序渐进，活动力度要先弱后强。活动幅度由小到大（从10°到15°，直至最大限度），活动期间逐渐增加强度，在日常活动中达到训练目的。注重手的屈指练习，行握拳、对指、侧捏，恢复右手掌正常活动范围，改善右手的协调性和灵活性。每日3～4次，每次20～30分钟，以个体耐受为宜。

（4）宜进食高热量、高蛋白、高维生素、易消化的食物，如瘦肉、肝、豆制品、新鲜蔬菜及水果等。多饮水，每日饮水量＞2000 mL。忌烟、酒和辛辣食物，忌暴饮暴食，避免加重肝脏的负担。

（5）门诊随访，不适随诊。

📃 总结与反思

出现海洋生物所致外伤后，需及时进行早期处理。

（1）对大出血进行确定性止血。

（2）及时使用破伤风抗毒素和球蛋白。

（3）局部清创缝合。

（4）使用能覆盖弧菌的抗生素。

（5）留取伤口分泌物做微生物培养，根据药敏试验选择合适的抗生素。本例鲨鱼咬伤后感染的复杂伤口，全面评估、及时逐步清创、控制感染、物理干预是治疗成功的重要护理措施，促进伤口顺利愈合。而出海时，日常预防在于加强海洋生物致伤知识的宣传教育，下海时戴胶皮手套、扎紧长裤裤管、穿胶鞋，不随便吃不了解毒性的海洋生物等。本病例日常护理时应严格交接班，查看伤口情况，注意观察有无进一步感染的征兆，注意患者的主诉，伤口有无红肿热痛的情况，避免伤口进一步恶化。

📖 参考文献

［1］陈志龙，张黎明，蔡建明，等. 我国东南沿海常见海洋生物伤及其防治的调查［J］. 第二军医大学学报，2002，23（3）：337-339.

［2］高亮，张传波，杨瑞海，等. 海蜇皮炎83例临床分析［J］. 临床皮肤科杂志，2007，36（8）：493-494.

［3］彭青，周济宏，蒋琪霞. 1例罕见魟鱼刺伤手部继发深部感染的临床报告并文献复习［J］. 创伤外科杂志，2020，22（10）：795-797.

［4］罗燕，伍翰笙，曾海潜. 延续性康复护理对复杂性手外伤患者术后功能恢复及日常生活能力的影响［J］. 中国当代医药，2022，29（1）：193-196.

［5］卢妙娟，石宏英，陈丽君，等. 基于微信平台的延续性护理在急诊科手外伤术后患者中的应用［J］. 实用医技杂志，2021，28（10）：1271-1274.

［6］温小珊. 三阶梯护理策略对行化学药物治疗非霍奇金淋巴瘤患者相关院内感染的预防效果［J］. 中西医结合护理（中英文），2021，7（3）：54-57.

（蔡　骅）

个案4　腹部带蒂皮瓣修复右手

🗄 案例介绍

1. 一般资料

患者男性，41岁，诊断为右手拇指近节远端完全离断伤。

2. 病史

现病史：右手拇指外伤后疼痛出血、指体断离2小时，于2023-02-27步行入院。

3. 查体

专科检查：右手拇指于近节远端完全断离，断端不整，伸屈肌腱及骨折断端外露，近断端渗血，离断的远端指体苍白、冰冷，皮肤感觉消失，毛细血管充盈反应消失，伤口污染极严重，满布泥浆污染物，伤周组织挫伤极严重。

辅助检查：行 CR 检查提示右手拇指近节指骨远端离断伤（图 1-10）。

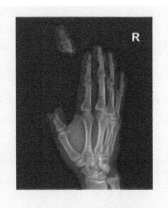

图 1-10　CR 检查

医护过程

患者入院时精神尚可，T 36.5℃，P 90 次 / 分，R 20 次 / 分，BP 149/96 mmHg，发育正常，无畸形，营养良好，急性病容，表情痛苦，自主体位，神志清楚，言语清晰，对答切题，查体合作。疼痛数字评分法得分为 5 分，Braden 量表评分为 15 分，ADL 评分为 70 分，Caprini 评分为 3 分。予骨科一级护理，普食（术前禁食、禁水），患者完善术前检查，符合手术指征，于 2023-02-27 急诊在臂丛神经阻滞下行右手拇指断指再植术，于 23:55 术毕安返病房，T 36.8℃，P 86 次 / 分，R 20 次 / 分，BP 130/82 mmHg。给予烤灯持续照射，右手拇指再植体色泽红润，皮肤温度正常，毛细血管充盈时间为 2 秒。

2023-02-28 04:30 查房发现右手拇指再植指体皮肤温度、张力降低，毛细血管充盈反应减慢，远端皮肤感觉消失，伤指活动受限。报告医生，示患者再植指体缺血，拟急诊在腰硬联合麻醉 + 局部麻醉下行右手拇指清创腹部带蒂皮瓣修复术，于 13:40 术毕安返病房。右手拇指及腹部伤口皮缘对合好（图 1-11），少许渗血，带蒂皮瓣色红润，皮肤温度张力适中，毛细血管充盈反应良好，蒂部无受压，右手固定妥善，伤指活动受限，具体影像学检查见图 1-12。

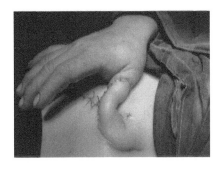

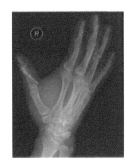

图 1-11　右手拇指及腹部伤口皮缘对合好　　　图 1-12　术后影像学检查

患者术后疼痛数字评分法得分为 2 分，跌倒风险评估为中风险，Braden 量表评分为 13 分，ADL 评分为 55 分，Caprini 评分为 6 分。遵医嘱给予持续心电监测、持续烤灯照射，仍予骨科术后一级护理，普食（禁食 1 小时），如皮蛋瘦肉粥、米粉汤等，术后行预防血管痉挛、抗凝、止痛、预防感染等治疗。密切观察患者生命体征及右手皮瓣血供情况。19:40 患者精神尚可，遵医嘱拆除心电监护仪，嘱患者绝对卧床休息，避免主、被动吸烟以防皮瓣坏死。于 2023-03-15 皮瓣情况良好出院。

🔄 主要护理问题及措施

（一）再植体缺血坏死

再植体缺血坏死与血液流速缓慢有关。

1. 护理目标

再植体恢复供血。

2. 护理措施

（1）术后 72 小时内是血管危象的高发时段，夜间患者进入深睡眠状态，基础代谢率低，血流慢；夜间迷走神经张力增高，使小血管处于收缩状态。遵医嘱给予烟酸注射液、罂粟碱等扩血管药物。

（2）凌晨室温下降易导致动脉痉挛，应调节室温至 20 ~ 22℃，40 ~ 60 W 烤灯持续照射，距离 30 ~ 50 cm。

（3）机体疲劳，夜间熟睡后，体位不易控制，易压迫肢体造成血液回流缓慢，或使血管受牵拉出现反射性痉挛。应加强巡视，协助患者调整体位，取平卧位抬高患肢。

（4）科室自制"再植 / 皮瓣血运观察表"，从 6 个方面进行交接：皮肤温度（与健侧相比 ±2℃为异常）、肤色（苍白/黑紫）、毛细血管充盈反应时间（1 ~ 3 秒为正常）、皮肤张力、伤口敷料渗血情况（量、颜色）、采取措施（护架烤灯、放血疗法、制动、绝对卧床、抗痉挛、抗凝及其他）。密切观察，详细记录，做好交接班。

3. 护理评价

患者肢体缺血，急诊行腹部带蒂皮瓣修复术。

（二）有伤口感染的风险

伤口感染与手术伤口、腹部带蒂术后制动活动受限有关。

1. 护理目标

患者无感染发生。

2. 护理措施

（1）侵入性操作应严格无菌操作，各项操作前后均应做好手部卫生，避免交叉感染。

（2）告知患者及其家属，一旦发生感染，可直接威胁再植体及皮瓣的存活，严重时还可危及患者的生命，故在接触患者时应注意手部卫生，患者周围环境也应保持整洁。

（3）做好基础护理，"三短六洁"，夏季每日更换衣物，冬季 2 ~ 3 天更换 1 次。

（4）断蒂前，应保持伤口局部干燥清洁，敷料渗湿及时更换。发生高热时，应及时打开伤口查看是否有局部感染。

（5）协助翻身时，注意保护好蒂部，用手托扶患肢，避免皮瓣处牵拉，再植体与腹部皮瓣分离。

3．护理评价

患者在院未发生感染。

（三）有失用综合征的危险

发生失用综合征与不能进行有效的功能锻炼有关。

1．护理目标

患者能主动进行功能锻炼，未出现失用综合征。

2．护理措施

（1）举办科室讲座，提高医护人员对腹部带蒂皮瓣术后关节功能恢复的重视程度。

（2）带蒂术后 1 天：健侧手按摩患侧肩、肘、腕关节肌肉，被动活动患侧未被固定的手指，10 分钟 / 次，3 次 / 日；患肢肌肉等长收缩训练，10 分钟 / 次，3 次 / 日。

（3）带蒂术后 2 天至断蒂术前：健侧手固定患侧手掌骨近端，肩关节做耸肩及顺时针、逆时针转动，10 次 / 组，3 ~ 5 组 / 日；肘关节屈伸：患侧肩关节下沉，脊柱最大限度地向患侧弯曲；患侧耸肩，脊柱最大限度地向健侧弯曲，10 次 / 组，3 ~ 5 组 / 日；腕关节屈伸、尺偏、桡偏运动（注意皮瓣位置防止皮瓣扭转），10 次 / 组，3 ~ 5 组 / 日。

（4）断蒂术后 1 天至术后 4 周：肩关节上举、内收、外展、旋转、后伸摸背，10 分钟 / 次，3 次 / 日；双手爬墙，双上肢尽量在高处维持 1 分钟，10 分钟 / 次，3 次 / 日；肘关节内收外展，双手十指交叉放于头后部，进行两肘的内收、外展活动，10 分钟 / 次，3 次 / 日；肘关节屈伸，健手握住患手的前臂进行肘关节屈伸，10 分钟 / 次，3 次 / 日；前臂旋前旋后活动，10 分钟 / 次，3 次 / 日；腕关节屈伸、旋转，掌指关节、指间关节背伸、内收、外展、旋转，拇指对掌，10 分钟 / 次，3 次 / 日。

（5）为患者制订康复锻炼计划表，护理人员按照具体时间安排指导患者功能锻炼。达到锻炼次数时应适当鼓励患者，增加其积极性。

3．护理评价

患者无失用综合征的发生。

目 出院指导与延续护理

（1）家中禁止吸烟，防止末梢小动脉痉挛而导致皮瓣缺血坏死。

（2）休息时保持正确体位，不良体位易导致皮瓣蒂部扭转、受压、折叠，从而影响皮瓣供血，导致皮瓣坏死。取平卧位或健侧卧位，定时翻身（图1-13），但翻身时患肢必须制动，平卧位时可屈曲双下肢，减轻腹部伤口张力，尽量减少下床次数。

（3）保持局部伤口敷料清洁、干燥。

（4）加强营养支持，给予高蛋白、高热量、高维生素食物，如牛奶、鸡蛋、瘦肉、鱼类、蔬菜、水果等，以促进创面愈合。避免进食辛辣刺激性食物。

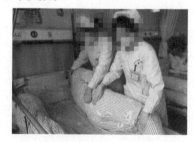

（5）继续行伤口换药，若皮瓣处色泽变黑或青紫、伤口周围有水疱产生，应及时就诊。

（6）术后3周返院进行右手皮瓣断蒂术。

图1-13 定时翻身

（7）日常预防关节僵硬、肌肉萎缩等，应早期进行相应的功能锻炼，腹部带蒂皮瓣修复术后第1天，即鼓励患者开始行卧位患肢肌肉练习和关节功能锻炼。

1）肌肉练习。主要为患肢带肌、臂肌、前臂肌的等长收缩练习，以静力性收缩为主。每收缩和放松10秒为1次有效锻炼，10次/组，10组/日。

2）关节功能训练。主要为肩、肘、腕和指关节活动训练。肩关节：固定患肢掌骨近端，用健侧手托于患肢肘关节下方，做患侧肩胛骨的上抬下沉、内收外展、上下回旋和前倾后仰。肘关节：固定患肢掌骨近端，利用躯干的前屈和后伸行患侧肘关节屈伸运动，并在不影响皮瓣的情况下，做前臂的旋前和旋后练习。腕关节：固定患肢掌骨近端，用健侧手托于患肢肘关节下方，行患肢腕关节屈、伸、尺偏和桡偏运动。指关节：被动活动未受限制的患侧手指各关节。其中肩、肘和腕关节运动10次/组，每天各10组。指关节运动每次持续5秒，5次/组，2组/日。

从术后第3天开始，嘱患者取半坐卧位，继续行患肢肌肉练习和肩、肘、腕及指关节活动训练，并逐步过渡到下床活动。①耸肩及肩部前后旋转运动。②患侧肩关节下沉，脊柱向患侧侧弯，最大限度地屈曲肘关节；患侧耸肩，脊柱向健侧侧弯，最大限度地伸展肘关节。③健侧手固定患肢掌骨近端，行患侧腕关节屈、伸、尺偏和桡偏运动。以上运动20次/组，每天各10组。④被动活动未受限制的指关节到正常范围，每次持续5秒，每组5次，3组/日。

（8）延续护理：该患者距离院区较近（步行8分钟左右），采用门诊随访，每隔一日至门诊骨科换药室，护理人员予以换药并查看皮瓣及蒂部情况，功能锻炼的进度，并做出指导及相应的宣教。

总结与反思

（一）总结

腹部皮瓣常用于修复手部较大的创面，具有可供皮瓣较大、供皮区隐蔽、体位较舒适、肢体制动较容易等优点。由于单纯植皮成活困难，临床上常采用腹部带蒂皮瓣移植修复手部的皮肤缺损，以利于创面的愈合和后期手功能的重建。本病例于术后3周行断蒂手术，再植体成活良好。

（二）反思

提高皮瓣成活率与精心细致的护理分不开，而新护士因缺乏临床经验，容易观察不到位，而延误再治疗的时机。科室应加强对新护士进行相关知识的培训及考核，老护士也应起到帮带作用，提高新护士对各种临床表现的准确判断率。

参考文献

［1］王军，李红卫，白晨平，等. 手指皮肤逆行套状撕脱伤的显微手术回植［J］. 中华手外科杂志，2020，36（02）：92-94.

［2］金岩泉，郭翱，郑良军，等. 双手九指完全离断再植成功一例［J］. 中华显微外科杂志，2021，44（3）：348-350.

［3］刘宇舟，陆征峰，魏苏明，等. 套状撕脱性断指再植失败原因及临床分析［J］. 中华显微外科杂志，2021，44（3）：324-327.

［4］卿黎明，唐举玉，吴攀峰，等. 个性化设计腹壁下动脉穿支皮瓣在修复四肢皮肤软组织缺损中的应用［J］. 中华整形外科杂志，2018，34（9）：709-713.

［5］宿晓雷，赵建勇，李文军. 腹部组合皮瓣在全手脱套伤修复中的应用研究［J］. 中华手外科杂志，2018，34（1）：55-56.

［6］郑淑芬. 综合护理干预在手外伤患者皮瓣移植术后的应用研究［J］. 中外医学研究，2020，18（4）：111-113.

［7］胡翠娟，鲁蓉，徐丹，等. 手外伤腹部带蒂皮瓣修复术后的早期康复护理效果［J］. 黑龙江中医药，2019，48（6）：222.

［8］陈小明. 股前外侧穿支皮瓣与腹部带蒂皮瓣修复术治疗手外伤组织缺损的疗效观察［J］. 淮海医药，2018，36（6）：643-645.

［9］刘黎莉，成玲娜，曹燕河，等. 综合护理联合自制血运观察表单在手外伤皮瓣移植术后护理中的应用效果［J］. 微创医学，2022，（4）：529-532.

［10］黄桂芳，赵凤娥，赵淑芳，等. 综合护理干预用于手外伤腹部带蒂皮瓣修复术的效果［J］. 吉林医学，2021，42（9）：2295-2296.

（蔡　骅）

第二章 下肢损伤

个案1 双下肢多发伤合并骨筋膜室综合征

案例介绍

1. 一般资料

患者男性，22岁，诊断为左股骨中下段闭合粉碎性骨折；左胫腓骨中上段闭合粉碎性骨折；左下肢骨筋膜室综合征；右股骨中段闭合粉碎性骨折，右踝关节开放性脱位术后；右内踝骨折术后；右侧锁骨近端骨折。

2. 病史

现病史：于2022-08-15 17:00左右外伤致双下肢疼痛（图2-1），呈持续性剧痛，不能活动，伴有右踝开放性伤口流血，无恶心、呕吐，无胸闷、气促、咯血，无腹胀、腹痛，无昏迷、口吐白沫，无四肢抽搐、大小便失禁，无四肢麻木、腰部酸痛等。急诊就诊于当地县级医院。急诊查双下肢平片示：①左股骨中下段及左胫腓骨中上段粉碎性骨折；②右股骨中段及右内踝骨折；③右胫骨平台骨折？未治疗，急诊转院，给予右踝关节开放性脱位手术＋右内踝骨折手术等治疗（具体治疗及手术方式不详），病情未见好转。为进一步诊治，2022-08-16转诊我院。

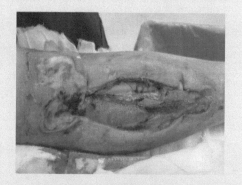

图2-1 术前患肢情况

3. 查体

专科检查：左大腿、膝部、小腿、足高度肿胀，畸形，皮肤青紫淤血，小腿前侧可见大面积皮肤擦伤创面，左下肢皮肤张力大，皮肤温度稍高，肌腹处压痛明显，左大腿、小腿局部有反常活动，可触及骨擦感，闻及骨擦音，浮髌试验（＋），左下肢活动障碍，左足背动脉搏动未触及，左足各趾皮肤苍白，感觉、运动消失，末梢血液循环差。右胫骨结节骨牵引固定在位，右大腿肿胀明显，畸形，皮肤青紫淤血，压痛明显，局部有反常活动，可触及骨擦感，闻及骨擦音，右大腿活动障碍，右踝前侧可见一长约20 cm的手术伤口，已缝合，少许血性渗出，压痛明显，右踝关节活动障碍，右足各趾感觉、活动正常，末梢血液循环良好。右肩锁骨区局部肿胀，皮肤青紫，未见伤口，压痛明显，右肩关节活动受限，右尺桡动脉搏动可触及，右手各指感觉、活动正常，末梢血液循环良好。

辅助检查：行 US 检查提示双侧股总动脉、股浅动脉、股深动脉、腘动脉及胫后动脉血流充盈尚可。2022-08-16 10:46 行 CT 检查提示：右侧肩部软组织挫伤；右侧锁骨近端骨折；右侧叶间裂肥厚；颈部、上腹部、下腹部 CT 平扫未见明显异常。2022-08-16 11:37 行 US 检查提示双侧胸腔未见明显积液；腹腔未见明显积液。

医护过程

患者入院时精神尚可，T 36.3℃，P 110 次 / 分，R 20 次 / 分，BP 110/56 mmHg。发育正常，无畸形，营养良好，急性病容，表情痛苦，自主体位，神志清楚，言语清晰，对答切题，查体合作。疼痛数字评分法得分为 7 分，跌倒风险评估为中风险，Braden 量表评分为 13分，ADL 评分为 5 分，Caprini 评分为 7 分。予骨科一级护理，禁食。患者完善术前检查，符合手术指征，急诊在全身麻醉下行左大腿、小腿切开减张 + 股骨、胫骨外固定架固定 + 血管探查 VSD 治疗术，于 10:20 术毕安返病房。

患者术后 T 36.3℃，P 116 次 / 分，R 17 次 / 分，BP 103/52 mmHg，左股骨、胫骨外固定架固定在位，左大腿及左小腿 VSD 材料及负压装置密闭良好，引流管通畅，无漏气，引流出淡血性液体，周围皮肤稍红肿，小腿前侧可见大面积皮肤擦伤创面，左下肢活动障碍，左足背动脉搏动未触及，左足各趾皮肤红润，感觉、运动消失，末梢血液循环良好。右胫骨结节骨牵引固定在位，右大腿中度肿胀、畸形，皮肤青紫淤血，压痛明显，局部有反常

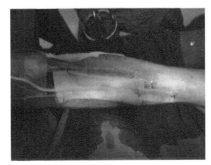

图 2-2 术后患肢情况

活动，可触及骨擦感，闻及骨擦音，右大腿活动障碍，右踝前侧可见一长约 20 cm 的手术伤口（图 2-2），已缝合，少许浆液性渗出，压痛明显，右踝关节活动障碍，右足各趾感觉、活动正常，末梢血液循环良好，术后影像学检查见图 2-3。患者术后疼痛数字评分法得分为 8 分，跌倒风险评估为高风险，Braden 量表评分为 12 分，ADL 评分为 15 分，Caprini 评分为 7 分。

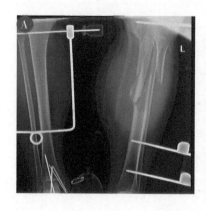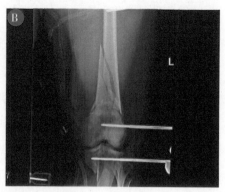

图 2-3 术后影像学检查

遵医嘱给予持续心电监测，予骨科术后一级护理，普食（禁食 1 小时），清淡饮食，如皮蛋瘦肉粥、鱼片粥等，给予补液扩容、止血、止痛、VSD、营养支持、纠正电解质紊乱、碱化尿液、利尿等治疗，注意观察 VSD 引流管引流液颜色及量的情况，密切关注患者生命体征变化。16:20 患者精神尚可，麻醉过后早期指导患者行踝泵运动，在床上进行股四头肌及小腿肌群的绷紧锻炼，每日 2 次，每次 15 ~ 20 分钟，以个体耐受为宜。患者无头晕不适。疼痛数字评分法得分为 8 分，Braden 量表评分为 14 分，跌倒风险评估为中风险，ADL 评分为30 分，Caprini 评分为 5 分。于 2022-08-22 在腰硬联合麻醉下行双股骨骨折切开复位植骨内固定 + 左小腿创面清创 VSD 治疗术；于 2022-09-13 在腰硬联合麻醉下行双股骨骨折切开复位植骨内固定 + 左小腿创面清创 VSD 治疗术；于 2022-10-14 在腰硬联合麻醉下行左小腿清创植皮术，术毕护理同第一次手术，于 2022-11-01 伤口初步愈合出院。

🖕 主要护理问题及措施

（一）骨筋膜室综合征再发生的可能

骨筋膜室综合征的再发生与患肢张力升高有关。

1. 护理目标

患者无再次发生骨筋膜室综合征的情况。

2. 护理措施

（1）病情观察：

1）疼痛是骨筋膜室综合征最早出现的症状，呈持续性剧烈疼痛，进行性加剧，使用镇痛药不能缓解，至晚期神经功能丧失后，因感觉消失，疼痛亦消失。根据疼痛评分及患者的主诉，评估患者疼痛的程度、性质、部位、持续时间，鉴别是原发伤引起的疼痛还是肌肉缺血引起的疼痛，区别疼痛的性质及引起疼痛的原因，观察其与创伤症状是否相符，加强监护，高度警惕骨筋膜室综合征的发生，尽量避免诊断和治疗的延误，密切观察患者的情绪及表情，加强与患者的沟通，以便于准确判断。护理人员需协助患者取舒适体位，避免患肢剧烈疼痛，嘱患者通过听轻音乐、看有益的电视节目等转移注意力。

2）肿胀的观察：当患者出现肢体肿胀时，切忌对患肢进行按摩、热敷，可去除外固定敷料，动态观察肢体肿胀。

3）患肢循环的观察：在护理过程中，严密观察患肢皮肤温度、颜色、感觉及动脉搏动、足趾活动情况；倾听患者主诉，如发现异常，应及时报告医生。

（2）用药护理：预防感染及防止血栓再形成或栓塞是至关重要的。术前预防性应用抗生素，术后24小时内遵医嘱使用头孢呋辛钠抗感染、低分子肝素预防血栓形成，用药期间需观察注射部位有无淤斑、红肿、硬结等。

（3）伤口护理：维持有效负压（0.04～0.06 kPa），保持贴膜密闭性，负压时可见管型，防止感染，妥善固定管道，避免打折、扭曲、受压。

（4）心理护理：应以热情的态度、精湛的技术及稳重的举止，为患者治疗和护理，取得患者及其家属的信任与合作。对于有恐惧、悲观情绪的患者，可隔一段时间为患者拍一次患肢图片，让患者直观地了解自身恢复进展，帮助其树立战胜疾病的信心。

（5）饮食护理：给予患者高能量、高蛋白、易消化、高维生素饮食，如鱼类、蛋类、牛奶、鸡汤等，多吃新鲜蔬菜、水果。指导患者进餐时可少量多次，丰富食物的种类。

（6）功能锻炼：及时指导并鼓励患者进行患肢以外的关节适当活动，在床尾放置一个枕头，顶住双足底，使膝关节稍屈曲以保持踝关节呈直角，持续时间为2～3分钟，20分钟/次，4次/日；根据具体情况，帮助患者活动髋、趾间关节，量力而行，循序渐进。

（7）预防护理：及时与患者及其家属进行沟通，为其讲解骨筋膜室综合征产生的原因及危害，以及各项早期症状，提高患者的防范意识与自查能力。

3．护理评价

患者主诉疼痛消除或减轻。

（二）有导管脱落的风险

导管脱落与留置导管有关。

1．护理目标

患者不发生导管脱落。

2．护理措施

（1）VSD负压装置护理：①在患者VSD治疗期间，应妥善固定引流管，保持引流管通畅，避免引流管打折、受压；②保证有效的负压（0.04～0.06 kPa）吸引；③将引流瓶置于床沿下，以利于引流，且应避免引流瓶倾倒；④观察引流液的颜色、性质，并记录24小时引流量，若引流液为鲜红色血性液体时，表示可能有活动性出血，应及时通知医生并配合医生进行积极处理。

（2）导尿管护理：①严格无菌操作，防止医源性感染；②向患者及其家属解释尿管使用的目的、方法、注意事项，禁止自行拔除尿管；③防止尿液潴留、逆流，保持尿管通畅，尿袋的放置应低于膀胱，搬动患者时应夹闭尿管；④多饮水，以稀释尿液，定时开放尿管，训练膀胱肌收缩功能，尽早拔除尿管；⑤翻身时应注意不要拉扯尿管，避免脱管引起尿道损伤；⑥定期更换尿管，检查尿管与尿袋衔接处是否紧密，尿管有无扭曲、打折、受压等，注意尿道口是否有尿液溢出；⑦观察尿袋中尿液颜色及量。

（3）做好患者及其家属的健康宣教，增强其防范意识及管道自护能力。

（4）床旁交接，加强培训，提高护士防导管脱出移位的风险意识（图2-4）。

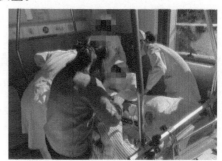

图2-4 床旁交接，加强培训

3．护理评价

患者无导管脱落的发生。

（三）自理能力下降

患者自理能力下降与其术后卧床、活动限制有关。

1．护理目标

患者能够逐步完成各项自理活动，不发生不良事件。

2．护理措施

（1）根据术前ADL评分为5分，护理要点如下：①将呼叫器、常用物品放在患者容易拿到的地方；②协助洗漱、更衣、床上擦浴每周一次（夏天每日一次）；③提供患者适合就餐的体位（床头抬高20°～30°，便于消化吸收，防止呃逆），保证食物的温度、软硬度适合患者的咀嚼和吞咽能力；④及时提供便器，协助做好便后清洁卫生；⑤鼓励患者逐步完成各项自理活动。护理小组为其设立每日康复小目标，如告诉患者今天可以饮水，明天可以增加果汁等，通过医护人员指导、家属参与、患者配合，每日达成康复小目标，最终达到心理护理的目的。拍摄患者各部位恢复时期的照片，通过照片对比，让患者接受和正确地面对伤情，也使患者看到恢复的过程，认识到"我在慢慢好起来"，从而帮助患者及其家属树立康复的信心，建立对医护人员的信任。

（2）根据术后跌倒风险评估为高风险，护理要点如下：①床头应悬挂预防跌倒、坠床警示标识，严格交接班；②加强巡视，发现患者防护措施不到位，及时采取相应的措施；③卧床休息期间，固定床轮刹车、使用床档保护约束；④告知患者及其家属跌倒、坠床的风险及注意事项，嘱家属陪伴。

（3）根据术后Braden量表评分为12分，护理要点如下。①护士在工作中应做到"六勤"，即勤观察、勤翻身、勤按摩、勤擦洗、勤整理、勤更换，在工作中严格细致地交接局部皮肤情况。②应避免局部组织长期受压，定时翻身、减少局部组织压力，鼓励和协助患者经常更换卧位，每2小时翻身1次，必要时1小时翻身1次。③使用气垫床，辅助透气；双下肢各垫一软枕，避免皮肤长时间与床接触，对于本患者，每日应进行全范围的关节运动，维持关节活动和肌肉张力，促进肢体和皮肤的血液循环。④改善机体营养状况，给予高蛋白、高维生素饮食。

3. 护理评价

患者能够安全地进行自理活动。

📋 出院指导与延续护理

（1）建议休息半年，加强营养支持。骨折开始愈合，需要大量的蛋白质，特别是含胶原蛋白高的食物，以及含钙质和维生素 D 高的食物，以满足骨骼生长需要，促进骨骼的愈合。可适当增加鸡汤、鱼、蛋类、肉皮、猪蹄、豆制品等食物。以煮汤、清蒸为宜。

（2）继续加强双下肢功能锻炼，可逐步增加骨折上下关节活动量，但动作要轻，主要做抬腿练习和膝关节屈伸活动。当腿抬到适当高度时停 3 ~ 5 秒再放下来，这样反复练习，每 2 小时做 1 次，5 ~ 10 分钟 / 次，以不疲劳为宜。

（3）定期来院拍片复查，根据骨折愈合情况制定下一步治疗方案。

（4）门诊随访，不适随诊。

（5）延续护理：指导患者加入"创伤康复微信群"，每隔一天在群里发布功能锻炼视频，相应责任护士给予督促并指导。每个月电话随访 1 次，随访患者下肢恢复情况见图 2-5，告知复查时间，并收集微信群使用的体验，根据患者需求及时做出调整。

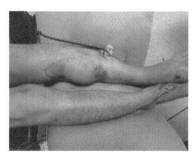

图 2-5　出院随访

📋 总结与反思

下肢急性骨筋膜室综合征在临床骨科中是一种较为常见的疾病，发病率较高。本病主要以患肢肿胀、疼痛、温度降低、感觉消失等为临床表现，若得不到有效治疗，会导致患者机体缺血坏死。

创伤后肢体持续性剧烈疼痛，且进行性加剧，为本病早期的症状。这是骨筋膜室内神经受压和缺血的重要表现，神经组织对缺血最敏感，感觉纤维出现症状最早，必须予以足够重视，应及时诊断和处理。护理人员在护理过程中应重视患者的主诉及患肢肿胀情况，科室也应加强学习相关知识，提高对疾病的判别能力。

参考文献

［1］陈雪松，徐永清，陈建明，等. 钢板内固定一期确定性治疗 Gustilom 型长管状骨开放性骨折［J］. 中华创伤骨科杂志，2018，20（8）：654-660.

［2］张靖怡. 综合护理干预在下肢急性骨筋膜室综合征围术期应用效果分析［J］. 中外医疗，2021，40（14）：97-99.

［3］赖伟芬，杨婷，黄丽琴. 综合护理方案在预防夹板固定术患者发生骨筋膜间室综合征中的应用［J］. 齐鲁护理杂志，2019，25（9）：101-103.

［4］吴瑞丽. 胫腓骨骨折合并骨筋膜室综合征的早期观察及护理干预［J］. 基层医学论坛，2018，22（18）：2482-2484.

［5］何卓玲，朱紫颖，王丹，等. 综合护理干预在恢复期精神分裂症康复护理中的应用探讨［J］. 中国实用医药，2020，15（12）：175-177.

［6］程妙，王力刚，赵玉驰. 石膏内衬薄膜式压力感应器有助于急性骨筋膜室综合征预警的实验研究［J］. 中国现代手术学杂志，2019，23（1）：13-17.

［7］刘锦萍. 开放性胫腓骨骨折合并胫后动静脉血管损伤并发骨筋膜室综合征患者的护理［J］. 山西医药杂志，2021，50（8）：1379-1381.

［8］张莉，陶贵彦，章江琳，等. 快速康复外科护理模式对骨科围术期患者并发症影响的 Meta 分析［J］. 中国实用护理杂志，2019，35（18）：1436-1442.

（庄华敏）

个案 2　老年患者人工股骨头置换术后合并下消化道大出血

案例介绍

1. 一般资料

患者女性，89 岁，诊断为右股骨粗隆间骨折。

2. 病史

现病史：患者因"右髋部疼痛伴活动受限 1 天"于 2023-01-05 入院。

既往史：中度贫血、类风湿关节炎、反流性食管炎，否认肝炎、结核病及其他传染性疾病病史。否认其他重大外伤史及手术史、输血史。否认药物及食物过敏史。正常接种疫苗。

3. 查体

专科检查：右下肢外旋、短缩畸形，腹股沟区压痛。大粗隆叩击痛（＋），足跟叩击痛（＋），足背动脉搏动可触及，双下肢感觉、运动正常。

辅助检查：CT 检查示右股骨粗隆骨折（图 2-6）。血常规示 C 反应蛋白 10.1 mg/L；白细胞计数 12.1×10^9/L；红细胞计数 3×10^{12}/L↓；血红蛋白浓度 89 g/L↓。生化检查示总蛋白 50 g/L↓；白蛋白 30.2 g/L↓。凝血四项示血浆 D- 二聚体 2.01 mg/L。

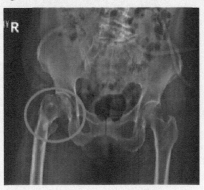

图 2-6 术前 CT 检查

医护过程

患者入院时精神尚可，T 36.7℃，P 78 次 / 分，R 19 次 / 分，BP 156/98 mmHg。入院诊断为右股骨颈骨折，重度骨质疏松，甲床、眼睑苍白（图 2-7）。疼痛数字评分法得分为 5 分，Braden 量表评分为 11 分，跌倒风险评估为高风险，ADL 评分为 30 分，Caprini 评分为 11 分。按骨科一级护理，普通饮食，指导患者进行踝泵运动及股四头肌收缩运动，遵医嘱给予预防感染、保胃、消肿、营养、止痛等对症治疗。

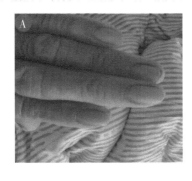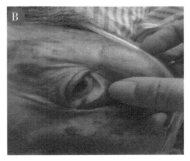

图 2-7 甲床、眼睑苍白

术前准备完善，于 2023-01-08 在全身麻醉下行右侧人工股骨头置换术，手术顺利，术后生命体征平稳，术后影像学检查见图 2-8。

患者术后疼痛数字评分法得分为 3 分，Braden 量表评分为 11 分，跌倒风险评估为高风险，ADL 评分为 35 分，Caprini 评分为 15 分。

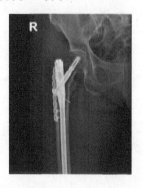

图2-8 患者术后影像学检查

2023-01-13 21:00 患者突发高热、寒战伴恶心、呕吐，便鲜血多次，出血量超过 1000 mL，考虑下消化道大出血，急查血结果：红细胞计数 2.04×10^{12}/L，血红蛋白浓度 61 g/L，D- 二聚体 2.39 mg/L，CRP 141.71 mg/L，怀疑下消化道出血。急诊行胶囊内镜检查显示小肠多发黏膜下蓝色静脉瘤及多发片状红斑、充血，回肠末端可见大量血迹，可见一黏膜隆起性改变，考虑小肠血管畸形出血。患者总便血量达 1700 mL，经积极抗休克治疗，停用抗凝药物，多学科会诊等对症治疗。2023-01-24 患者未再便血，大便常规 + 潜血为阴性，红细胞计数 3.03×10^{12}/L，血红蛋白浓度 99 g/L，D- 二聚体 1.09 mg/L，CRP 141.71 mg/L。疼痛数字评分法得分为 2 分，Braden 量表评分为 11 分，跌倒风险评估为高风险，ADL 评分为 30 分，Caprini 评分为 18 分。可坐可卧（图 2-9），于 2023-01-27 病情平稳出院。

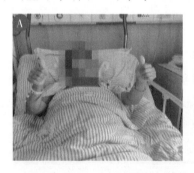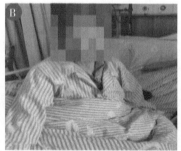

图2-9 患者术后可坐可卧

🔄 主要护理问题及措施

（一）组织灌注不足

组织灌注不足与消化道大出血有关。

1．护理目标

增加组织灌注量，消化道出血停止，减少临床症状。

2．护理措施

（1）快速建立静脉通道，选择粗大血管，根据患者的年龄、生命体征适当加快补液速度，在心率、血压基本平稳后使用输液泵控制输液速度。按"先盐后糖，先晶后胶，先快后慢，见尿补钾"的输液原则及时补充血容量。在输液过程中密切观察心、肺功能。

（2）给予吸氧、持续心电监测，每小时测量并记录血压、脉搏、呼吸，严密观察病情变化，备好抢救车与抢救仪器。

（3）观察便血的量、性质、颜色，观察肢体的温度、皮肤与甲床的色泽、周围静脉特别是颈静脉充盈情况，以及患者的神志变化。准确记录24小时出入量。班班统计出入量及观察尿液颜色，每日根据出入量动态调整输液量。

（4）药物止血：遵医嘱给予冰0.9%氯化钠注射液30 mL+凝血酶散2000 U，每6小时1次口服；0.9%氯化钠注射液100 mL+注射用奥美拉唑钠40 mg，每12小时1次静脉滴注；0.9%氯化钠注射液48 mL+注射用生长抑素3 mg以4 mL/h静脉泵入。根据血常规、生化结果，静脉滴注人血白蛋白10 g，1次/日，增输A型红细胞悬液。

（5）出血活动期应禁食、禁水。出血停止后，可先进食温凉流食，如稠米汤、果汁、牛奶等，进食后未再出血可以改为半流食，如面条、蒸蛋羹、馄饨等，禁食含粗纤维多的蔬菜、刺激性食物和饮料，忌饱餐、热饮、坚硬食物。

监测血常规、肝肾功能及大便潜血结果，若患者肠鸣音≥10次/分可判断为肠鸣音活跃，及时报告医生。

（6）告知患者及其家属便血的原因和处理方法、效果等，消除患者及其家属的恐惧心理。及时清洁肛周卫生，保持皮肤与床单位清洁、干燥，预防压力性损伤或湿疹的发生。

3．护理评价

患者消化道出血逐渐控制，定期复查血红蛋白浓度（逐渐由61 g/L上升至99 g/L），未出现失血性休克等严重并发症。

（二）有下肢深静脉血栓的危险

发生下肢静脉血栓与患者手术、长期卧床、消化道出血停用抗血栓药物有关。

1．护理目标

患者住院期间无下肢深静脉血栓的发生。

2．护理措施

（1）加强巡视并严密记录患者心率、血氧饱和度及血压、尿量的变化；观察肢体有无水肿、皮肤温度和颜色、动脉搏动等情况，床旁备抢救物品。

（2）建立腿围记录单，每日测量患者双下肢腿围变化，需定皮尺、定部位、定时间监测。动态监测D–二聚体，行下肢彩超检查。

（3）在病情允许的情况下，嘱其多饮水，使用抗血栓弹力袜，遵医嘱给予气压治疗1次/日。

（4）功能锻炼：指导患者康复功能锻炼，包括踝泵运动、直腿抬高运动、股四头肌收缩运动等，家属进行比目鱼肌与腓肠肌按摩，确保康复锻炼的有效性。

3. 护理评价

患者住院期间各项检查均提示未发生下肢深静脉血栓。

（三）有关节假体脱位的危险

发生关节假体脱位与患者烦躁不安、依从性差有关。

1. 护理目标

患者关节稳定，无关节假体脱位的发生。

2. 护理措施

（1）体位护理：保持正确的搬运、翻身、排便体位，平卧位时患肢小于45°，外展30°，两腿之间放置软枕，保持外展中立位，禁止患侧卧位，避免因体位不当造成的髋关节内收、内旋和过度屈髋。

（2）用图片和视频对患者及其家属讲解和演示髋、膝屈伸训练，禁止双腿交叉、盘腿、坐矮凳子、跷二郎腿等，预防关节假体脱位。

（3）下床指导：指导患者先取坐位，后以臀部为轴缓慢旋转至双腿自然垂落于床边，在无头晕等不适症状出现的情况下，先健肢着地再患肢着地，协助助行器同时发力站立。全程强调家属的陪护，防止跌倒等不良事件的发生。

3. 护理评价

患者住院期间及出院后复诊均未出现关节假体脱位的并发症。

（四）有皮肤完整性受损的危险

皮肤完整性受损与患者长期卧床、便血有关。

1. 护理目标

患者皮肤完整性良好，感到清洁、舒适。

2. 护理措施

（1）Braden量表评分11分，为高风险，给予气垫床、水袋，并每2小时协助更换水袋，预防压力性损伤的发生。

（2）及时清洁肛周卫生，清理时动作应轻柔，保持肛周皮肤清洁、干燥。

（3）搬动患者时避免拖、拉、拽等动作，受压处皮肤使用泡沫敷贴等用具保护，坚持交接班查体（图2-10）。

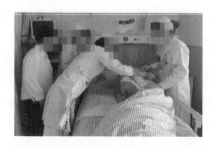

图2-10　交接班查体

3．护理评价

患者住院期间未发生皮肤损伤。

出院指导与延续护理

（1）告知患者及其家属出血发生的原因及预防出血的重要性，识别出血症状，观察大便的色、质、量，若出现黑便、血便、呕吐黑色或暗红色液体、剧烈腹痛或腹胀、面色苍白、头晕乏力等，应及时到门诊或急诊就诊。

（2）出院后1个月、3个月、6个月、12个月复查，若伤口有红肿热痛等不适及时联系医生。

（3）3个月内避免患侧卧位，6个月内避免盘腿、双下肢交叉，捡拾东西不要过度弯腰或下蹲。

（4）加强营养支持，饮食规律，避免进食辛辣刺激及生冷食物，禁浓茶，忌烟酒。

（5）每天根据康复师制定的目标活动进度表，坚持康复锻炼。

（6）指导家属骨质疏松的饮食、治疗及护理注意事项，强调预防跌倒的重要性。

总结与反思

（一）总结

本患者的护理存在以下难度：①病情发展快，出血量大，随时存在休克的风险；②股骨头置换术后，发生静脉血栓的风险大，而发生消化道出血后，停用抗凝药物，使患者血栓发生的风险增加；③患者高龄、基础疾病多，存在心衰的情况，消化道大出血后需要输血、补液，另外胶囊内镜检查还需要服用大量清肠药物，这都会影响患者心脏的容量负荷，使得对患者的容量控制和液体管理难度增加。

消化道出血是临床常见的急危重症，具有起病急、发展快、病死率高等特点，轻度出血无明显症状，重度出血则会引起贫血、血容量下降甚至休克。若抢救不及时，则会发生失血性休克导致死亡，因此，选择科学合理的护理措施，密切观察患者各时间点生命体征变化，从而采取合适的干预显得极为重要。

（二）反思

老年髋部骨折术后患者，各种并发症发生风险大，临床护士要做到早期识别病情，开展预见性护理。常规护理模式较被动，主要针对患者已经出现的护理问题给予护理措施，护理人员对突然出现的护理问题欠缺应对经验，不能结合临床经验与专业知识进行判断。而预见性护理则指导医护人员多方位观察并分析病情变化，及时处理现存的及潜在的护理问题，提高护理人员临床决策能力与护理质量，有效降低患者病死率和并发症发生率。

参考文献

［1］何红见，董顺宝，邵玉东，等．老年性上消化道出血临床分析［J］．临床消化病杂志，2020，32（6）：367-370.

［2］郝雁翎，蔡晓晶．护患沟通技巧在奥曲肽治疗上消化道出血护理中及对患者不良反应发生的影响［J］．检验医学与临床，2020，17（15）：2240-2242.

［3］朱红梅，诸纪华，郑智慧，等．加速康复外科理念在围手术期患儿中的应用进展［J］．中华护理杂志，2021，56（4）：628-634.

［4］董丽丽，周荣斌．急性上消化道出血救治研究现状［J］．中国实用内科杂志，2021，41（3）：203-208.

［5］王玉娟，韩国杰，柴宇霞．Rockall评分系统的护理流程在肝硬化失代偿期合并急性上消化道大出血患者中的应用［J］．齐鲁护理杂志，2021，27（7）：119-121.

［6］李备，石胜利，何汉红，等．基于早期预警评分的临床改良响应措施在上消化道出血患者护理中的应用［J］．护理实践与研究，2021，18（8）：1176-1178.

［7］宋咪，孔丹，高远，等．老年髋部骨折围术期护理临床实践专家共识（2023版）［J］．中华创伤杂志，2023，3（39）：214-222.

［8］翟华杰，张洁，张丽．基于改良早期预警评分的分级护理干预在学龄期支原体肺炎患儿中的应用［J］．护理实践与研究，2020，17（7）：113-115.

（庄华敏）

个案3 高龄患者行SuperPATH入路人工股骨头置换术

案例介绍

1. 一般资料

患者女性，86岁，诊断为陈旧性右股骨颈骨折；高血压3级，极高危；双肺慢性炎症。

2. 病史

现病史：患者因"摔倒致右髋疼痛半年，加重伴行走受限1个月"于2022-09-22平车入院。

既往史：高血压病3级，极高危，一直规律服用降血压药物，血压控制可。

婚育史：已婚已育。13 岁，3～5 日 /30～31 日，51 岁，绝经后阴道无异常出血。家族中无传染病及遗传病病史。

3. 查体

专科检查：右下肢短缩约 2 cm，呈轻度外旋畸形，右髋部肿胀，压痛明显，大粗隆叩击试验（+），局部可触及异常活动、骨擦感，右髋关节活动受限，右足跟轴向叩击痛（+），右膝关节活动正常，各趾活动、感觉正常。

辅助检查：X 线检查显示腰椎退行性改变，腰椎侧弯，多节胸腰椎压缩性改变，右股骨颈骨折。腰椎 CT 显示多发腰椎间盘膨出（图2-11），腰椎间盘变性，腰椎、双侧骶髂关节退行性改变，腰骶椎丛双侧髂骨多发低密度影，L_1、L_4、L_5 椎体压缩性改变。

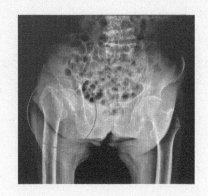

图 2-11　术前 CT 检查

📝 医护过程

患者入院时面容正常，表情痛苦，被动体位，右髋部肿胀、压痛明显，活动受限，末梢血液循环良好，T 36.6℃，P 62 次 / 分，R 18 次 / 分，BP 140/60 mmHg。疼痛数字评分法得分为 3 分，Braden 量表评分为 12 分，跌倒风险评估为高风险，ADL 评分为 60 分，Caprini 评分为 6 分。予骨科一级护理，高血压饮食指导，以减钠增钾、清淡饮食为主，如新鲜蔬菜、水果、低脂（或脱脂）乳制品、禽肉、鱼、大豆、坚果及全谷物，医护人员指导患者进行踝泵运动及股四头肌收缩运动。

患者经过全面检查，符合手术指征，于 2022-10-12 在腰硬联合麻醉 + 神经阻滞麻醉下行右侧人工股骨头置换术，10:20 术程顺利，术后 CT 见图 2-12。患者 T 36.2℃，P 51 次 / 分，R 20 次 / 分，BP 164/84 mmHg。伤口敷料干燥，伤肢远端血运良好。

因患者年龄较大，术后随时有发生肺炎、肺栓塞、脑梗、失血性休克等意外的可能，术后化验结果显示，红细胞计数 2.49×10^{12}/L ↓、血红蛋白浓度 77.00 g/L ↓、红细胞比容 25.90% ↓，给予特级

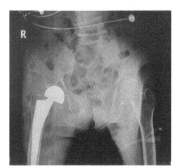

图 2-12　术后 CT 检查

护理、心电监测、吸氧，观察其神志、瞳孔变化，输注红细胞悬液纠正贫血、人血白蛋白纠正低蛋白血症、头孢唑林钠预防感染、奥美拉唑抑酸保胃、解痉化痰、镇痛、控制血压、稳

定内环境及营养支持等治疗，疼痛数字评分法得分为 3 分，Braden 量表评分为 11 分，跌倒风险评估为高风险，ADL 评分为 40 分，Caprini 评分为 8 分。左髋部切口敷料干燥，留置负压引流管在位、通畅，引流出血性液体 50 mL。遵医嘱给予消肿、止痛、预防感染及预防下肢静脉血栓等对症处理，同时指导进行踝泵运动及股四头肌收缩运动、屈膝屈髋运动等，患肢保持外展中立位。疼痛数字评分法得分为 2 分，Braden 量表评分为 15 分，跌倒风险评估为高风险，ADL 评分为 75 分，Caprini 评分为 8 分，患者病情平稳，于 2022-11-02 伤口愈合拆线出院。

主要护理问题及措施

（一）呼吸道清理无效

呼吸道清理无效与双肺慢性炎症、术后卧床、活动量少等有关。

1. 护理目标

患者掌握有效的咳痰方法，保持呼吸道通畅。

2. 护理措施

（1）保持室内空气清新，每日通风 2 次，每次 15 ~ 20 分钟，并注意保暖。保持室温 18 ~ 22℃，湿度 50% ~ 60%。

（2）经常检查并协助患者保持舒适的体位，如半卧位，应注意避免患者翻身滑向床尾。

（3）患者长期卧床，指导患者经常翻身、拍背、有效咳嗽、咳痰，在患者咳嗽的全过程中进行指导。至少 2 小时进行一次。

（4）遵医嘱给予床旁雾化吸入和湿化吸氧，预防痰液干燥。

（5）遵医嘱给药，注意观察药物疗效和药物不良反应。

（6）在心脏功能耐受的范围内鼓励患者多饮水。

3. 护理评价

患者咳嗽症状缓解。

（二）潜在并发症

潜在并发症的发生与肺栓塞、DVT 有关。

1. 护理目标

患者在住院期间不发生肺栓塞及 DVT。

2. 护理措施

（1）密切观察：严密观察术后患者的血压、脉搏、呼吸、肢体活动等情况，如活动时突然出现呼吸困难、胸痛、胸闷、气促、心悸、咳嗽、大汗、意识不清等情况，要高度警惕发生肺栓塞的可能，立即给予平卧、吸氧，并报告医生及时行心电图、动脉血气分析、胸片等检查，以明确诊断、及时治疗。

（2）基础护理：①术后返回病房立即开始下肢按摩，由远端向近端挤压肌肉，促进静脉血液回流；②术后抬高患肢时，不要在腘窝或小腿下单独垫枕，以免影响小腿深静脉回流，必要时进行下肢热敷，促进血液循环；③鼓励患者尽早开始足趾主动活动，并多做深呼吸及咳嗽动作，每小时 12 ~ 15 次，以增加横膈肌运动，减轻胸腔压力，促进血液循环。

（3）机械预防措施：主要采用逐级加压弹力袜和间歇充气加压装置等机械方法，弹力袜穿着长度从足部到大腿根部，要特别注意，弹力袜的近端不能有弹力圈，以避免近端压力太大，反而影响静脉回流。使用间歇充气加压装置时应检查各接口的密闭性，捆绑时防止导管扭曲，袖带与患肢接触面以容下一指为宜，避开肢体关节及导管处，同时注意观察患肢的皮肤温度、颜色、足背动脉搏动情况。个别患者还可使用足底静脉泵，以迅速挤压足部静脉，提高血流速度。

（4）药物预防措施：遵医嘱术后 4 ~ 6 小时开始，皮下注射低分子肝素常规剂量的一半，次日增加至常规剂量，每日 1 次。用药时间为 7 ~ 10 天。用药期间应严密观察肢体的肿胀程度、肤色、感觉、浅静脉充盈情况，做到早期诊断和早期治疗。用皮尺测量患肢不同平面的周径，并进行两侧对比，以了解肿胀情况。注意观察有无牙龈出血、鼻出血、手术切口出血、泌尿系统和消化道出血及注射部位出血等情况。

3. 护理评价

无肺栓塞及 DVT 发生。

（三）组织灌注不足

组织灌注不足与血红蛋白浓度低、红细胞计数低有关。

1. 护理目标

患者组织灌注不足有所改善。

2. 护理措施

（1）观察生命体征：护士要每日观察患者的体温、脉搏、呼吸、血压等生命体征，并记录到护理记录表。及时发现变化，采取相应措施，防止病情恶化。

（2）调整体位：合理的体位可以改善组织灌注，护士应根据患者的情况，选用适当的体位。如卧床患者应定时翻身，以促进血液循环。

（3）给予氧气：氧气是维持细胞呼吸的必需物质，缺氧会导致组织灌注不良。护士应按照医嘱给予氧气，保证患者足够的氧供。

（4）改善环境：改善环境可以提高患者的舒适度，促进血液循环。如保持室内温度适宜，保持空气清新，避免噪声等干扰。

（5）应用药物：有些药物可以改善组织灌注，如扩血管药和利尿剂等。护士应注意药物的使用方法和剂量，及时观察患者的病情变化。

3. 护理评价

患者组织灌注不足有所改善。

（四）疼痛

疼痛与手术组织损伤有关。

1. 护理目标

患者疼痛缓解。

2. 护理措施

（1）患者取舒适体位，下肢抬高，以减轻疼痛和肿胀。

（2）根据疼痛原因，对因对症处理。伤口感染引起疼痛，应及时清创并应用抗生素等进行治疗。

（3）可鼓励患者听音乐或看电视以分散注意力，也可通过局部冷敷或抬高患肢来减轻水肿以缓解疼痛，热疗和按摩可减轻肌肉痉挛引起的疼痛。

（4）评估患者疼痛的性质、时间及程度，观察患者的面部表情、活动、睡眠，听取患者的主诉，也可应用面部表情疼痛评分量表来评估患者的疼痛程度并采取相应的措施，适当应用镇痛药或镇痛泵。

3. 护理评价

在采取令人满意的止痛措施后，患者疼痛减轻。

（五）便秘

便秘与高龄、术后长期卧床、活动减少有关。

1. 护理目标

患者便秘症状缓解，能正常排便。

2. 护理措施

（1）与营养师商量增加饮食中的纤维素含量，并介绍含纤维素多的食物种类；讲解饮食平衡的重要性。

（2）鼓励患者适当活动，以刺激肠蠕动，促进排便。

（3）建议早餐前 30 分钟喝一杯水，以刺激排便。

（4）强调避免排便时用力，以预防生命体征发生变化、头晕或出血。

（5）患者排便期间，提供安全而隐蔽的环境，并避免干扰。

（6）指导患者进行腹部按摩，辅助肠蠕动，促进排便。

（7）记录大便的次数和颜色、形状。

3. 护理评价

患者便秘症状改善。

（六）有皮肤完整性受损的危险

皮肤完整性受损与高龄、术后活动受限、皮肤长期受压有关。

1．护理目标

患者受压处皮肤清洁、干燥，不发生压疮。

2．护理措施

（1）交接班时认真评估患者皮肤状况。

（2）维持足够的体液摄入，以保持体内充足的水分。

（3）制定翻身表，一种姿势不超过 2 小时。

（4）受压发红的部位在翻身后 1 小时仍未消失时，必须增加翻身次数。

（5）在病情允许的情况下，鼓励患者下床活动。

（6）避免局部长期受压。

（7）翻身避免托、拉、拽等动作，防止皮肤擦伤。

3．护理评价

患者皮肤保持完整，未发生压疮。

出院指导与延续护理

（1）注意休息，加强营养支持，合理膳食，加强患肢功能锻炼，一个半月后患肢渐负重。

（2）坐高凳，厕所坐式，避免蹲式，不要下蹲拾物，不要盘腿。

（3）禁止屈髋 90°、跷二郎腿，避免患髋内收、内旋、过屈。

（4）定期复查（出院后 1 个月、3 个月、6 个月、12 个月、5 年、10 年），其间不适复诊。

（5）注意观察伤口有无红肿、渗液及伤肢肿胀情况，有异常及时就诊。

（6）勿做髋关节内收、内旋、深蹲、盘腿等动作，侧卧时需夹体位垫。

（7）指导 3 个月内扶助行器行走，走路时注意预防再次跌倒（图 2-13）。

（8）鼓励患者每天进行功能锻炼，适当休息，劳逸结合。

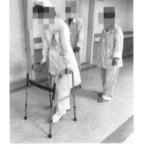

图 2-13　指导扶助行器行走

（9）延续护理：院外随访。早期以电话随访和微信随访为主，回访内容包括了解患者病情、功能锻炼指导、关节功能评定、用药和饮食宣教、并发症预防宣教、心理护理、复诊预约、满意度调查等。每周至少回访 1 次，每个月整理汇总并做好登记。后期随访频次依患者掌握情况和依从性来定。微信群发图片及视频。骨科微信公众号定期推送健康知识，由医生、护士及康复师督导患者术后功能锻炼。同时推送专属医生平台，就患者的健康状况和疑问及时给予解答，不能解决的特殊问题进行上门服务。

📋 总结与反思

（一）总结

股骨颈骨折老年患者常因身体功能减退、骨质条件不佳导致治疗方法选择受限。传统的全髋关节置换术创伤较大，术中需将部分髋关节囊与外旋肌群切除和切断，导致髋关节稳定性下降。本病例使用的手术方式是微创SuperPATH入路全髋关节置换，该方法可较好地保护机体组织的正常结构、形态及功能，减少手术创伤，促进患者快速恢复。本病例结果显示，患者术中出血量少、切口长度小、住院时间短、手术时间长，除手术时间延长外，其他手术指标均明显提升。

（二）反思

SuperPATH入路是一种可以达到快速康复目的的髋关节置换微创入路方式，其通过肌间隙入路，不需要切断肌肉，具有术中组织损伤小、术后患者恢复快等优点，对于老年患者这一特殊人群尤为适合，但高龄老人基础疾病多，患者身体虚弱，未能及时协助患者循序渐进地进行康复锻炼，导致其机体免疫力下降，患者的生活质量降低。这一病例提示我们，要加强健康宣教及功能锻炼的指导。

📖 参考文献

［1］辛慧菊. 股骨头置换术后护理及并发症的预防［J］. 中国卫生产业，2011，8（2）：22.

［2］罗香姣. 骨科手术后下肢深静脉血栓的预防及护理措施［J］. 全科护理，2017，15（3）：295-297.

［3］涂凡，雷鸿，寇伟，等. 人工股骨头置换术与全髋关节置换术对股骨颈骨折患者术中情况及术后疗效观察［J］. 贵州医药，2022，46（11）1734-1735.

［4］林志斌，林涌生，李扬，等. 人工股骨头置换术治疗高龄老年人股骨颈骨折的临床价值分析［J］. 基层医学论坛，2023，27（10）：142-144.

［5］杨纬，张维义，马才英. 改良标准后外侧入路人工股骨头置换治疗老年股骨颈骨折［J］. 临床骨科杂志，2023，26（3）342-345.

［6］王剑，孙新立，朱亚斌. 老年髋部骨折手术治疗绿色通道的短期有效性［J］. 中华创伤骨科杂志，2018，12（7）：578-582.

［7］张福明，邢利清，孙志刚. 绿色通道在老年髋部骨折诊治中的应用研究［J］. 疾病监测与控制，2018，10（5）：357-359.

（庄华敏）

个案4 老年患者股骨颈骨折合并肺部感染

案例介绍

1. 一般资料

患者女性，85岁，诊断为右股骨颈闭合性骨折；慢性支气管炎、轻度肺气肿；双肺炎性病变合并双侧胸腔积液。

2. 病史

现病史：患者因"摔伤致右髋部肿痛、活动障碍1天"于2022-08-20平车入院。

既往史：患有慢性支气管炎1年，伴有轻度肺气肿半年，否认肝炎、结核等传染病病史，否认手术史。

3. 查体

专科检查：右下肢呈屈曲内收畸形，右髋关节活动障碍，右髋前明显压痛，右侧大转子叩痛明显，右侧大转子位于Nelaton线上方，右下肢较左下肢短缩1 cm，末梢血运正常。

辅助检查：患者肺部CT见图2-14。术前患肢CT见图2-15，X线片显示右股骨颈骨折，骨折移位。血常规示中性粒细胞百分比83.2%↑，白细胞计数10.3×10^9/L↑。

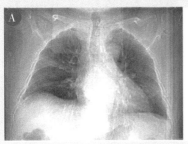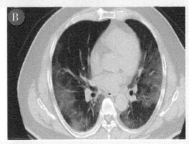

图2-14 肺部CT

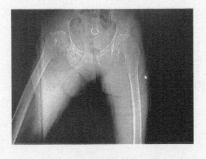

图2-15 术前患肢CT

医护过程

患者入院精神尚可，T 36.3℃，P 93 次 / 分，R 20 次 / 分，BP 92/66 mmHg。入院时右大腿畸形、肿胀，下肢活动受限，疼痛数字评分法得分为 3 分，Braden 量表评分为 12 分，跌倒风险评估为高风险，ADL 评分为 60 分，Caprini 评分为 8 分。按骨科二级护理，普通饮食，指导进行踝泵运动及股四头肌收缩等功能锻炼，专科查体后，给予左下肢皮牵引，止痛、营养骨质、活血化瘀、吸氧等对症支持治疗。

术前准备完善，于 2022-08-23 在腰硬联合麻醉下行右侧人工股骨头置换术，手术顺利，具体影像学检查见图 2-16。按骨科一级护理，T 36.3℃，P 87 次 / 分，R 20 次 / 分，BP 99/75 mmHg，SpO_2 95%，给予长期心电监测及氧气吸入 5 L/min，6 小时禁食、禁水及平卧处理，静脉滴注头孢唑林钠预防感染等治疗，右髋部手术切口敷料有少量渗血，留置负压引流管在位、通畅，引流出血性液体 20 mL。遵医嘱给予消肿、止痛、抗肺部感染及预防下肢静脉血栓等对症处理，同时指导踝泵运动、直腿抬高等功能锻炼。于 2022-08-26 18:00 患者无明显诱因出现发热，最高 T 39.5℃，SpO_2 波动于 86% ~ 90%，接下来三天，患者咳嗽、咳痰，咳白色黏液痰。

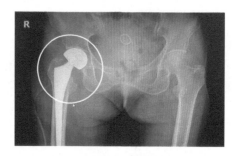

图 2-16　术后患肢 CT

胸部 CT 显示双肺纹理增粗，两肺内见多发片状磨玻璃样高密度影。遵医嘱给予改病危、特级护理，持续供氧、心电监测，改为面罩给氧、氧流量调为 5 L/min，化痰、雾化、抗感染、补液等对症治疗，护理过程中加强翻身、叩背、有效咳嗽，嘱患者多饮水，患者症状缓解，SpO_2 波动于 95% ~ 98%。继续给予止痛、抗凝、换药、预防感染及下肢静脉血栓等对症治疗，指导患者进行踝泵运动、直腿抬高运动等功能锻炼。疼痛数字评分法得分为 0 分，Braden 量表评分为 14 分，跌倒风险评估为中风险，ADL 评分为 75 分，Caprini 评分为 8 分。经过对症治疗，患者右下肢感觉、活动度较好，疼痛减轻，无并发症，于 2022-09-05 出院回家。

✿ 主要护理问题及措施

（一）呼吸道清理无效

呼吸道清理无效与感染重、痰液黏稠、年老体弱无力排痰有关。

1. 护理目标

患者掌握有效的咳痰方法，保持呼吸道通畅，血氧饱和度波动于 95% ~ 99%。

2. 护理措施

（1）首先给予鼻导管吸氧，氧流量 2 L/min，氧浓度 29%，患者的血氧饱和度波动于 86% ~ 90%，改为面罩给氧，氧流量 5 L/min，氧浓度为 41%。对患者的血氧饱和度进行 24 小时监测，每日测量 4 次。

（2）呼吸训练：高龄患者呼吸道功能降低，术后易导致肺部感染，首先指导患者呼吸锻炼，向患者讲解训练的目的，进行示范，使患者掌握正确的方法。常用的方法有缩唇呼吸和腹式呼吸。缩唇呼吸：取端坐位，吸气时用鼻子，呼气时缩唇轻闭，吸气和呼气的时间比为 1 : 2，要求呼气时间稍长，每次呼气持续 4 ~ 6 秒，每次 15 ~ 20 分钟，每日 3 ~ 4 次；腹式呼吸：取舒适的仰卧位或坐位，右手放在腹部肚脐，左手放在胸部，吸气时向外扩张腹部 3 ~ 5 秒，屏气 1 秒，呼气时收缩腹部 3 ~ 5 秒，每次 15 ~ 30 分钟，每日练习 1 ~ 2 次。

（3）口腔护理：口咽部分泌物吸入下呼吸道为并发肺部感染的重要原因，应指导患者饭后使用漱口水漱口，以保持口腔清洁，对于不能自行漱口的患者，应给予生理盐水棉球擦拭口腔，3 次 / 日。

（4）体位护理：长时间平卧位可导致潮气量减少，术后应根据患者的病情，给予半坐卧位，这样可增加 10% ~ 15% 肺活量，并起到改善呼吸状态、防止肺部感染发生的作用。

（5）早期雾化治疗：入院当天给予超声雾化吸入，雾化吸入有利于稀释痰液，防止呼吸道堵塞，促进痰液排出。向患者讲解早期雾化的重要性，教会患者使用方法，稀释痰液，以利于排出。

（6）振胸叩背（图 2-17）：高龄患者呼吸功能减弱，骨折后给予被动卧位，痰液排出困难，部分患者合并肺气肿、慢性支气管炎，肺活量功能降低，痰液易堵塞气道，除了每 2 小时给予患者翻身、叩背外，还可配合使用振动排痰机。方法是从患者肋缘自下往上振动拍打，每一个位置持续振动拍打 1 ~ 2 分钟，每次 15 ~ 30 分钟，每日治疗 2 ~ 4 次，一般选择在餐前或餐后 2 小时，振动能使黏附在气管、支气管壁

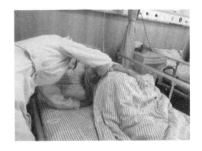

图 2-17　指导患者翻身、叩背

上的痰液剥离，从而使痰液顺利排出体外，但要注意观察患者生命体征、倾听患者主诉。

（7）早期功能锻炼：指导患者在麻醉清醒后行股四头肌收缩运动、踝关节及足趾的屈伸活动，术后 1 ~ 2 天做直腿抬高锻炼，术后 3 天指导患者坐在床边进行简单活动，术后 1 周在家属的帮助下适当进行户外运动，在锻炼过程中需氧量增加可增强呼吸运动。

3．护理评价

患者能有效地咳嗽、排痰，呼吸道通畅。

（二）预防无效皮牵引

无效皮牵引与持续牵引不当有关。

1．护理目标

患者能正确掌握皮牵引的使用目的和注意事项，维持皮牵引的有效性。

2．护理措施

（1）在进行牵引之前应告知患者皮牵引的原理和注意事项，如果出现牵引松动、剧烈疼痛、趾端皮肤苍白等情况，应立即告知医护人员给予调整。

（2）调节牵引的角度和力量，保证在直线状态下进行牵引，检查牵引是否有其他影响力量存在，且护士应定期测量患者两腿的长度，根据测量结果来进行力量的调节。

（3）患者应在护理人员的指导之下进行移动。

（4）观察海绵有无松脱，并在患者骨骼突出的部位垫上海绵予以保护，避免牵引仪器对组织的压迫，影响血液循环。定期观察局部皮肤温度、颜色及运动，以了解牵引仪器对末端血运的影响。

（5）对患者腓总神经情况进行检查，避免压迫导致肢体麻木。

（6）进行牵引期间患者不可做负重、侧卧、盘腿等动作。

3．护理评价

患者正确掌握皮牵引的使用目的和注意事项，维持皮牵引的有效性。

（三）潜在并发症

潜在并发症的发生与下肢静脉血栓、尿路感染、压力性损伤、便秘有关。

1．护理目标

患者住院期间不出现并发症。

2．护理措施

（1）预防血栓形成：由于长时间制动患肢导致血流缓慢，加之患者年龄大致血管结构及功能改变，易形成血栓。在牵引期间应密切观察患肢肿胀、疼痛、皮肤温度、颜色及趾端血液循环的情况。同时注意抬高患肢且注意保暖，以利于静脉回流；鼓励患者加强患肢股四头肌等长收缩运动及足趾屈伸运动，改善下肢静脉血液循环以达到预防血栓形成的目的。

（2）预防尿路感染：女性患者更年期后雌激素分泌减少，阴道酸碱度相对升高，局部细菌生长增多，加之尿道黏膜退行性改变，细菌容易经尿道逆行至膀胱引起尿路感染，嘱患者保证每日饮水量在 2000 ~ 3000 mL，以有足够尿量对尿路形成自然冲洗，预防尿路感染；保持会阴清洁、干燥，每日给予两次会阴冲洗。

（3）预防压力性损伤：牵引患者由于长期仰卧，且该患者为老年人，发生压疮风险增高。运用 Braden 量表评估，分值为 12 分。建立翻身记录卡，2 小时翻身 1 次，用软垫分别垫臀部、肩胛部、下肢骨突部位，防止局部过度受压，保护骨突部位。保持床单和被服的整洁、干净，若污染应及时更换、清洗，注意皮肤的清洁卫生。应根据患者营养状况有针对性地给予营养供给，增强机体抵抗力，提高免疫力，并可预防压力性损伤。

（4）预防便秘：患者由于长期卧床，活动量减少，肠蠕动减慢，加之不习惯在床上排便，易出现便秘。应鼓励患者多饮水、进食水果、蔬菜等膳食纤维含量高的食物，以预防便秘。训练患者腹式呼吸，腹部按摩、热敷以防便秘。

3．护理评价

患者住院期间未发生并发症。

（四）焦虑

患者出现焦虑情绪与陌生环境、担心疾病预后及手术效果有关。

1．护理目标

在住院期间患者情绪稳定，无明显焦虑现象。

2．护理措施

（1）患者就医，因对周围环境不熟悉，缺乏对病痛折磨和疾病的认识，从而出现孤独、恐惧、焦虑等心理表现。所以应给予患者有针对性的干预措施，使其保持积极乐观的心态，对治疗充满信心。

（2）积极与家属沟通，使之加强对患者的关心照护，改善患者的不良心理。态度和蔼，用语有礼貌，耐心听取他们的主诉，尽量满足患者的要求。

（3）在翻身时，让患者做些轻微的活动，以放松肌肉，消除紧张情绪。通过与护士沟通，患者解除了焦虑，增强了恢复健康的信心，增强了对医院的信任。

3．护理评价

患者情绪稳定。

冒 出院指导与延续护理

（1）出院后遵医嘱用药，不可随意增减药物，如用药过程中出现皮肤瘙痒或皮疹、胃部不适、腹泻等，应立即到医院复诊。

（2）合理饮食：进食高热量、高蛋白、富含维生素、易消化的软食，如牛奶、蛋羹、细软面条、肉粥等。多饮水，每天饮水量保证在 3000 mL 以上，以利于痰液及毒素的排出。忌食温热生痰的食物，如白果、胡椒、龙眼肉等。

（3）回家后的生活护理：患者应注意休息，保证充足睡眠，起床时注意保暖。戒烟、戒酒，适当活动锻炼，增强机体抵抗力。过度劳累，淋雨受寒，到人多的公共场所，还要避免呼吸道刺激，如吸烟、灰尘、化学飞沫等。尽可能避免接触已有呼吸道感染者。年老体弱者和易感人群可接种流感疫苗、肺炎疫苗等。

（4）保持生活规律，心情愉快，深呼吸锻炼至少要坚持 4 ～ 6 周，这样可以减少肺不张的发生。

（5）学会自我观察病情：在肺炎发病的 24 小时内，要注意一般情况，如呼吸、脉搏、体温、血压等的变化。如有高热、寒战、胸痛、咳嗽、咳痰时应及时就诊。1 个月以后回院复查胸片。

（6）延续护理：出院后采用电话随访（1 次 /2 周）和家庭访视（1 次 / 月）的方式，对患者进行随访，根据患者的年龄、病情和个体耐受情况，为患者制订个性化的延伸康复计划，其中包括康复类型、每日训练时间、频率、活动量等，家庭访视时为患者发放计划表，并给予详细指导及演示，告知患者按照计划表的内容开展康复锻炼，随后通过电话随访，了解并记录患者每次康复训练情况，及时对计划表的内容做出相应的调整。

总结与反思

（一）总结

肺部感染是高龄股骨颈骨折患者常见的一种并发症，可影响患者术后的康复愈合，加重患者及其家属的心理和经济负担。所以早期预防护理尤为重要。本病例针对肺部感染发生的原因，在加强基础护理的同时，保持患者口腔清洁，协助翻身拍背促进痰液引流，并遵医嘱给予雾化吸入等干预性护理措施，有效地控制了肺部感染，帮助患者减轻了病痛，维持生命，促进健康，提高其生活质量。

（二）反思

本例患者年龄大、伤势重、并发症多、病情复杂、需要治疗的时间比较长，早期采取了有针对性的护理措施、呼吸道措施、皮牵引护理、疼痛护理及预防并发症护理等。只有解决此类疾病护理的难点，才能提升患者住院期间的舒适度。通过此次个案护理，深刻认识到老年患者合并疾病治疗和护理的复杂性与重要性，我们需要不断地学习与探索，才能提升护理质量。

参考文献

［1］张艳霞. 老年股骨颈骨折皮牵引术后护理路径的应用价值研究［J］. 微量元素与健康研究，2017，34（5）：封 3.

［2］保玉萍，彭生玲. 股骨干骨折患者术后功能锻炼与护理［J］. 中国社区医师（医学专业），2010，12（8）：184.

［3］马韵溪，唐丽．交锁髓内钉内固定术治疗股骨干骨折52例围手术期护理［J］．云南中医中药杂志，2010，31（2）：84-85.

［4］崔晓倩．康复干预对全髋关节置换术后髋关节功能恢复的观察［J］．科学技术与工程，2012，12（12）：2925-2928.

［5］卫月爱．动力髋螺钉结合空心钉内固定治疗股骨转子间骨折的临床护理［J］．实用医技杂志，2012，19（6）：667-668.

［6］幸红梅，黄平．老年腹部手术患者全麻术后肺部感染的预防策略及护理进展［J］．系统医学，2017，2（12）：157-159.

［7］代极静，甘玉云，吴玲，等．高龄患者行关节置换术后并发肺炎1例护理体会［J］．安徽卫生职业技术学院学报，2017，16（5）：163-165.

［8］向荷，伍赤心，向佳．15例高龄髋关节置换术后并发肺部感染的护理［J］．当代护士（专科版），2011（3）：51-52.

（庄华敏）

个案5　股骨干骨折合并下肢深静脉血栓

案例介绍

1. 一般资料

患者女性，50岁，诊断为右股骨干骨折；高血压；血小板增多症；右下肢深静脉血栓。

2. 病史

现病史：患者因"车祸后右大腿肿痛、活动受限5小时"于2023-06-25入院。

既往史：患者既往体健，高血压病史10余年，口服"缬沙坦氨氯地平片"，血小板增多症病史5年余，口服"羟基脲"治疗，对头孢类药物有过敏史。

3. 查体

专科检查：右大腿软组织肿胀、局部压痛（＋），右膝关节活动受限，患肢未见明显短缩。无相关特殊检查，患肢末梢血液循环良好，感觉及运动大致正常。

辅助检查：X线片显示右股骨干骨折，CT检查见图2-18，血管超声示右侧股静脉血栓形成（6.0 cm×0.8 cm），双侧股动脉粥样硬化。全血细胞检查显示红细胞计数$2.50×10^{12}$/L↓，血红蛋白浓度87 g/L↓，中性粒细胞百分比82.6%↑。生化检查显示总蛋白64.1 g/L↓，血糖8.7 mmol/L↑。

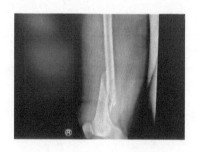

图 2-18　术前 CT 检查

医护过程

患者入院时精神尚可，T 36.8℃，P 78 次 / 分，R 18 次 / 分，BP 138/88 mmHg。患者右大腿肿痛、活动受限。疼痛数字评分法得分为 3 分，Braden 量表评分为 14 分，跌倒风险评估为高风险，ADL 评分为 30 分，Caprini 评分为 9 分。予骨科二级护理，普通饮食，指导进行踝泵运动及股四头肌收缩运动，遵医嘱给予预防感染、消肿、止痛等对症治疗。术前准备完善，于 2023-06-26 09:00 在局部麻醉下行经皮穿刺插管下腔静脉滤器植入术，手术顺利，术后生命体征平稳。于 14:45 在腰椎麻醉下行右股骨干骨折闭合复位内固定术，术中出血量 200 mL，手术顺利，术后生命体征平稳，CT 影像学检查见图 2-19。疼痛数字评分法得分为 3 分，Braden 量表评分为 14 分，跌倒风险评估为高风险，ADL 评分为 35 分，Caprini 评分为 9 分。伤口敷料外观干燥，末梢血运尚可，术后给予消肿、止痛、抗血栓、预防感染等对症处理，同时指导功能锻炼。于 2023-06-29 转康复医院继续治疗。

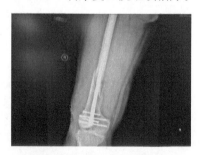

图 2-19　术后 CT 检查

主要护理问题及措施

（一）有伤口感染的危险

伤口感染的风险与手术创伤、羟基脲不良反应、粒细胞减少继发感染有关。

1. 护理目标

患者不发生伤口感染。

2．护理措施

（1）严密观察伤口渗血、渗液情况，如有渗血、渗液，应及时更换敷料，加强营养支持，进行全身支持治疗，提高机体抵抗力。

（2）加强巡视，切口换药时严格按照无菌操作技术进行。

（3）保持床单位清洁、干燥，注意防止大小便污染伤口敷料。

（4）围手术期合理应用抗生素，是预防手术切口感染的重要措施，手术后患者体温高低与伤口关系密切，如患者有体温升高伴伤口肿痛或跳痛，血常规检查中白细胞计数升高，应考虑有感染的危险，通知医生采取抗感染治疗。

3．护理评价

患者未发生伤口感染。

（二）有跌倒风险

有跌倒风险与患者跌倒风险评估为高风险有关。

1．护理目标

患者不发生跌倒不良事件。

2．护理措施

（1）详细告知跌倒风险，让患者及其家属理解、配合，讲解跌倒导致的严重后果，床头挂风险提示牌。

（2）指导患者正确使用助行器。

（3）保持地面干燥、整洁，无障碍物。

（4）下床前进行体位转换训练，预防直立性低血压。

（5）起床时做到3个"1"。即醒后躺1分钟再坐起，坐起1分钟后再站立，站立1分钟后再走。

（6）发生跌倒应立即呼叫医护人员。

3．护理评价

患者未发生跌倒不良事件。

（三）有皮肤完整性受损的危险

皮肤完整性受损与机体抵抗力下降、长期卧床等因素有关。

1．护理目标

患者住院期间不发生压力性损伤。

2．护理措施

（1）在患侧下肢与床面接触皮肤处放置气垫，每天定时按摩局部受压组织，可降低压疮的发生概率。

（2）通过向患者发放压力性损伤预防宣传材料、播放科普视频等，开展认知干预，使其充分了解压力性损伤的发生原因及常见预防措施。

（3）使用气垫床减轻肢体受压，悬空双足跟，使用液体敷料外涂骨隆突处，3 次 / 日，每次外涂时适当对每个部位进行环形按摩 1 分钟。

（4）协助患者取半卧位或侧仰卧位，避免局部受压，每 2 小时轴线翻身 1 次，翻身时避免拖、拉、拽等动作，在常见皮肤受压部位（骶尾部、脚踝及足跟部）垫软枕，减轻局部压力。

（5）指导患者着宽松、棉质的衣服和袜子，保护皮肤的完整性，勤翻身、勤擦洗、勤更换，保持床单位的整洁；指导患者家属在患者二便后用温水清洁臀部，保持臀部皮肤干爽。

3. 护理评价

患者住院期间未发生压力性损伤。

（四）潜在并发症：出血

出血与使用抗凝药物、血小板增多症有关。

1. 护理目标

患者不发生出血。

2. 护理措施

（1）患者在口服羟基脲时密切观察血常规各项指标的变化。

（2）要密切观察患者穿刺部位是否有渗血，全身皮肤黏膜有无淤斑、淤点，有无牙龈及口腔出血；有无呕血、便血等消化道出血；有无头痛、呕吐及瞳孔、意识变化等。

（3）定时复查血常规及凝血酶原时间，预防突发出血，避免在患者患肢进行穿刺。

3. 护理评价

患肢未发生出血。

（五）潜在并发症：肺栓塞

肺栓塞与下肢深静脉血栓有关。

1. 护理目标

患者不发生肺栓塞。

2. 护理措施

（1）下肢深静脉血栓中 20% ~ 30% 发生肺栓塞。

（2）患者如突然出现呼吸困难、胸痛、咳嗽、恐惧等症状时，应警惕肺栓塞的可能，立即给予支持性护理，建立两条静脉通路，予以持续面罩吸氧（流量 8 L/min），继续监测生命体征及血氧饱和度。

（3）嘱患者及护工尽量减少大幅度动作，翻身时动作轻柔。绝对卧床，减少搬动，避免过急、过快变换体位。

3. 护理评价

患者未发生肺栓塞。

（六）潜在并发症：脑血管意外

脑血管意外与高血压有关。

1. 护理目标

患者不发生脑血管意外。

2. 护理措施

（1）积极宣教高血压不治疗的危害和正确服药的知识，服药依从性提高（图2-20）。

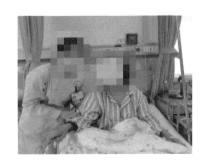

图2-20　积极宣教

（2）用药期间严密观察血压变化，耐心向患者讲解高血压的有关知识，让患者了解血压升高的因素，注意有关症状，严防血压下降过快、血压过低，以免产生并发症。

（3）病房要安静，给患者营造良好的休息、睡眠环境，保证患者有充足的睡眠，以免睡眠不佳导致患者大脑细胞疲劳，交感神经兴奋，引发血压升高。

3. 护理评价

患者未发生脑血管意外。

出院指导与延续护理

（1）调整功能锻炼方式。

1）制定个性化功能锻炼表单，每日分早、中、晚三次进行下肢功能锻炼。

2）患者右下肢出现深静脉血栓后及时调整功能锻炼方式及频次。

3）足下垂：足底放置长形垫，保持患者双足功能位，每日被动进行双足勾脚运动，每日3次，每次50个，每个坚持10秒。

4）每日被动进行弯腿训练，每日3次，每次3分钟，每分钟5个。

5）每日协助患者坐起训练，每日3次，每次3个循环。

6）抬腿练习：每日被动进行抬腿训练，每日3次，每次10个，每个坚持10秒。

（2）患肢避免承担过多的重量，注意关节的功能锻炼，1个月复查。

（3）注意其他相关疾病诊治，如血管外科处理滤器、抗凝治疗等，不适随诊。

总结与反思

（一）总结

深静脉血栓（DVT）是骨科常见并发症。受年龄、临床手术等因素的影响，患者深静脉管腔中存在异常血液凝结，形成深静脉管腔阻塞，致静脉回流异常而引起不同程度的慢性深静脉功能不全。创伤骨科患者发生深静脉血栓概率较高，据统计，我国创伤骨科患者发生深静脉血栓年概率为0.5%～1%。而创伤骨科患者发生深静脉血栓概率为6.4%～12.4%。骨折患者长期卧床导致血流动力学紊乱，且血管内皮的损伤和创伤后的血液高凝状态，是引发深静脉血栓的主要原因。下肢深静脉血栓形成属于静脉阻塞性血管疾病，血液非正常凝结是该疾病出现的主要原因，常见于临床术后患者。通过本案例，把整体护理的理念付诸实践，按照护理程序，从入院评估患者的病情资料，到给出护理诊断，提出有效的护理措施，再到评价护理效果，运用先进的护理模式对骨折合并下肢深静脉血栓形成患者进行整体护理，这一护理实践不仅让我们在理论知识方面有了更深刻的印象，而且将会对今后的临床工作产生重大的帮助。

（二）反思

下肢骨折是深静脉血栓的高风险人群，血栓栓塞是术后危及患者生命的主要并发症之一，若不及时治疗，可导致患肢完全或部分功能丧失而致残，甚至发生致命的肺栓塞。因此，加强静脉血栓栓塞症的防治十分重要，在深入了解该患者具体情况后对患者生活及病情进行详细调研，全面掌握患者的病情，发现问题，并制定出适合患者的护理措施。应用预见性护理即超前护理模式，对可能导致下肢深静脉血栓发生的因素进行有针对性的护理干预，从而消除相关的不利因素。

📖 参考文献

［1］邵珠芹. 围术期循证护理模式对下肢骨折患者深静脉血栓形成及生活质量的影响［J］. 中外女性健康研究，2023，（8）：41-43，49.

［2］张华清. 循证护理在预防骨科老年患者压力性损伤中的应用效果［J］. 医学食疗与健康，2021，19（1）：123-124，127.

［3］陈凤菊，易银香，马艳琳，等. 一体化护理干预在长期卧床老年患者压力性损伤预防中的应用效果［J］. 中西医结合护理（中英文），2023，9（1）：25-28.

［4］刘连，毕安平，肖琦. 1例重症 ARDS 患者行 ECMO 治疗后并发下肢深静脉血栓的护理［J］. 当代护士（上旬刊），2022，29（1）：149-153.

［5］宋怡夏. 1例肺动脉栓塞并发广泛下肢深静脉血栓的护理［J］. 中国卫生标准管理，2019，10（3）：111-113.

［6］严信莲. 日间化疗患者下肢深静脉血栓合并肺动脉栓塞1例护理［J］. 中国乡村医药，2019，26（20）：66-67.

［7］林晓钦，吴智榕，周晓丹，等. 基于 Delphi 法的干预方案在骨科手术患者 DVT 预防中的效果及对血流动力学变化的影响［J］. 医学理论与实践，2023，36（9）：1578-1580.

［8］刘连宝. 介入治疗下肢术后深静脉血栓形成的效果观察［J］. 智慧健康，2021，7（21）：50-52.

（蔡文理、黄清清、黄瑞瑜）

个案6　右股骨粗隆、胸腰椎骨折合并腹胀

案例介绍

1. 一般资料

患者男性，46岁，诊断为 T_5、T_6、T_9、T_{12} 椎体骨折；右股骨粗隆部骨折；右桡骨远端骨折。

2. 病史

现病史：患者因外伤致胸背部疼痛4小时，于2023-05-14平车入院。

既往史：酒精性心肌病。

个人史：饮酒长达20年，每天半斤白酒。

3. 查体

专科检查：右侧额部可见约8 cm的不规则伤口，深达骨质，伤口内污染严重，未见明显活动性出血。右腕部肿胀，局部压痛明显，腕关节活动受限，手指感觉、活动良好；T_5、T_6棘突压痛明显，椎旁无明显压痛，胸部挤压征为阴性，右下肢不能抬举，右髋部肿胀、局部压痛明显，有反常活动及骨擦感，右下肢活动障碍，双下肢肌力、肌张力正常，可触及足背动脉搏动，末梢血液循环良好。

辅助检查：X线片检查显示 T_5、T_6 椎体压缩性骨折；右桡骨远端、右股骨粗隆骨折，骨折断端明显（图2-21）。

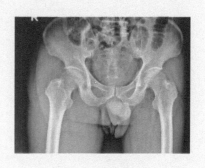

图2-21　术前检查

医护过程

患者入院时精神尚可，T 36.3℃，P 106次/分，R 20次/分，BP 107/78 mmHg。患者因胸背部、右下肢疼痛、活动受限，于2023-05-14平车入院。疼痛数字评分法得分为4分，Braden量表评分为12分，ADL评分为20分，Caprini评分为6分。予骨科一级护理，普通饮食，指导患者饮食以清淡为主，如陈皮瘦肉汤、冬瓜薏米瘦肉汤等，指导患者进行踝泵运动及股四头肌收缩运动，遵医嘱给予患肢抬高消肿、药物消肿、止痛等处理，指导功能锻炼。

术前准备完善，于2023-06-06在静脉-吸入复合麻醉+神经阻滞麻醉下行右股骨粗隆骨折切口复位螺钉内固定术，手术顺利，术后生命体征平稳。术后影像学检查见图2-22。疼

痛数字评分法得分为 2 分，Braden 量表评分为 12 分，ADL 评分为 20 分，Caprini 评分为 6 分。患者因 $T_5 \sim T_6$ 椎体骨折，椎体压缩不明显，患者及其家属表示愿意接受保守治疗并定期复查，右髋部切口无红肿、渗出，双下肢感觉、活动正常，患者病情平稳，于 2023-06-09 临床治愈出院。

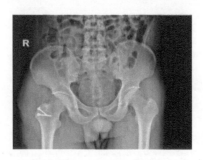

图 2-22　术后检查

主要护理问题及措施

（一）腹胀

腹胀一般与胸腰椎骨折、长期卧床有关。

1. 护理目标

患者腹胀较前缓解。

2. 护理措施

（1）按摩护理（图 2-23）。①"太极"大回环摩腹：操作者五指并拢，与患者脐部紧贴，放松前臂，将腕关节作为中心，连同前臂以运太极形式，由脐部开始旋摩至全腹，每分钟 60 次，共按摩 5 分钟；②"太极"小回环揉脐：操作者将双手拇指指腹与患者脐部紧贴，其余手指翘起，以脐部为中心向外逆时针方向圆形旋转揉摩至全腹，每分钟 60 次，共按摩 3 分钟；③"一"字形推腹：操作者将手指并拢，指尖指向患者头侧，双手掌根与患者脐部平贴，将着力点确定为拇指，分别向两侧外推，并配合按揉，按揉后再次进行回推，每分钟 60 次，共按摩 3 分钟。

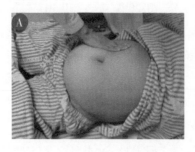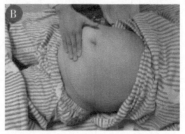

图 2-23　腹部按摩

（2）药物干预：患者入院后即给予厚朴排气合剂，每次 100 mL，口服。

（3）术前指导患者及其家属床上排便技巧：协助患者完成第一次卧床状态下的排便，第一次排便后可恢复正常饮食，避免营养不良。

（4）饮食护理：指导患者清淡饮食，可适量增加高纤维素饮食，多进食富含纤维素的果蔬，每天饮水量＞ 2000 mL，少食多餐，避免进食不易消化的食物，如豆制品、牛奶或高糖食物，以预防顽固性腹胀，甚至肠梗阻的出现。

（5）功能锻炼：术后早期即开始在床上进行功能锻炼，进行四肢舒展屈曲运动，并进行适度的深呼吸、咳嗽，促进胃肠功能恢复。

3．护理评价

患者腹胀有所缓解。

（二）疼痛

疼痛与骨折端刺激有关。

1．护理目标

患者疼痛缓解。

2．护理措施

（1）护理人员要耐心倾听患者的诉说，充分表达同情和支持，适当给予安慰，鼓励患者树立战胜疾病的信心。保持病房安静整洁，为患者营造一个良好的住院环境，保证患者尽可能多休息、心情舒畅、身体舒适。

（2）向患者解释疼痛的原因，教会患者转移注意力的技巧，如刷短视频、看电视、听音乐、深呼吸等。

（3）密切观察疼痛的部位、性质、持续时间及伴随症状。

（4）遵医嘱给予 0.9％氯化钠注射液 100 mL+ 氟比洛芬酯注射液 50 mg 静脉滴注。

（5）遵医嘱给予 0.9％氯化钠注射液 48 mL+ 舒芬太尼注射液 100μg 以 5 mL/h 静脉泵入，10 小时泵毕。

3．护理评价

患者疼痛有所缓解。

（三）焦虑与恐惧

焦虑与恐惧和文化程度有关。

1．护理目标

患者焦虑与恐惧缓解，能够配合治疗。

2．护理措施

（1）对患者实施心理干预，采取面对面交流方法，缓解和消除不良情绪，增强治疗信心。

（2）对患者进行知识宣教，可通过举办知识讲座、张贴宣传海报、分发宣传手册等方法，使患者了解自身疾病和治疗方法。

（3）组织手术成功后患者的分享会。

3．护理评价

患者焦虑与恐惧缓解，配合治疗。

📋 出院指导与延续护理

（1）定期复查 X 线片（1 个月、3 个月、6 个月），1 年后视骨痂生长情况来院取出内固定装置。

（2）术后视复查情况指导下地行走时间。

（3）进行患肢功能指导，不适时我科随诊。

📝 总结与反思

（一）总结

（1）胸腰椎骨折是骨科中的常见病与多发病，由于该疾病的特殊性，患者在骨折后一般均会出现难以忍受的疼痛。可在临床上采取保守的手段对患者进行治疗，如卧床休息、复位法，以及矫正器的使用，均为其常见的治疗方式，但并不能从根本上改善患者的疼痛感。因此在护理过程中可以开展环境优化及探视管理，减轻噪声及外界因素影响，确保患者得到充足的休息。以适宜力度及方式帮助患者翻身，开展硬床板干预，可有效提升患者舒适程度，减轻疼痛性。为患者制定早期恢复方案，降低预后不良风险，这可改善由病症导致的疼痛情况。加强患者的情绪疏导，提高宣教力度，说明看护存在的必要性，提高患者及其家属病症知识掌握的程度，克服由陌生、恐惧导致的不良心理状态，降低其不适宜行事造成的疼痛影响。及时沟通掌握患者负面情绪并开展针对性干预，提升其依从性，便于后续看护开展。加强镇痛指导，从而提高患者生存品质，让其得到优质看护，促进其恢复。

（2）胸腰椎骨折的发生极易引发腹膜后血肿，影响肠蠕动，加之手术治疗后患者需卧床休息，因此容易出现腹胀、便秘症状，对疾病康复产生不利影响。为保障疾病康复顺利进行，加快术后早期康复训练的实施，需要预防腹胀便秘的发生。

（二）反思

有人认为临床护士工作的 3/4 是观察，而观察质量是衡量护理的重要标志之一。因此，在临床工作中要做好病情观察，主动细心巡视和查看患者，倾听患者的主诉，同时启动自己的感官和思维，方可及时发现患者的病情变化。

参考文献

［1］陈雪峰，林立国，郑桑，等. 整体化护理干预对胸腰椎骨折术后患者的应用效果［J］. 中华全科医学，2019，17（4）：696-698.

［2］黄李红. 腹部穴位按摩配合贴敷疗法治疗胸腰椎骨折后便秘的临床研究［J］. 中国基层医药，2018，25（5）570-573.

［3］崔海波. 集束化护理干预对单节段胸腰椎骨折患者术后自我效能及腹胀、便秘发生率的影响［J］. 国际护理学杂志，2018，37（20）：2813-2816.

［4］王童，范金艳，王晓佳，等. 围手术期综合护理对胸腰椎骨折患者术后肠道功能的影响［J］. 河北医药，2020，42（22）：3518-3520.

［5］王京亮，皮安平，辛志强，等. 骨水泥椎体成形修复类风湿关节炎合并 Kummell 病：骨折椎体高度及脊柱稳定性随访［J］. 中国组织工程研究 2014，17（35）：5676-5680.

［6］李祖国，扈佐鸿，刘浩，等. 单侧经皮椎体成形术治疗骨质疏松性上胸椎骨折的临床疗效观察［J］. 中华临床医师杂志（电子版），2015，9（15）：2820-2823.

［7］童飞，徐静娟. 胸腰椎骨折患者保守治疗居家康复护理需求调查分析［J］. 齐鲁护理杂志，2016，22（24）：62-64.

（苏增标）

个案 7　右股骨颈闭合粉碎性骨折合并类风湿关节炎

案例介绍

1. 一般资料

患者女性，58 岁，诊断为右股骨颈闭合粉碎性骨折；膝关节类风湿关节炎伴畸形，双踝关节类风湿关节炎伴畸形。

2. 病史

现病史：患者因"摔伤致右髋部疼痛、畸形、活动障碍 4 天"于 2023-06-22 入院。

既往史：患者平素体质稍差，发现类风湿关节炎、高血压 20 年，自服激素、降压药等，治疗不详。

3. 查体

专科检查：右髋部畸形、活动障碍，局部压痛明显，可触及骨擦感，闻及骨擦音，

"4"字征（＋），不能抬举，双膝部、双踝部畸形稍明显，足感觉、活动良好，足背动脉搏动良好，末梢血供正常。

辅助检查：术前CT检查见图2-24，X线片检查示右股骨颈粉碎性骨折，骨折端成角移位，股骨颈部分短缩。实验室检查示类风湿因子 107.00 IU/mL，超敏C反应蛋白 28.90 mg/L，白细胞计数 6.80×10^9/L↓，红细胞计数 4.11×10^{12}/L↓，血红蛋白浓度 98.00 g/L↓，红细胞比容 32.20%↓。

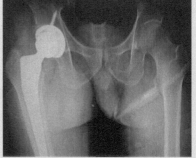

图 2-24 术前 CT 检查

医护过程

患者入院时精神尚可，T 36.2℃，P 86次/分，R 20次/分，BP 143/71 mmHg。患者入院前4天因外伤致右髋部摔伤，伤后即感右髋疼痛、畸形、活动障碍。疼痛数字评分法得分为5分，Braden量表评分为13分，跌倒风险评估为中风险，ADL评分为75分，Caprini评分为7分。予骨科二级护理，普通饮食，如蔬菜、水果、鱼油、蜂蜜。指导患者进行踝泵运动及股四头肌收缩运动，遵医嘱给予预防感染、消肿、止痛等对症治疗。

术前准备完善，于2023-06-25在腰硬联合麻醉下行右侧全髋关节置换术（图2-25），手术顺利，术后生命体征平稳。患者术后CT检查见图2-26。疼痛数字评分法得分为2分，Braden量表评分为13分，跌倒风险评估为中风险，ADL评分为60分，Caprini评分为7分。右髋部手术切口敷料干燥，留置负压引流管在位、通畅，引流出血性液体50 mL。术后给予消肿、止痛、预防感染及下肢静脉血栓等对症处理，同时指导功能锻炼。患者合并类风湿关节炎，给予改善疼痛、减轻免疫反应、保护关节不致残、保护内脏的功能等治疗，指导患者进行踝泵运动、直腿抬高、股四头肌收缩运动等功能锻炼。疼痛数字评分法得分为3分，治疗效果佳，患者病情平稳于2023-08-01要求出院。

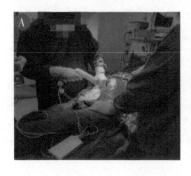
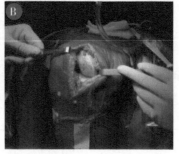

图 2-25 手术过程

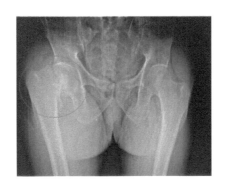

图 2-26　术后 CT 检查

主要护理问题及措施

（一）疼痛

疼痛与长期关节炎症反应、术后切口软组织损伤有关。

1. 护理目标

患者学会减轻疼痛的方法和技术，主诉疼痛缓解或消失。

2. 护理措施

（1）评估患者的关节疼痛的部位、性质、持续时间、关节肿胀和活动受限的程度。

（2）营造安静舒适的休息环境，避免过度嘈杂。

（3）采取合适的体位，避免疼痛部位受压。在病情允许的情况下，可协助患者取俯卧位，伸展下肢，放松全身肌肉以达到减轻疼痛的目的。

（4）教会患者使用放松技巧、转移注意力。根据病情给予冷热敷、温水浸泡、理疗等方法缓解关节肿痛，避免诱发因素。

（5）遵医嘱给予药物镇痛，并评价疗效。

3. 护理评价

患者疼痛缓解，能掌握缓解疼痛的方法。

（二）躯体移动障碍

躯体移动障碍与关节疼痛反复发作、功能障碍有关。

1. 护理目标

患者关节僵硬和受限程度减轻，自护能力增强，生活质量提高。

2. 护理措施

（1）晨僵护理

1）评估晨僵程度、持续时间。

2）晨起用热水浸泡僵硬关节，而后活动关节。睡觉时戴弹力手套保暖。

3）晨僵持续时间长且疼痛明显者，可服用消炎止痛药物。

（2）一般护理

1）休息与体位（图 2-27）：急性活动期、发热及内脏受累的患者应卧床休息，以减少体力消耗，保护关节功能，避免脏器受损。限制关节活动，保持关节功能位。为了干预僵硬和躯体移动障碍，不宜绝对卧床休息。症状缓解后鼓励患者及早下床活动，防止关节僵硬和肌肉萎缩。

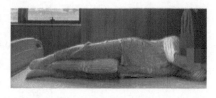

图 2-27　正确体位

2）饮食护理：类风湿关节炎患者因关节疼痛、活动减少、常年服药等因素，影响食物的消化和吸收。为保证足够的营养，应多进食高蛋白，高热量，易消化，富含钙、铁、锌及维生素食物。避免食用诱发关节炎和对病情不利的食物，如谷类（小麦、燕麦）、奶制品等可致少数患者的关节炎症状加重。糖类及脂肪、食盐等也要少食用。少饮酒、咖啡、茶等饮料。

（3）功能锻炼（图 2-28）

1）急性期以卧床休息为主，症状减轻后进行四肢的主动或被动运动。

2）功能锻炼遵循循序渐进、持之以恒的原则，锻炼前应充分做好准备活动，强度以不引起关节疼痛加重为宜。

3）指导患者进行关节功能锻炼，以保持关节功能，提高生活自理能力。①指关节：握拳与手指平伸交替运动，每天 3～4 次，每次 30～40 下。②腕关

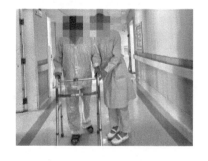

图 2-28　执行器使用与运动

节：两手合拳，反复交替用力向一侧屈曲，每天 2～3 次，每次 20～30 下。③肘关节：手掌向上，两臂向前平伸，迅速屈伸肘关节，每天 2～3 次，每次 20～30 下。④肩关节：做前后旋转运动及上臂外展，每天 2 次，每次 20～30 下。⑤踝关节：取坐位，做踝关节屈伸及旋转运动，每天 3～4 次，每次 30～40 下。

3. 护理评价

患者关节僵硬和受限程度减轻，自护能力增强，生活质量提高。

（三）潜在并发症

潜在并发症包括髋关节脱位、下肢静脉血栓、皮肤完整性损伤、切口感染。

1. 护理目标

患者住院期间无并发症发生。

2. 护理措施

（1）预防髋关节脱位：术后应密切观察患肢有无缩短、畸形，髋关节有无剧烈疼痛，要

避免患肢关节伸直内收，两大腿间夹放一软枕，保持外展 45° 中立位，避免外展、内旋、屈髋，膝下可垫高，防止关节脱位。

（2）下肢深静脉血栓的预防：术后要对比双下肢皮肤的颜色、皮肤温度、肿胀情况和感觉，若发现患者下肢肿胀、疼痛、皮肤青紫或潮红、皮肤温度略高，抬高患肢仍不能消肿，则应警惕深静脉血栓的形成，可遵医嘱在术前、术中、术后使用抗凝药物，术后抬高患肢，给予气压泵治疗；注意观察患者的神志、呼吸、肢端血供感觉及疼痛肿胀情况，指导患者早期进行康复锻炼；应嘱患者多摄入低脂、含钙的食物，如牛奶、豆腐、海产品等，多摄入高维生素的新鲜蔬菜和水果，促进血液流动，改善血液黏稠度。

（3）感染的预防：术前严格做好皮肤准备，做好患者手术区皮肤的清洁工作，手术中严格无菌操作，术后护理严格按照无菌操作规程，术后注意观察切口敷料渗血情况及周围皮肤是否出现红、肿、热、痛的感染症状，注意体温的变化，如有引流，应使用无菌技术进行引流管护理，常规使用预防性的抗生素。

（4）压疮的预防：术后保持床单位的整洁、干燥，有条件者可在术后使用气垫床，每 2 小时协助翻身及抬臀 1 次，缓解皮肤压力，经常按摩骶尾部及骨突处，加强翻身，温水擦拭，促进血液循环。

3. 护理评价

患者住院期间未发生并发症。

（四）知识缺乏

知识缺乏与对疾病相关知识不了解有关。

1. 护理目标

患者了解疾病相关知识，学会保护关节功能。

2. 护理措施

（1）对患者进行疾病知识教育，使患者对疾病的发生、发展、预后及治疗的意义和过程有一定的了解，能主动避免诱因。

（2）多向患者讲解有关类风湿关节炎、换髋预后的知识。

（3）指导患者正确用药方法和注意事项，提高患者药物治疗的依从性。

（4）教会患者自觉进行肢体活动及关节功能锻炼的方法，防止肢体失用综合征，教育患者适当锻炼、增强体质、坚持服药。

（5）通过个性化的教育，让患者知道抑郁、焦虑会导致免疫力下降，不利于缓解关节疼痛。指导患者掌握心态调整的方法，宣泄消极情绪，学会放松，通过听音乐等方法来缓解心理压力。

3. 护理评价

心理和生理舒适感增加，患者了解疾病相关的知识。

国 出院指导与延续护理

（1）出院后继续予以换药，术后2周拆线，防止切口感染、关节感染、深静脉血栓、患肢功能障碍、跛行、假体松动、脱位等并发症，视复查情况进一步诊疗，建议双膝关节视复查情况择期行手术治疗。

（2）注意休息，避免患肢剧烈活动及过度负重，禁止跷二郎腿、坐矮凳等，逐步加强患肢功能锻炼，坚持复查（1次/月）。

（3）用药指导：出院后遵医嘱按时服药，不可随便停药、换药或增减用量；明确药物的不良反应，如有不适立即与医护人员联系，防止并发症的发生。

（4）特殊指导：避免诱因，如冷、潮湿、过度劳累及精神刺激；保证充足睡眠，合理膳食，坚持适度的运动，及时控制感染，特别是由链球菌引起的疾病，如猩红热、扁桃体炎等。定期复查。

（5）延续护理：注册名为"类风湿关节炎患者康复平台"的微信公众平台。患者出院时，确认患者加入"朋友圈"。根据活动期患者关节特点及其需求，将在关节锻炼能够有效进行的同时保障患者的安全、避免运动损伤、减轻疼痛作为重点关注内容。活动期类风湿关节炎患者功能锻炼的方法，由责任护士逐步示范并解说过程，录制成完整的视频发送到公众平台；以图片的形式展现活动期患者日常生活中如何利用辅助器具；以动漫的形式制作类风湿关节炎患者药物指导片，每周循环推送1次，反复强化，提高患者对疾病知识的掌握程度。

国 总结与反思

（一）总结

本病例在医护过程中，使类风湿关节炎患者掌握用药方法、关节功能锻炼方法和知识，避免由于知识的缺乏而随意增加或减少服药剂量的行为，督促患者坚持长期锻炼关节功能习惯。正确的膝关节功能锻炼能改善关节功能，使关节的压痛和肿胀的次数明显减少，缩短晨僵时间。因此，未来有必要对类风湿关节炎的宣教进行规范，这对类风湿关节炎患者预后有重要意义。

（二）反思

类风湿关节炎是慢性、致残性、全身性疾病，容易导致严重的功能障碍进而影响患者的生存质量，给患者家庭和社会带来沉重的负担。临床上往往强调药物治疗，对功能训练和心理护理指导重视不够。积极、正确的治疗可使80%以上的类风湿关节炎患者病情缓解，降低致残率。对类风湿关节炎患者实施系统的功能训练和心理治疗，可以减轻临床症状，改善关节功能，增强其战胜疾病的信心，对促进疾病康复，具有极其重要的意义。

本病例需要加强医患之间积极配合度，对患者进行有效的宣传和指导，使其树立战胜疾病的信心。活动期患者注意卧床休息，病情缓解后适当进行活动与锻炼，以防止关节强直和肌肉萎缩。加强护理，避免各种诱发因素，并持之以恒，控制患者病情的进一步完善，改善其生命质量。

参考文献

［1］唐福林. 类风湿关节炎的诊治和预后［J］. 临床内科杂志，2004，21（3）：148-151.

［2］张奉春. 类风湿关节炎［M］. 8版. 北京：人民卫生出版社，2013：808-814.

［3］施春香. 综合护理干预对类风湿关节炎患者疲乏症状的影响［J］. 上海护理，2011，11（1）：23-26.

［4］王燕萍，王桂莲，张萍. 类风湿关节炎的中医护理体会［J］. 慢性病学杂志，2010，12（6）：571.

［5］张晓. 类风湿关节炎治疗新进展［J］. 国外医学（内科学分册），1996（10）：415-416，423.

［6］陈灏珠. 内科学［M］. 4版. 北京：人民卫生出版社，1984.

［7］尤黎明. 内科护理学［M］. 3版. 北京：人民卫生出版社，1995.

［8］陈东银. 类风湿性关节炎治疗62法［M］. 北京：金盾出版社，2006.

（李晓茜）

个案8 膝关节前外侧结构加强治疗 ACL 损伤

案例介绍

1. 一般资料

患者女性，63岁，诊断为左膝关节前交叉韧带损伤。

2. 病史

现病史：患者因"外伤致左膝关节疼痛、活动受限5周"于2023-03-06步行入院。

3. 查体

专科检查：左膝部无畸形，左膝关节内侧及外侧局部压痛明显，关节活动受限，内侧方应力试验（＋），前抽屉试验（＋），研磨试验（＋），麦氏征（＋）。左下肢余部位感觉、活动良好，足背动脉搏动存在，末梢血供好。

辅助检查：患者术前CT检查见图2-29，MRI检查显示左膝关节前交叉韧带损伤。

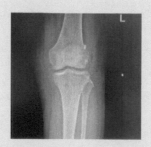

图2-29　术前CT

📋 医护过程

患者入院时精神好，T 36.4℃，P 70次/分，R 20次/分，BP 128/83 mmHg，营养良好，面容正常，舌体伸舌居中，口腔无异常，左膝部疼痛、活动受限，远端血运良好。疼痛数字评分法得分为5分，Braden量表评分为14分，跌倒风险评估为高风险，ADL评分为75分，Caprini评分为2分。予骨科二级护理，普通饮食，指导饮食以清淡为主，如陈皮瘦肉汤、冬瓜薏米瘦肉汤等，指导进行踝泵运动及股四头肌收缩运动，遵医嘱给予中药封包、中医定向透药治疗，以消肿止痛、活血祛瘀为主。患者经过全面检查，符合手术指征，于2023-03-08在腰硬联合麻醉下行左膝关节镜下前交叉韧带＋外侧半月板缝合术，于11:50术毕安返病房，T 36.4℃，P 78次/分，R 20次/分，BP 128/78 mmHg。伤口敷料干燥，伤肢远端血运良好。术后MRI检查见图2-30。疼痛数字评分法得分为3分，Braden量表评分为13分，跌倒风险评估为高风险，ADL评分为70分，Caprini评分为2分。指导进食清淡软食，如陈皮瘦肉粥、鱼片粥等，指导麻醉过后进行踝泵运动及直腿抬高练习和膝关节被动屈伸练习等，18:00伤肢麻醉消退，功能运动恢复，遵医嘱拆除心电监护仪，术后第3天指导患者扶助行器伤肢部分负重行走，步态平稳，无头晕不适，疼痛评分为2分，2023-03-13伤口愈合拆线出院。

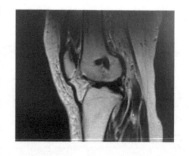

图2-30　术后MRI检查

🔁 主要护理问题及措施

（一）预防韧带二次断裂

韧带二次断裂与患肢功能锻炼、过度活动有关。

1. 护理目标

指导患者下床（图2-31），让患者掌握功能锻炼的要领，术后患肢恢复好，不发生二次韧带断裂。

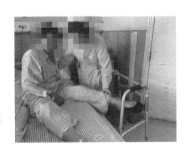

图2-31　指导患者下床

2. 护理措施

（1）手术后0～3天

1）佩戴保护性支具，完全被动伸直，且与未受累肢体对称。

2）冰敷，15～20分钟/次，3～5次/日。

3）穿压力套或者弹力袜，帮助消肿。

4）用助行器或拐杖做步行训练，逐渐负重，第1天患侧下肢可以负重25%～50%。

5）早期运动包括踝泵运动、等长收缩、直腿抬高、髌骨活动、滑板运动。

（2）第1～2周：闭链运动，伸、屈0°～100°。

（3）第3～4周：①开链运动，达到一定的肌力，膝关节可以完全伸展与屈曲，并有较好的步态；②借助电刺激、生物反馈进行肌力训练。

（4）第4～12周：①固定脚踏车、上下阶梯训练；②继续保持全关节活动度、柔韧性训练、水疗；③闭链运动训练，屈曲＞100°。

（5）第6周：本体感觉的训练。

（6）第8周：加强开链运动。

（7）第12周：等速运动训练，伸展限制在15°，增加微蹲的动作。完全伸展与屈曲、无伸展迟滞，第14周开始行抗阻力强化训练。

（8）第16周：增加跑步的动作（向前、向后和突然停止）。

（9）第20周：可以做一些膝关节有旋转的动作，继续平衡功能训练。术后早期训练基本动作，每项15次；每周递加运动量，每个动作20次/组、25次/组、30次/组，3组/日。抗阻力训练期进度取决于患者恢复程度，即每个动作20次或30次，重复3次。术后3个月保持全关节活动度，100%负重，恢复正常步态。

3. 护理评价

患者配合功能锻炼，术后未发生二次韧带断裂。

（二）躯体移动障碍

躯体移动障碍与术后体位要求及疼痛有关。

1. 护理目标

患者能适应卧床状态，配合进行肢体功能康复训练，日常生活活动能力逐渐增强。

2. 护理措施

（1）讲解活动的重要性，指导患者对没受影响的肢体实施主动的全关节活动锻炼，每天至少4次，对患肢实施直腿抬高训练、踝泵运动、被动屈膝练习和主动屈伸训练，从主动的全关节活动的锻炼到功能性的活动要求逐渐进行。

（2）卧床期间协助患者生活护理。

（3）加强对患者的保护，下床活动初期需要有人陪伴，防止损伤。

3. 护理评价

患者在帮助下可以行走。

（三）疼痛

疼痛与手术创伤、软组织损伤有关。

1. 护理目标

患者疼痛缓解。

2. 护理措施

（1）评估和了解疼痛的程度，采用疼痛数字评分法进行诊断。

（2）观察患者疼痛的时间、部位、性质和规律。

（3）鼓励患者表达疼痛的感受，切口疼痛的规律。

（4）遵医嘱给予镇痛药，可持续使用患者自控镇痛泵进行止痛。

（5）尽可能满足患者对于舒适度的要求，如协助变换体位、减少压迫等。

（6）指导患者运用正确的非药物止痛法，降低机体对疼痛的敏感性，如分散注意力。

3. 护理评价

患者疼痛缓解，感觉舒适。

（四）肺栓塞及 DVT

肺栓塞及 DVT 发生与术后血流缓慢、静脉壁受损和高凝状态有关。

1. 护理目标

患者住院期间不发生肺栓塞及 DVT。

2. 护理措施

（1）密切观察病情：严密观察患者的生命体征，认真观察患肢是否有水肿、疼痛、皮肤发绀或发白、皮肤温度升高、足背动脉减弱等循环障碍的表现，同时定期测量腿围，与对侧肢体进行对比，必要时测量两侧下肢相应的不同平面的周径。

（2）术后抬高患肢：促进静脉回流，在术侧肢体外下方垫适当厚度的软垫，使髋、膝关节稍屈曲，并保证每天 2 次将肢体放平，膝关节术患者术后 2 天膝关节保持伸直位固定，一般通过抬高床来抬高患肢，要求下肢高于心脏水平 20°～25°，下肢远端高于近端，避免膝下垫枕，过度屈髋，影响静脉回流。

（3）药物预防：低剂量普通肝素和低分子肝素，也可预防下肢 DVT，应用普通肝素时，术前 12 小时及术后 8 小时各进行皮下注射 1 次后改为每日 1 次，直到患者出院。

（4）物理预防措施：术后 4 小时，可开始使用间歇充气加压装置进行患肢加压治疗。

3．护理评价

患者住院期间未发生肺栓塞及 DVT。

（五）焦虑与恐惧

焦虑与恐惧和文化程度低、知识面狭窄有关。

1．护理目标

患者住院期间情绪稳定，能采取有效方法应对或缓解焦虑。

2．护理措施

（1）评估焦虑程度：轻度、中度、重度、惊恐发作。

（2）让患者感到放心和安慰。和患者待在一起，不要向患者提出任何要求或做出任何决定，语速平缓，使用简短句子，坐在患者面前。传递理解情感（如默默不语、触摸安抚、任其哭泣或诉说）。

（3）除去多余的刺激（如把患者带入比较安静的房间）；限制与其他焦虑患者或家庭接触。

（4）指导患者进行放松训练，如缓慢地深呼吸、全身肌肉放松、听音乐等。

3．护理评价

患者焦虑与恐惧缓解，配合治疗。

📋 出院指导与延续护理

（1）注意观察伤口有无红肿、渗液及伤肢肿胀情况，有异常及时就诊。

（2）按照医生的指导进行功能锻炼，不可随意创造动作。出院后根据情况每天进行患肢的功能锻炼，活动量循序渐进，以不感到疲劳为宜。

（3）加强营养支持，提高机体免疫力，防止感冒。

（4）定期复查，出院后 1 个月、3 个月、6 个月、1 年来院复查，1 年后每年复查，门诊随访，不适随访。

（5）延续护理：通过电话、微信联系方式进行随访。频率：出院后 1 个月内，每周随访 1 次；出院后 1 ~ 3 个月，每 2 周随访 1 次；出院后 3 ~ 6 个月，每 4 周随访 1 次。按照个体化、渐进性、全面性的原则，列出详细功能锻炼计划，向患者和家属进行康复锻炼知识讲解，指导患者家属模拟练习，鼓励患者积极参与到功能锻炼中来，并持之以恒，促进患者早日康复。

📋 总结与反思

（一）总结

相对于膝关节前交叉韧带（ACL）完整时，在 ACL 损伤的情况下，前外侧韧带对膝关节旋转稳定性发挥更重要的作用。对于单纯前交叉韧带重建术，联合前外侧结构重建在控制膝关节旋转稳定性、降低移植率与临床失效率，以及提高重返相同或更高水平运动概率方面均有显著效果。本病例前外侧入路术口见图 2-32。

在医护过程中，通过观察患肢的疼痛性质、皮肤颜色、血液循环、感觉、活动情况，进行及时有效的止痛，以解除患者的痛苦。疏解患者不良情绪，使之积极配合治疗。加强股四头肌的功能锻炼，观察功能锻炼效果、损伤恢复程度、步态是否稳定，防止肌肉萎缩加重膝关节不稳，患者住院期间满意度高，顺利出院。

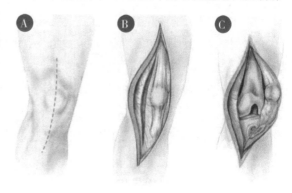

A. 弧形皮肤切口；B. 外侧髌旁切口；C. 胫骨结节截骨。

图 2-32　前外侧入路术口

（二）反思

该手术顺利完成，显著改善了患者膝关节的旋转稳定性，但患者由于遭受意外伤害或剧烈刺激，导致自身生活不能自理，一时不能适应，出现焦虑，严重影响临床治疗效果和康复进度。护士应经常与患者谈心，开导患者，列举已治愈、好转，以及肢体功能恢复好的典型病例来说服患者，增强其战胜疾病的信心，并指导和协助患者进行患肢的功能锻炼。

📖 参考文献

［1］侯天霞，王建富. 产后下肢深静脉血栓形成的预防及护理［J］. 临床护理杂志，2006，5（2）：37-38.

［2］股晓红. 预防人工关节置换术后下肢深静脉血栓形成的护理对策［J］. 中华护理杂志，2012，36（5）：330-332.

［3］陈杰波，徐才祺，赵恩始娜，等. 膝关节前外侧结构加强或重建在前交叉韧带重建术中的应用价值研究进展［J］. 中国医学前沿杂志（电子版），2020，12（9）：8-14.

［4］姚盖，周至游，刘洋，等. 前交叉韧带联合前外侧结构重建的研究进展［J］. 海军军医大学学报，2022，43（4）：414-422.

［5］王强，谢水华，王星宇. 关节镜下自体腘绳肌腱重建治疗新鲜与陈旧性前交叉韧带断裂的效果比较［J］. 河北医科大学学报，2021，42（1）：38-41.

［6］陈晓磊，汪汉民. 关节镜微创技术在 ACL 重建中的应用及临床分析［J］. 中外医疗，2013，32（23）：75-76.

［7］李远征，代新年，刘杰，等. 探讨关节镜下膝关节前交叉韧带（ACL）重建术后的早期专科康复治疗［J］. 中国疗养医学，2014，23（5）：2.

［8］陈晓磊，黄月丽. 关节镜微创术在 ACL 重建中的临床应用［J］. 河南医学高等专科学校学报，2015，27（4）：461-462.

（李晓茵）

个案 9　左胫腓骨骨折术后再骨折

案例介绍

1. 一般资料

患者男性，55 岁，诊断为左胫腓骨中段骨折术后再骨折。

2. 病史

现病史：患者因不慎在家中摔倒致左小腿疼痛、畸形、活动障碍，于 2023-06-27 平车入院。

既往史：患者于 2008 年外伤致左胫腓骨骨折，行左胫腓骨骨折内固定术后。

3. 查体

专科检查：左小腿内翻旋转畸形严重，左膝部前下方、左小腿中段与内外侧及左踝前分别见长约 6 cm、8 cm、8 cm、8 cm 的陈旧性手术切口瘢痕，愈合良好，无红肿渗出，左小腿肿胀，皮肤张力高，左小腿皮肤青紫淤血，无水疱，左小腿压痛明显，可触及骨擦感，闻及骨擦音，左膝、踝关节活动障碍，左下肢较右下肢短缩约 5 cm，左足趾感觉、活动良好，左足背动脉搏动存在，末梢血供良好。

辅助检查：行 CR 检查提示（图 2-33）双下肢全长拼接显示左胫腓骨中段骨折，分别行髓内钉及钢板内固定术后，胫骨断端骨不连，内固定器断裂；胸部平片未见明显活动性病变；双侧髋关节未见异常。

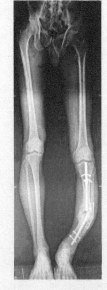

图 2-33　术前 CR 检查

医护过程

患者入院时精神尚可，T 36.3℃，P 86 次 / 分，R 20 次 / 分，BP 119/69 mmHg。患者因不慎在家中摔倒致左小腿疼痛、畸形、活动障碍，左小腿皮肤青紫淤血，于 2023-06-27 平车入院。疼痛数字评分法得分为 4 分，Braden 量表评分为 15 分，ADL 评分为 60 分，Caprini 评分为 5 分。予骨科二级护理，普通饮食，完善各项检查，遵医嘱给予患肢制动、抬高消肿、加强营养支持，指导患者进行踝泵运动及股四头肌收缩功能锻炼，药物止痛、消肿。

在术前准备完善，于 2023-06-29 在腰硬联合麻醉下进行左胫腓骨骨折切开复位、矫形内固定术，手术顺利，术后生命体征平稳。患者术后影像检查见图 2-34。疼痛数字评分法得分为 2 分，Braden 量表评分为 15 分，跌倒风险评估为高风险，ADL 评分为 60 分，Caprini 评分为 5 分。左小腿手术切口敷料少量渗血，留置负压引流管在位、通畅，引流出血性液体 70 mL。术后给予消肿、止痛、预防感染及下肢静脉血栓等对症处理，同时指导踝泵功能锻炼。2023-07-02 血常规 +CRP（全血）显示超敏 C 反应蛋白 136.00 mg/L ↑、红细胞计数 3.60×10^{12}/L ↓、血红蛋白浓度 105.00 g/L ↓、红细胞比容 32.20% ↓、淋巴细胞百分比 18.50% ↓、血小板体积分布宽度 11.30% ↓。血炎症指标高，考虑与创伤应激相关，继续观察变化，手术切口肿痛，给予对症消肿止痛，加强换药观察，加强营养支持，患肢卧床休息，缺少主动活动，给予肝

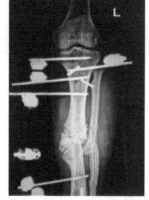

图 2-34　术后影像检查

素抗凝预防下肢深静脉血栓，指导患肢加强功能锻炼。患者术后生命体征平稳，左小腿外固定在位，下肢力线好，手术切口敷料干燥、愈合顺利，左膝、踝关节功能锻炼良好，病情平稳，于 2023-07-10 出院。

主要护理问题及措施

（一）自我形象紊乱

患者自我形象紊乱与左下肢骨折畸形有关。

1. 护理目标

患者能正确面对自身形象的改变。

2. 护理措施

（1）帮助患者树立信心。护理人员向患者详细介绍病情、术后康复措施等相关事项（图 2-35），帮助患者提升对胫腓骨骨折的认

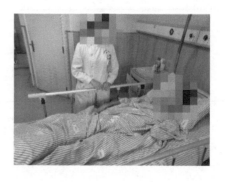

图 2-35　床前宣教

识，缓解或消除其焦虑情绪，使其克服茫然心态，耐心解答患者提出的问题。

（2）对患者取得的进步给予赞赏和肯定，增强其自信心，鼓励其逐渐实现预期目标。若进步不明显，应及时探讨原因并调整康复方案。

（3）家属对患者的支持。患者由于骨折卧床，易产生内疚、自卑等负面情绪，护理人员应及时与家属沟通，向患者传递积极向上的乐观情绪，并多陪伴、关心和照顾患者。

3. 护理评价

患者正确面对自身形象的改变。

（二）疼痛

疼痛与骨折有关。

1. 护理目标

患者疼痛缓解。

2. 护理措施

注意患肢保暖，了解患者的疼痛情况，采取舒适体位，轻度疼痛时通过音乐疗法等转移注意力的方法来减轻患者疼痛。中重度疼痛时，及时报告医生，遵医嘱给予镇痛药物，氟比洛芬酯注射液静脉滴注，1日2次。

3. 护理评价

患者疼痛减轻。

（三）有失用综合征的危险

失用综合征与卧床、术后疼痛有关。

1. 护理目标

患者身心康复，无并发症发生。

2. 护理措施

（1）术后2～7天，每天2组踝关节屈伸加股四头肌等长收缩锻炼，每组10次；术后2～3周，膝关节＜30。轻微主动屈伸锻炼；术后4～8周，骨痂形成，可增加膝关节主动屈伸锻炼。

（2）指导患者合理地精准化饮食，可适当增加奶制品、肉类、蔬菜、水果等的摄入量，多食富含维生素与高蛋白的食物，忌酒、茶、咖啡及辛辣刺激性食物，保证膳食营养，提高免疫力，促进机体恢复。

（3）患者容易出现社交孤立，护理人员需要组织患者参加适当的社交活动，如看电视、听音乐、聊天等，提高患者的生活质量。

3. 护理评价

患者未发生失用综合征。

（四）有感染的危险

感染与术后伤口及留置引流管有关。

1. 护理目标

患者住院期间不发生感染。

2. 护理措施

（1）手术后伤口包扎松紧适宜，切口要定时换药，换药的过程确保无菌操作，仔细观察切口是否有红肿、渗血、渗液等情况，若发生异常要及时处理。

（2）遵医嘱正确使用抗生素，以达到控制感染的目的。

（3）注意观察切口引流管是否通畅，防止其脱出、受压或打折，以免引流管脱出或者引流液倒流而发生感染。

（4）定时为患者测量体温，及早发现切口感染的征象，若有异常应及时处理。

（5）加强营养支持，提高患者的免疫力，减少切口感染情况的发生。

3. 护理评价

患者住院期间未发生感染。

（五）有深静脉血栓的危险

深静脉血栓与术后卧床有关。

1. 护理目标

患者住院期间不发生血栓。

2. 护理措施

（1）护理人员需遵医嘱给予患者相应的溶栓药物治疗，以预防下肢深静脉血栓形成。

（2）护理人员可以指导家属按摩患者的膝关节、踝关节等部位，以加速血液循环。

（3）鼓励患者行主动锻炼。

3. 护理评价

患者未发生深静脉血栓。

目 出院指导与延续护理

（1）每月定期复查1次，在医生指导下行患肢功能锻炼，并根据骨折愈合情况确定下地活动时间。

（2）6个月内避免重体力劳动及剧烈运动。

（3）门诊换药，保持切口干燥、清洁，随诊。

（4）建议休息3～6个月。

（5）出院6～12个月后复查，根据复查情况确定后续治疗方案。

（6）逐步行下肢肌肉功能锻炼，口服药物抗凝治疗，预防深静脉血栓及肺栓塞。

（7）定期翻身拍背，预防压疮及肺炎。

（8）加强营养支持及护理。

总结与反思

（一）总结

大多数胫腓骨骨折患者会有剧烈的疼痛感，这主要是由手术创伤和炎症反应引起的，疼痛程度与心理、年龄和性别密切相关。手术、疼痛、康复治疗和医院环境，可能会导致患者出现不同程度的应激反应。此外，胫腓骨骨折患者由于需要长期卧床，下肢活动减少，可能会在膝关节腔内产生一定程度的粘连，进而可能发生相关的肌肉萎缩，表现为关节活动障碍。胫腓骨骨折患者术后恢复时间，不仅与患者本身病情及自身身体状况相关，更与临床护理干预措施密切相关。围手术期护理是提高手术成功的关键，如干预措施不当可能引发骨折愈合延迟、骨筋膜室综合征、感染等并发症，故应在围手术期进行正确的护理干预和健康宣教，协助患者进行有效康复训练。护理人员运用简单、通俗的语言，告知患者胫腓骨骨折的发病原因、治疗方式、临床表现、并发症等，提升患者对健康行为的认知，使患者保持积极乐观的心态，积极配合治疗和护理干预，患者通过术后积极进行康复锻炼，有助于尽快恢复患肢正常功能。

（二）反思

胫腓骨骨折是骨科常见病，发病率较高，多由机械损伤、高处坠落、交通事故、摔伤等引起。骨折后易形成短缩、成角、旋转畸形，腓骨部位相对较易愈合，胫骨远端肌肉和软组织均较为薄弱，且局部血流灌注较差，若治疗不及时，则极易出现骨折不愈合、延迟愈合等情况，同时该部位有棱角，这导致骨折端极易穿破皮肤而形成开放性骨折。该病常见症状有患肢疼痛、畸形、肿胀、活动障碍等，若不及时治疗，骨折严重者早期可出现休克、感染、血管损伤、周围神经损伤、骨筋膜室综合征等，远期可出现创伤性关节炎、关节僵硬、缺血性骨坏死、骨化性肌炎、缺血性肌痉挛等并发症，该病对患者造成的危害较为严重，故需及早治疗，越早治疗越能改善预后。

参考文献

[1] 石辉辉，赵蓉蓉. 心理干预对创伤骨折患者负性情绪及生活质量的影响 [J]. 临床心身疾病杂志，2021，27（1）：77-79，85.

[2] 杜亚丽，赵海运，郭小红，等. 根本原因分析理论下的心理干预对四肢病理性骨折患者围术期情绪应对方式及自我护理能力的影响 [J]. 临床心身疾病杂志，2022，28（5）：82-89.

[3] 张宇虹，曹喜凤. 以聚焦解决模式为基础的心理干预对骨折患者焦虑抑郁的影响 [J]. 中国卫生产业，2017，14（2）：54-55.

［4］范晓丽，杨光明，朱雪，等. 聚焦式心理干预对胫腓骨骨折患者术后情绪疼痛生活质量的影响［J］. 临床心身疾病杂志，2022，28（6）：152-155.

［5］秦红梅，贺敬. 无缝隙优化护理模式对胫腓骨骨折术后患者康复效果的影响［J］. 临床与病理杂志，2022，42（12）：3091-3094.

［6］王蕾，魏爱玲. 胫腓骨骨折患者实行精准化双线护理的效果和对生活质量的影响［J］. 广东医学，2021，10（42）：1254-1257.

［7］周越，单岩，杜理平，等. Cox 健康行为互动模式在慢性病患者护理中的应用现状［J］. 护理学杂志，2020，35（4）：108-111.

［8］吕娟，王茹，王麒颖. 针刺八脉交会穴联合掀针埋针治疗脾胃虚弱型妊娠恶阻的疗效及对 SAS、SDS 评分影响［J］. 针灸临床杂志，2021，37（2）：32-35.

［9］陈李英，李晓娟，陈琼妮，等. 非暴力沟通培训对护士沟通能力和患者护患信任度及满意度的影响［J］. 中国护理管理，2022，22（4）：598-603.

［10］汤秀云，姚健春，许志军. 医护合作联合多媒体在食管癌患者术前访视中的应用［J］. 临床消化病杂志，2020，32（3）：176-179.

［11］刘海芹，顾海燕，刘春慧，等. 微信联合回授法健康教育对椎体骨质疏松性骨折患者知信行的影响［J］. 检验医学与临床，2020，17（19）：2857-2860.

［12］钟亚琼. 舒适护理结合全程健康教育在胫腓骨骨折围术期中的应用效果［J］. 疾病监测与控制，2023，2（17）：38-40.

［13］梁媛媛. 综合护理方式在胫腓骨骨折护理中的应用价值探讨［J］. 黑龙江中医药，2019，48（6）：317-318.

［14］卢俊浩，包倪荣. 微创经皮钢板内固定治疗胫腓骨骨折临床疗效及其学习曲线分析［J］. 中国医学前沿杂志（电子版），2020，12（8）：131-134.

［15］YUAN D Q. Nursing method and effect observation of operating room for patients with tibia and fibula fracture［J］. Foreign language version：medicine and health，2022（6）：5.

［16］张丰兰. 胫腓骨骨折护理应用综合护理方式的效果分析［J］. 实用临床护理学电子杂志，2020，5（7）：124-125.

［17］祁琳瑶，陈媛. 综合护理方式在胫腓骨骨折护理中的应用分析［J］. 国际感染病学（电子版），2019，8（3）：172.

（李晓茵）

个案10 左胫腓骨开放粉碎性骨折合并血管危象

案例介绍

1. 一般资料

患者女性，27岁，诊断为左胫腓骨开放粉碎性骨折；左股骨闭合性骨折；左小腿前侧肌群血管断裂；左小腿皮肤撕脱伤、左胫骨骨缺损。

2. 病史

现病史：患者因"外伤致左下肢出血、畸形、活动障碍1小时"于2023-05-23入院。

3. 查体

专科检查：左大腿肿胀明显，局部畸形，可见反常活动，局部压痛明显，可触及骨擦感，闻及骨擦音。左小腿肿胀明显，左小腿上段离膝关节约10 cm至左小腿下段离踝关节5 cm间皮肤撕脱，仅左小腿后侧约4 cm宽皮肤连续，可见左小腿前侧肌群血管断裂，后侧部分腓肠肌及比目鱼肌断裂，可触及胫后动脉搏动，左胫腓骨中下段粉碎性骨折，骨质外露，移位明显，胫骨部分骨质缺失，左踝前可见一长约6 cm的横行伤口，左足背外侧可见一长约8 cm的纵行伤口，各创面中度污染，渗血明显，皮缘挫伤严重，左足背动脉未触及，左足各趾活动受限，末梢血供一般（图2-36）。

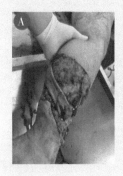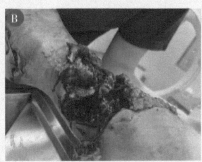

图2-36 术前专科检查

辅助检查：凝血酶原时间14.5秒↓、总蛋白42.8 g/L↓、白蛋白24.8 g/L↓、肌酸激酶821.5 U/L↑、红细胞计数$3.62×10^{12}$/L↓、血红蛋白浓度107.00 g/L↓。X线片显示左胫腓骨下段开放粉碎性骨折、左股骨中段骨折，骨折端移位明显（图2-37）。

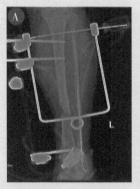
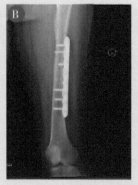
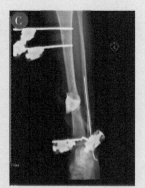

图 2-37　术前影像学检查

医护过程

　　患者入院时精神差，T 36.8℃，P 113 次 / 分，R 21 次 / 分，BP 155/96 mmHg，身高 155 cm，体重 50 kg。患者于入院前 1 小时不慎发生车祸，当时即左下肢疼痛剧烈、出血、畸形、活动障碍，不能站立，左小腿伤口见肌肉断裂、骨质外露，活动性出血。急诊科给予加压包扎，小夹板固定，拟"左胫腓骨开放粉碎性骨折、左股骨闭合性骨折"收入我科住院治疗（图 2-38）。疼痛数字评分法得分为 10 分，Caprini 评分 7 分。予骨科一级护理，普通饮食，遵医嘱给予抗休克、预防感染、消肿、止痛、抗血栓等对症治疗。

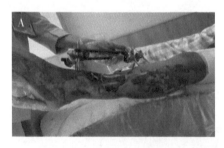
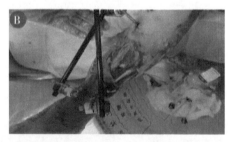

图 2-38　加压包扎，小夹板固定

　　完善术前准备，急诊在静脉 – 吸入复合麻醉下行左小腿清创缝合 + 胫骨骨折外固定架固定 + 腓骨克氏针内固定 +VSD 治疗术，手术顺利，术后给予一级护理，按全身麻醉术后护理，中心吸氧、心电监测，给予抗感染、止痛、消肿、补液扩容等对症支持治疗，注意观察生命体征、VSD 引流及左下肢感觉、活动及末梢血液循环情况。术后疼痛数字评分法得分为 7 分，Caprini 评分为 9 分，SAS 评分为 65 分（中度焦虑）。2023-05-29 在静脉 – 吸入复合麻醉下行左股骨骨折切开复位钢板内固定 + 左小腿清创 VSD 治疗术。手术顺利，继续上述治疗方案。

　　2023-06-12 在静脉 – 吸入复合麻醉下，行左小腿清创 + 左胫骨骨水泥植入 + 游离右股前外侧皮瓣修复左小腿皮肤缺损 +VSD 治疗术，手术顺利，继续抗感染、解痉等对症处理。患者术后影像学检查见图 2-39，2023-06-13 21:30 护士巡视病房时发现左上肢皮瓣处有淤血堆积，部分皮瓣呈花斑样改变，皮肤温度低，立即报告医生，21:45 急诊在全身麻醉下行左上肢血管危象探查术（图 2-40）。术后皮瓣颜色呈淡红色，皮肤温度较前回暖，术后生命体征均平稳。疼痛数字评分法得分为 3 分，Caprini 评分为 9 分，SAS 评分为 55 分（轻度焦虑）。在院期间持续给予保暖、镇痛、消炎、解痉等治疗，患者皮瓣移植成功，2023-06-28 治愈出院（图 2-41）。

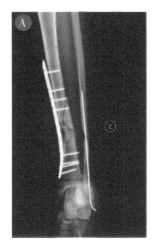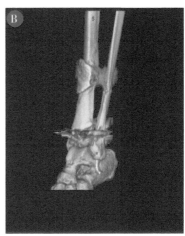

图 2-39 术后影像学检查

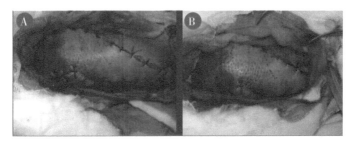

图 2-40 左上肢血管危象探查

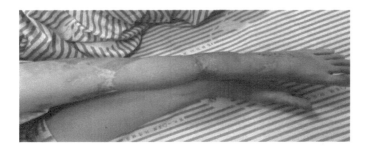

图 2-41 术后恢复情况

🌀 主要护理问题及措施

（一）血管危象的护理

血管危象与上肢毁损伤、手术有关。

1. 护理目标

及时准确地发现患者血管危象的发生，皮瓣存活。

2. 护理措施

（1）组织学习血管危象的临床表现、处理原则，区别动、静脉血管危象。血管危象判定标准如下。动脉血管危象表现为皮肤颜色苍白或灰暗，温度低于正常手指 3 ~ 5℃，毛细血管充盈时间延长或消失，皮肤张力下降，针刺放出血色为淡红色或无血流；静脉血管危象表现为皮肤颜色暗紫色，温度低于正常手指 2 ~ 3℃，毛细血管充盈时间缩短，皮肤张力增加，局部有散在的水疱，针刺放出血色由暗红至鲜红。

（2）观察与记录：血运正常状态下，皮肤颜色接近正常红润颜色，毛细血管充盈时间保持 1 ~ 3 秒，皮肤张力适中。①术后 72 小时是皮瓣最易发生血管危象的时期，术后前 24 小时每 30 分钟观察 1 次；术后 24 小时每 1 小时观察 1 次；术后 72 小时每 2 小时观察 1 次。②用比色卡和健侧皮肤进行对比，观察皮肤颜色。③对比健侧与皮瓣再植肢体的肿胀程度。④用棉签均衡按压皮瓣处皮肤观察毛细血管充盈时间。⑤用数字测温仪测量皮瓣处温度与健侧皮肤温度进行对比。

（3）药物治疗：罂粟碱与低分子右旋糖酐联用。①罂粟碱 30 mg，1/8 小时肌内注射，可松弛平滑肌，扩张血管。②低分子右旋糖酐 500 mL 静脉滴注，降低血小板的黏附性，调节血浆胶体的渗透压，提高皮瓣移植成功率，提高患者的预后效果。③评估深静脉血栓风险程度，皮下注射抗凝药物，观察患者是否有活动性出血。

（4）抗感染：①严格无菌操作。②调整 VSD 引流压力为 0.04 ~ 0.06 MPa，做到"四防"即防漏气、防受压、防折叠和防潮湿，妥善固定预防非计划拔管。③早期给予 3000 mL 等渗水冲洗，后期改用生理盐水 + 庆大霉素注射液持续冲洗，术后 12 小时内调整冲洗频率 1 次 /2 小时，调节莫菲滴管滴速呈直线冲洗至引出液为澄清；术后 12 小时后至术后 24 小时调整冲洗频率 1 次 /3 小时；术后 48 小时后冲洗频率为 1 次 /4 小时。④可根据患者主观感受及创面大小，在保持有效引流情况下，调整 VSD 引流负压。⑤破伤风抗毒素抗感染。

（5）疼痛管理：①置烤灯下保温。烤灯能防止血管痉挛，提高皮肤温度，改善局部血液循环，加快肿胀消退，减轻局部疼痛，提高皮瓣成活率。烤灯距离肢体 40 ~ 60 cm，维持皮肤温度 33 ~ 35℃，24 小时持续照射。②住院常规使用止痛药 1 次 / 日，静脉滴注，术后 1 ~ 3 天使用静脉镇痛，预防血管痉挛，预防皮瓣失活。

3．护理评价

通过严密观察，及时发现患者发生血管危象，让患者能够得到及时的手术治疗，使皮瓣存活。

（二）焦虑

焦虑与损伤程度大、住院时间长、手术次数多有关。

1．护理目标

改善患者不良情绪，降低并发症的发生率，促进患者康复。

2．护理措施

（1）使用 SAS 评分评估患者的焦虑程度，责任护士注意观察患者的心理变化。

（2）病房由 5 人间调整至 2 人间，为患者提供安静舒适的休养环境，及时翻身叩背（图 2-42）。

（3）组织医护人员与患者一同探讨治疗方案、预后情况和可能存在的并发症等。以视频、图片的形式向患者介绍成功案例，从而降低患者的焦虑程度，提高患者的配合度。

（4）在病情允许的情况下，鼓励患者做力所能及的事情，提高患者的自我照顾的能力，恢复躯体的正常功能，提高生活质量，帮助其建立康复的信心。

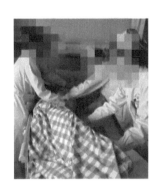

图 2-42　翻身叩背

（5）通过刷短视频、阅读图书等方式，丰富患者的精神世界，提高其主观幸福感，缓解焦虑情绪。

3．护理评价

患者的焦虑情绪缓解，积极配合治疗。

目 出院指导与延续护理

（1）强调患者戒烟的重要性，告知其主动、被动吸烟的危害。

（2）告知患者患肢 3 个月内禁止负重活动、剧烈运动。

（3）指导学习正常皮瓣的观察、日常护理、注意事项、功能锻炼等。

（4）建议至康复科继续术后功能重建，防止发生关节僵硬、瘢痕挛缩，促进患肢功能恢复。

（5）饮食指导：多食高蛋白、高维生素、高钙食物，避免食用生冷刺激食物。

（6）1 个月、3 个月、6 个月定期复查。

目 总结与反思

（一）总结

国内外文献报道目前皮瓣的移植成功率高达95％。血管危象作为皮瓣移植术后最常见且最严重的并发症不容忽视，其可能导致患者重返手术室、皮瓣坏死及致残等后果，不仅增加患者的身心痛苦及家庭经济负担，也会造成医疗资源的浪费。早发现、早干预、早手术探查是挽救皮瓣危象的关键。护理人员采取有针对性、全面的护理措施，有效地预防了患者血管危象的发生。

（二）反思

对皮瓣移植的血液循环变化，护理人员在临床工作中需要多观察和总结，才能积累较丰富的临床经验。部分护士由于专业工作时间短，专业知识和经验不足，对皮瓣移植出现血管危象的护理水平有待提高。因此，需要加强对低年资护士的培训。

目 参考文献

［1］胥少汀，葛宝丰，徐印坎．实用骨科学［M］．4版．北京：人民军医出版社，2012：2362.

［2］付琼，彭伶丽．皮瓣移植术后血管危象发生的影响因素分析［J］．全科护理，2020，18（15）：1843-1845.

［3］苏杭，沈君高．罂粟碱联合低分子右旋糖酐在断指再植中的应用价值及对血管危象、血液流变学指标的影响［J］．临床医学研究与实践，2023，8（15）：99-102.

［4］褚雪玲，陈水清，宁晓明，等．FOCUS-PDCA在VSD术后管理中的应用效果分析［J］．齐鲁护理杂志，2021，27（2）：116-118.

［5］林佳佳，谢莎莎．烤灯保暖对断指再植术后患者断指疼痛、血运、血管危象和成活率的影响［J］．医疗装备，2023，36（4）：140-142.

［6］林惠，姚木兰，黎扬丽，等．预见性护理对游离皮瓣移植修复四肢皮肤软组织缺损的效果分析［J］．齐齐哈尔医学院学报，2019，40（8）：1050-1052.

［7］梁晓青．疼痛干预对皮瓣移植修复术患者围手术期的影响［J］．当代护士（中旬刊），2019，26（6）：40-42.

［8］刘燕．住院骨折患者并发焦虑与抑郁的影响因素分析［J］．黑龙江医学，2023，47（6）：724-726.

（李晓茵）

个案 11　踝关节脱位合并库欣综合征

案例介绍

1. 一般资料

患者女性，40 岁，诊断为右踝关节开放性脱位；库欣综合征；2 型糖尿病。

2. 病史

现病史：患者因"踝关节肿胀畸形活动障碍 2 小时"于 2023-01-28 入院。

既往史：因皮肤过敏，长期乱服泼尼松片，肌内注射地塞米松，于 2017 年发现糖尿病，长期口服降糖药，血糖控制不详。

3. 查体

专科检查：右踝畸形严重，右踝前侧、外侧见长约 10 cm 不规则伤口，伤口中度污染，渗血不止，伤口内距骨下关节外露，右踝关节及右足趾活动受限，右足部动脉、胫后动脉搏动可触及，右足各趾感觉无减退，趾末端血运正常。全身皮肤干燥、脱屑，双侧腋下、腹部、双侧腹股沟可见粗大紫纹，皮肤菲薄，满月脸，水牛背，悬垂腹。

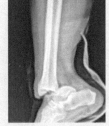

辅助检查：术前 CT 见图 2-43，行 X 线检查显示右踝关节脱位。

图 2-43　术前 CT 检查

医护过程

患者入院时精神尚可，T 36.3℃、P 89 次 / 分，R 22 次 / 分，BP 147/80 mmHg。患者因右踝肿胀、出血、活动受限入院。全身皮肤干燥、脱屑，双侧腋下、腹部、双侧腹股沟可见粗大紫纹，皮肤菲薄，满月脸，水牛背，悬垂腹。白细胞计数 12.29×10^9/L、血钾 3.35 mmol/L ↓、葡萄糖 8.89 mmol/L ↑，总蛋白 54.8 g/L ↓。血皮质醇节律测定，08:00 17.60 μg/dL，00:00 16.90 μg/dL。ACTH 0.92 pmol/L，两次查 24 h 尿皮质醇：547.55 ~ 579.60 μg。疼痛数字评分法得分为 6 分，Braden 量表评分为 14 分，ADL 评分为 55 分，Caprini 评分为 5 分。予骨科一级护理，禁食、禁水。

术前准备完善，于 2023-01-28 在硬膜外 + 神经阻滞麻醉下行右踝关节脱位复位外固定支架固定术。手术顺利，术后生命体征平稳，给予糖尿病饮食。患者术后 CT 见图 2-44。

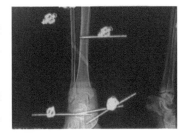

图 2-44　术后 CT 检查

疼痛数字评分法得分为 3 分，Braden 量表评分为 14 分，ADL 评分为 40 分，Caprini 评分为 5 分。右踝部手术切口敷料少量渗血，外固定支架在位，无异常，足趾末梢血运尚可。术后给予激素、抗炎、补液、胰岛素治疗、补钾、纠正电解质紊乱等治疗。疼痛数字评分法得分为 2 分，Braden 量表评分为 15 分，ADL 评分为 45 分，Caprini 评分为 5 分。患者病情平稳、右踝部伤口愈合可，关节活动度良好，于 2023-02-17 康复出院。

主要护理问题及措施

（一）电解质紊乱

患者电解质紊乱与库欣综合征全身代谢障碍有关。

1. 护理目标

维持患者水、电解质平衡。

2. 护理措施

（1）监测患者血钾、血钠、血钙的变化。

（2）指导术后出现低血钾时，两餐之间适量摄入富含钾离子的水果。

（3）密切观察有无乏力、发作性软瘫、肌肉疼痛、尿多等症状。

（4）水肿严重时，需每日测量体重。

（5）医嘱：0.9% 氯化钠注射液 500 mL+10% 氯化钾注射液 15 mL 静脉滴注 1 次 / 日及氯化钾缓释片 1 g，口服，3 次 / 日。

（6）监测血钾水平，动态调整。

3. 护理评价

患者电解质紊乱得到改善。

（二）疼痛

疼痛与组织创伤有关。

1. 护理目标

患者无疼痛主诉。

2. 护理措施

（1）观察、记录疼痛性质、程度、时间、伴随症状及诱发因素。

（2）遵医嘱给予患者镇痛药物，观察并记录用药后的效果。

（3）帮助患者取合适的体位，按摩患肢附近肌肉，及时更换敷料，指导患者做深呼吸、六秒钟放松法以减轻疼痛。在使用镇痛药物的同时，可播放轻音乐，与患者探讨其感兴趣的话题，分散患者的疼痛注意力，提升疼痛耐受力。

（4）指导患者正确使用镇痛泵。

（5）指导患者应用松弛疗法。

3．护理评价

患者住院期间疼痛减轻。

（三）自我形象紊乱

自我形象紊乱与皮质醇增多症所致的形象改变有关。

1．护理目标

患者恢复自我形象。

2．护理措施

（1）帮助患者了解出现体态变化的原因，告知患者适当的治疗可以在一定程度上恢复正常外貌，增强患者治疗信心和配合度。

（2）密切关注患者精神状态，评估其有无情绪低落、焦虑等表现，是否出现精神行为异常，与医护人员是否合作等。

（3）应加强对患者疾病知识教育，增强其治疗信心，鼓励家属多给予关心和支持，医护人员应主动关心患者。

3．护理评价

患者能采取应对措施恢复自我形象。

（四）有感染的危险

感染与机体免疫系统受到抑制、机体抵抗力下降有关。

1．护理目标

患者体温正常，伤口周围无感染的表现。

2．护理措施

（1）使用头孢唑林钠、左氧氟沙星抗感染。

（2）针道处用75%乙醇消毒加无菌纱布包扎覆盖，以起到简单的物理消毒作用。

（3）选择透气较好的敷料，观察伤口有无红肿、出血、渗出等情况。

（4）日常监测体温变化。

（5）加强皮肤护理，鼓励并协助患者取30°侧卧更换体位，按时翻身。

（6）每天用液体敷料对患者背部和骨突处及皮肤凹陷处进行按摩，以保护皮肤。

（7）指导患者双手触墙，尽量沿着墙壁向上触摸，每日3次，每次15～20分钟。

（8）患者皮肤菲薄或出现宽大紫纹，指导患者勤剪指甲，勿挠抓皮肤，防止皮肤破损继发感染。

3．护理评价

患者在院期间未发生感染。

（五）有低血糖的危险

患者发生低血糖与全身代谢障碍及使用降糖药有关。

1. 护理目标

患者住院期间不发生低血糖。

2. 护理措施

（1）观察患者有无心慌、出冷汗、饥饿感或不能自控地发抖。

（2）每日 4 次（空腹及三餐后 2 小时）测量血糖并准确记录。

（3）定时定量地服药及进食，情绪稳定。

3. 护理评价

患者住院期间血糖控制良好。

（六）深静脉血栓形成

深静脉血栓形成与手术时间长及血液存在高凝状态有关。

1. 护理目标

患者住院期间未发生深静脉血栓栓塞症。

2. 护理措施

（1）术后适当抬高患者下肢 30° ～ 45° 确保回心血流量，加强体位指导。

（2）保持大便通畅，每天饮水量大于 2000 mL。

（3）符合下床指征后，早期辅助患者下床站立行走。

（4）指导患者进行下肢屈伸、抬高活动及足趾活动，每日 2 次，每次 30 分钟，活动强度以患者耐受为宜。开始进行踝泵运动，踝关节跖屈至 45°，停留 10 秒；背伸 30°，停留 10 秒，再恢复至中立位置。股四头肌功能锻炼：绷腿锻炼和抬腿锻炼，每日 3 次，每次 20 组。

（5）低分子肝素钙 3200 U 皮下注射。

3. 护理评价

患者住院期间未发生深静脉血栓栓塞症。

（七）焦虑、悲观

患者出现焦虑、悲观情绪与担心手术预后及库欣综合征引起的外观改变、自卑的心理有关。

1. 护理目标

做好心理护理，使其积极配合治疗。

2. 护理措施

（1）注重护患的沟通，建立良好的护患关系。

（2）实行个性化心理疏导，深入接触患者。

（3）根据患者的病情和生活习惯调整其生活方式。

3. 护理评价

患者焦虑有所缓解，配合治疗。

出院指导与延续护理

（1）注意保持外固定架针道的干燥、清洁，继续康复训练等治疗。

（2）患者应注意休息，加强右下肢功能锻炼，避免深静脉血栓形成（图2-45）。

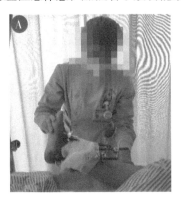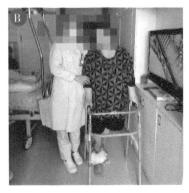

图2-45　加强右下肢功能锻炼

（3）制定个性化出院清单。

（4）发放康复手册。

（5）微信群：创建微信群，随时解答患者疑问。

（6）电话随访：分别在患者出院后1周、1个月、2个月直至术后6个月随访，以了解患者康复情况。

总结与反思

（一）总结

库欣综合征是一种肾上腺分泌过量糖皮质激素而引起的以高皮质醇血症为特征的临床综合征，高血压、皮肤菲薄、向心性肥胖、骨质疏松和糖耐量异常等是该疾病的典型临床表现。合并开放性外伤极易引起创面感染，使用外固定支架的治疗能够有效地对患者的软组织损伤进行处理，并在治疗过程中发挥理想的固定效果，同时针对患者的病情采取相应的护理措施。

（二）反思

除了为患者提供护理措施外，还应告知患者何为库欣综合征，库欣综合征的病因，它具有哪些特征性的临床表现，为什么会出现皮肤菲薄、紫纹。让患者对本病有一定的了解。此外，库欣综合征的一些临床表现会使患者体表出现一些变化，指导患者有计划地做力所能及的活动，让患者独立完成，增强其自信心和自尊心，关注患者的心理健康。在临床工作中应加强对本病的认识，积极协助医生诊断疾病，注重病情观察、用药护理及疾病护理，提高护理质量和患者生存质量。

参考文献

［1］郭晓迪，朱延华，胡细玲. 一例 B 超引导下经皮射频消融治疗肾上腺皮质腺瘤库欣综合征合并类固醇糖尿病患者的护理［J］. 中国实用护理杂志，2021，37（35）：2769-2773.

［2］沈婷. 骨折术后疼痛的护理［J］. 世界最新医学信息文摘（连续型电子期刊），2019，19（36）：214，229.

［3］何莉莉，连礼熠，潘惠玲，等. 新型伤口敷料用于外固定骨架针道护理的临床前疗效研究［J］. 保健文汇，2020（33）：72-73.

［4］中华医学会糖尿病学分会. 中国 2 型糖尿病防治指南（2020 年版）［J］. 中华糖尿病杂志，2021，13（4）：315-409.

［5］朱俊华. 髋部骨折患者并发下肢静脉血栓的预防及护理体会［J］. 养生保健指南，2021（20）：201.

［6］林庆荣，杨明辉，侯志勇. 中国创伤骨科患者围手术期静脉血栓栓塞症预防指南（2021）［J］. 中华创伤骨科杂志，2021，23（3）：185-192.

［7］任晓波，李磊，张怡，等. 心理护理干预对库欣综合征患者的影响分析［J］. 医药前沿，2018，8（31）：375-376.

［8］文丹，李再昭. 探讨库欣综合征患者皮肤破损原因及护理对策［J］. 实用临床护理学电子杂志，2020，5（22）：93，95.

［9］傅佳蓉. 外固定支架在胫腓骨干开放性骨折治疗中的应用及其护理［J］. 中国伤残医学，2022，30（3）：84-85.

（李晓茵）

第三章 骨盆损伤

个案 1 以骨盆骨折为主的多发伤合并失血性休克

案例介绍

1. 一般资料

患者男性，63 岁，诊断为以骨盆骨折为主的多发伤合并失血性休克。

2. 病史

现病史：患者因"车祸致全身多处疼痛，面色苍白 3 小时余"于 2023-05-08 入院。

既往史：2014 年因左髌骨骨折行左髌骨骨折切开复位内固定术，术程顺利，恢复可。发现高血压 3 年余，平素口服药物（具体不详），血压维持在 140/70 mmHg 左右。

3. 查体

专科检查：全身多处皮肤软组织挫裂伤，髋部肿胀畸形，右大腿屈曲内收畸形，骨盆挤压征（＋），可触及骨擦感，闻及骨擦音，双侧足背动脉搏动减弱。四肢湿冷，四肢肌力检查不配合。

辅助检查：CT 示右侧股骨上段、右侧髋臼、双侧耻骨下支、左侧耻骨上支、右侧骶骨翼骨折；左侧多根肋骨骨折；左侧气胸；双肺下叶异常密度影，考虑为挫伤。血常规显示血红蛋白浓度 54.00 g/L ↓，血小板计数 52.00×10⁹/L ↓，中性粒细胞百分比 91.80%。生化全套显示总蛋白 52.9 g/L ↓，白蛋白 37.1 g/L ↓，钾 3.47 mmol/L ↓。

医护过程

患者入院时面色苍白，T 36.2℃，P 118 次 / 分，R 21 次 / 分，BP 75/45 mmHg。患者于 3 小时前骑摩托车被挖掘机撞击，伤后即感胸部、髋部疼痛，疼痛呈持续性闷痛，无扩大、转移或放射他处，当地医院急诊，给药，行 CT 检查提示骨盆多发性骨折（未见报告），心电监测血压低，给予补液、止血等治疗，为进一步治疗，转诊我院，急诊拟多发伤伴失血性休克。

患者疼痛数字评分法得分为 10 分，Braden 量表评分为 9 分，ADL 评分为 30 分，Caprini 评分为 11 分。入院后血压持续下降，考虑盆腔动脉破裂出血，立即给予右颈深静脉置管术、输注大量红细胞悬液及血浆扩容、间羟胺 + 去甲肾上腺素升压、止血等治疗，急诊在局部麻醉下行腹腔、盆腔动脉造影＋右髂内动脉栓塞术、右胫骨结节骨牵引术、骨盆骨折外固定架固定术。2023-05-20在全身麻醉下行骨盆切开复位内固定术＋右股骨切开复位内固定术，术后生命体征平稳。术后影像学检查见图3-1，其他辅助检查数值变化见图3-2。

疼痛数字评分法得分为3分，Braden量表评分为11分，ADL评分为35分，Caprini评分为11分。患者于2023-05-31病情平稳出院。

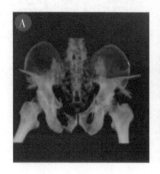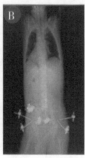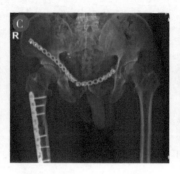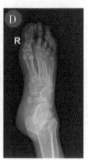

图 3-1　术后影像学检查

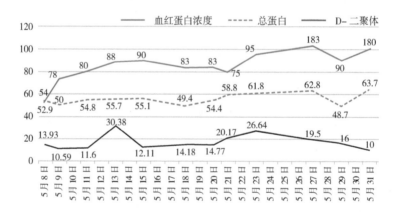

图 3-2　辅助检查数值变化图

主要护理问题及措施

（一）组织灌注不足

组织灌注不足与创伤性失血有关。

1. 护理目标

纠正失血性休克，使患者生命体征平稳。

2. 护理措施

（1）立即建立2条以上静脉通路快速补液，配合医生建立中心静脉通路，给予患者完善输血前各项检查，备血、输血。

（2）严密观察血压、脉搏、呼吸、尿量、中心静脉压等生命体征变化。血压回升＞90/60 mmHg，心率减慢至100次/分以下，可减慢补液速度及补液量。若血压仍＜90/60 mmHg，心率＞100次/分，则应结合中心静脉压给予调整补液量及补液速度，以防止肺水肿及心力衰竭发生，必要时可给予血管收缩药物。

（3）补液原则：早期、快速、足量补充血容量，患者早期输液速度达2000～3000 mL/h，以维持有效循环。

（4）护理过程中注意保暖，为患者盖上棉被、毛毯，并将室温维持在22～24℃。

3. 护理评价

患者在经过补液、补充血容量等治疗与护理后，血压维持在90～117/56～73 mmHg。

（二）气体交换受损

气体交换受损与左侧气胸、多发肋骨骨折有关。

1. 护理目标

患者呼吸困难减轻，血氧饱和度恢复正常。

2. 护理措施

（1）保持呼吸道通畅：给予持续氧气吸入，床头抬高30°，密切监测血氧饱和度的变化情况，床旁备吸痰盘等急救物品，必要时气管插管或气管切开，以保持呼吸道通畅，纠正缺氧对机体的损害。密切观察有无反常呼吸、胸腹腔继发出血的情况。

（2）配合医生行胸腔闭式引流，保持管道通畅，妥善固定引流管，预防非计划拔管，观察患者引流液的颜色、性质及量的变化，水柱波动及呼吸情况。

（3）加强呼吸道管理：及时清理口腔及咽喉部分泌物，给予雾化吸入，3次/日，口腔护理，1次/日，嘱患者多饮水，必要时行纤维支气管镜灌洗，预防肺部感染。

3. 护理评价

患者住院期间血氧饱和度不低于95％，无呼吸系统相关并发症的发生。

（三）疼痛

疼痛与创伤有关。

1. 护理目标

患者疼痛的刺激因素消除或削弱，痛感消失或减轻。

2. 护理措施

（1）行骨折固定术前减少搬动，搬动前提前告知患者，搬动时给予有效牵引。

（2）患者行骨盆骨折外固定术及右胫骨结节骨牵引术后，病情平稳，应重视患者的主诉，根据疼痛评估量表评估疼痛的程度、性质，向患者解释引起疼痛的原因，指导患者避免疼痛的诱发因素，采取多模式、个体化镇痛。

1）超前镇痛：术中加用神经阻滞麻醉的方式；术后在未出现疼痛症状前即给予氯诺昔康，静脉滴注，术后1～3天常规使用镇痛泵止痛，根据患者具体情况调整药量，早期给予止痛药2次/日，静脉滴注，经治疗疼痛评分降低后改止痛药1次/日，静脉滴注；换药前给予氨酚双氢可待因片0.51g，口服；根据患者主诉及镇痛需求使用其他止痛药物。

2）非药物干预措施：生活护理环境对患者疼痛有潜移默化的影响，住院期间始终保持病房安静整洁，有助于患者充分休息，从而减轻患者痛苦；给予患者心理疏导，帮助其正确面对疾病，使其积极配合治疗和护理工作，鼓励家属陪其聊天分散注意力，在执行各项护理操作时也应尽量做到轻柔细致，提前告知操作的原因、作用及方式等，尽量减少刺激性声音等。

3. 护理评价

患者在进行疼痛管理后疼痛评分下降至3分。

（四）营养失调：低于机体需要量

营养失调与骨折出血、创伤应激有关。

1. 护理目标

解除病因，为患者机体补充足够能量，维持机体正常功能。

2. 护理措施

（1）早期个体化营养干预，建立团队：纳入1名主治医生、1名护士长、2名骨科专业护士及2名营养师成立营养干预小组；安排相关护士协助营养师。首先向患者解释营养护理的重要性，根据营养管理流程，以患者的年龄、体重、病情，以及各项常规检查结果对其进行NRS2002评估，评分为3分，具有一定的营养风险。营养师依据数据制定营养干预方案，根据患者的蛋白质和能量的需求量安排每日食物种类和数量，护理人员从清洁度、浓度、温度、速度、舒适度、角度6个方面来对患者进行营养管理。干预后护士详细记录并汇报患者就餐情况，并依据临床症状及时改进干预方案。

（2）护士准确及时记录患者的进食和饮食情况，患者出现便秘、腹胀等问题及时解决。

（3）严密监测血红蛋白、白蛋白、前白蛋白等检验指标，遵医嘱给患者适当输注白蛋白、氨基酸、脂肪乳等。

3. 护理评价

患者复查血常规、肝肾功能等，提示血红蛋白、白蛋白等指标逐步提升，患者精神状况明显好转。

（五）皮肤完整性受损

皮肤完整性受损与创伤致皮肤缺损、长期卧床有关。

1. 护理目标

患者皮肤缺损愈合，余皮肤保持完整。

2. 护理措施

（1）患者腰背部及臀部皮肤多处挫擦伤及淤紫、淤青，创面渗血，处理方式为正确处理创面，控制感染，严格消毒后用活性因子生物敷料喷涂受损皮肤，形成保护膜后，选择非黏性抗菌医用敷料密敷于创面，每天换药 1 次，3 天后根据创面情况换药（图 3-3）。

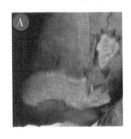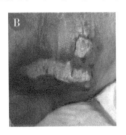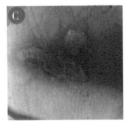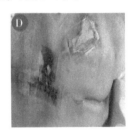

图 3-3 皮肤护理

（2）给予红外线灯照射创面每日 2 次。保持床单位的清洁、干燥，每日用温水清洁皮肤 2 次，搬动时避免拖拽，减少摩擦力和剪切力。

（3）病情稳定后，运用侧翻垫翻身，皮肤损伤处给予悬空。

3. 护理评价

患者腰背部及臀部皮肤已结痂，肉芽组织增生，无皮肤压力性损伤的发生。

（六）有发生静脉血栓的危险

静脉血栓的发生与患者创伤、长期卧床有关。

1. 护理目标

患者无静脉血栓形成。

2. 护理措施

（1）定期测量患者双下肢同一部位周径，如果存在异常，提示静脉回流不畅，及时上报主治医生并协助尽快处理。

（2）保持大便通畅对预防深静脉血栓有重要意义，护士每日协助、督促患者行腹部环形按摩等促进患者胃肠蠕动。

（3）按照医嘱为患者使用气压治疗，2 次 / 日；遵医嘱给予低分子肝素钙注射液 0.3 mL，1 次 / 日皮下注射，并加强不良反应的观察。

（4）定期监测 D- 二聚体，行下肢彩超检查。

（5）指导患者进行踝泵运动、股四头肌收缩运动，家属协助患者行双下肢被动直腿抬高运动。

3. 护理评价

住院期间多次床旁 B 超显示，患者未发生下肢深静脉血栓。

（七）焦虑与恐惧

焦虑与恐惧和不了解疾病及预后有关。

1. 护理目标

减轻焦虑状况，提高自我控制能力，改善生活质量。

2. 护理措施

（1）护理人员应积极与患者及其家属进行沟通，稳定其情绪，同时进行疾病的原因、危险因素、注意事项及治疗手段等内容的讲解，介绍成功的病例，消除其恐惧心理，使其积极配合治疗。

（2）为患者营造良好的住院环境，建立和谐医患关系，鼓励患者树立战胜疾病的信心。

3. 护理评价

患者积极配合相关治疗，睡眠质量好。

目 出院指导与延续护理

（1）合理安排饮食，补充营养，提高体质，促进骨折愈合。

（2）按康复计划进行康复训练。

（3）出院后 1 个月、3 个月、6 个月复查，检查内固定有无移位及骨折愈合等情况。

昌 总结与反思

（一）总结

以骨盆骨折为主的多发伤合并失血性休克患者的病情具有危急性和复杂性的特点，若未能及时对其采取相应的急救和护理措施，则将造成患者的死亡率大大提升。本病例围绕一例以骨盆骨折为主的多发伤合并失血性休克患者的护理经验进行总结分析，结果发现，在针对该类患者的护理中，护理人员首先应当做好患者病情评估，密切监测患者的生命体征，根据患者的临床症状，运用自己敏锐的观察力准确地判断疾病，根据患者现存和潜在的护理问题，采取最有效的护理措施，提高患者的生存率；制定一对一的细化、量化、个体化护理方案，加速患者状态达到手术标准，缩短手术等待时间，以达到良好的预后效果。

（二）反思

在该患者的护理过程中，护理的关注点多在合并伤及并发症的观察方面，而患者因疼痛而主观上不愿翻身、翻身困难等容易引起皮肤问题。工作中应严格执行床旁交接班，查看损伤及特殊体位致易受压部位皮肤，做好基础护理，提高患者的舒适度。

📖 参考文献

［1］王琦，周东生，于震，等. 骨盆骨折大出血骨盆填塞与血管造影栓塞的临床急救进展［J］. 中华创伤骨科杂志，2020，22（6）：501-506.

［2］吴刚，谭伦，李邦青，等. 微创经皮桥式内固定支架与传统外固定支架治疗不稳定骨盆骨折疗效比较［J］. 中国修复重建外科杂志，2020，34（5）：563-568.

［3］宋虎，刘曦明. 骶髂关节螺钉联合外固定架治疗不稳定骨盆骨折的临床研究进展［J］. 华南国防医学杂志，2019，33（3）：212-216.

［4］王会思，刘春晖，冯明明. 骨盆骨折患者内固定术后进行功能锻炼结合个体化营养干预对蛋白质指标、电解质水平及骨盆功能的影响［J］. 数理医药学杂志，2022，35（5）：757-759.

［5］匡澜，石忠琪. 血流动力学不稳定型骨盆骨折的损伤控制性复苏策略研究进展［J］. 中国中西医结合外科杂志，2020，26（1）：198-201.

［6］陈杰，魏强，殷伟东，等. 区域院前院内急救信息一体化共享平台的建设与应用［J］. 医疗卫生装备，2020，41（7）：26-29.

［7］石姝杨. 以休克指数为参数的修正创伤评分在院内急诊高坠伤分诊中的应用［J］. 实用医院临床杂志，2020，17（5）：115-117.

［8］林伟民，许胜贵，苏郁，等. 损伤控制理念在不稳定骨盆骨折合并四肢骨折治疗中的应用［J］. 中国骨与关节损伤杂志，2018，33（4）：376-377.

［9］曹艳丽. 骨盆骨折合并多发伤伴失血性休克的观察与急救护理［J］. 当代护士（中旬刊），2018，25（1）：96-98.

（傅津津、刘芬芬、黄燕凤）

个案2　右髋臼粉碎性骨折合并高血压

📇 案例介绍

1. 一般资料

患者女性，71岁，诊断为右髋臼粉碎性骨折；右髋关节脱位；右股骨头骨折；右髂骨骨折；右坐骨骨折；右膝前、右小腿开放性外伤；高血压。

2. 病史

现病史：患者因右髋部外伤疼痛、畸形、活动受限，于2023-06-17平车入院。

既往史：高血压3级。

3. 查体

专科检查：会阴部轻度肿胀，右髂骨区压痛，可触及明显骨擦感，闻及骨擦音；骨盆挤压分离试验（±）；右髋关节活动障碍；右膝前及右小腿上段前侧各见一长为5 cm的伤口深达骨折处，皮缘不整齐，伤口出血、污染，未触及明显反常活动或闻及骨擦音；右膝关节活动、右小腿及足踝活动良好，足趾感觉、活动及末梢血供良好。

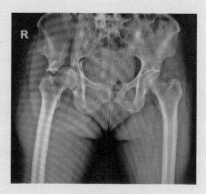

辅助检查：X线及CT检查显示右髋臼粉碎性骨折（图3-4）；右髋关节脱位；右股骨头骨折；右髂骨骨折；右坐骨骨折。

图3-4 右髋臼粉碎性骨折

医护过程

患者入院时精神尚可，T 36.9℃，P 61次/分，R 20次/分，BP 151/72 mmHg。患者因右髋部疼痛、畸形、活动受限，于2023-06-17平车入院。疼痛数字评分法得分为6分，Braden量表评分为13分，ADL评分为35分，Caprini评分为7分。予骨科一级护理，普通饮食，指导饮食以清淡为主，如陈皮瘦肉汤、冬瓜薏米瘦肉汤等，指导进行踝泵运动及股四头肌收缩运动，遵医嘱给予患肢抬高消肿，药物消肿、止痛，指导功能锻炼。

术前准备完善，于2023-06-17在局部麻醉下行右膝前、右胫前伤口清创缝合VSD治疗，术后患者生命体征平稳。术后检查见图3-5，疼痛数字评分法得分为4分，Braden量表评分为13分，ADL评分为35分，Caprini评分为7分。于2023-06-27在静脉-吸入复合麻醉下行右髋臼、髂骨骨折切开复位植骨钢板内固定，手术顺利，术后生命体征平稳，疼痛数字评分法得分为5分，Braden量表评分为13分，ADL评分为35分，Caprini评分为7分。患者病情平稳，右髋部切口周围无肿胀，Ⅰ类切口/甲级愈合，无发红、渗出，双下肢感觉、活动尚可，于2023-07-06临床治愈出院。

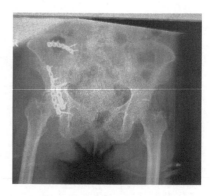

图3-5 术后检查

主要护理问题及措施

（一）疼痛

疼痛与骨折端刺激有关。

1. 护理目标

患者疼痛缓解。

2. 护理措施

（1）护理人员要耐心倾听患者的诉说，充分表达同情和支持，适当给予安慰，鼓励患者增强战胜疾病的信心。保持病房安静整洁，为患者创造良好的住院环境，保证患者尽可能多休息、心情舒畅、姿势舒适。

（2）向患者解释疼痛的原因，教会患者转移注意力的技巧，如刷短视频、看电视、听音乐、深呼吸等。

（3）密切观察疼痛的部位、性质、持续时间及伴随症状。

（4）遵医嘱给予 0.9% 氯化钠注射液 100 mL+ 氯诺昔康 8 mg，静脉滴注。

3. 护理评价

患者疼痛有所缓解。

（二）术后灌注不足

术后灌注不足与手术中失血、失液较多有关。

1. 护理目标

患者灌注未发生不足。

2. 护理措施

（1）术后严密观察生命体征变化，有异常及时报告医生处理。

（2）观察伤口负压引流管的量，如果 24 小时引流量大于 300 mL，或发现有大量鲜血吸出，及时报告医生处理。

（3）严密观察尿量情况。

（4）必要时大量补液及输血，但严格控制输液速度，预防引起心力衰竭。

3. 护理评价

患者未发生灌注不足。

（三）潜在并发症：高血压危象

高血压危象与高血压有关。

1. 护理目标

患者高血压得到较好控制。

2. 护理措施

（1）健康宣教（图3-6）：向患者讲解高血压的疾病知识，并联合其家属，以理服人，使其配合治疗。

（2）饮食指导：饮食治疗是高血压的基础治疗方法之一。必须禁烟酒，同时低盐低脂饮食，每天食盐量降至6 g以下。

（3）定时监测血压，遵医嘱测血压3次/日。

（4）药物治疗：了解患者既往药物使用情况，遵医嘱予硝苯地平控释片30 mg，口服，1次/日。

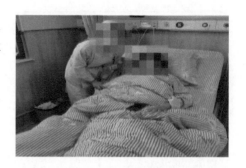

图3-6　健康宣教

3. 护理评价

患者血压得到较好控制。

（四）有术后伤口感染的危险

伤口感染与患者年龄、营养有关。

1. 护理目标

患者住院期间不发生感染。

2. 护理措施

（1）手术后伤口包扎松紧要适度，不要太紧也不要太松，手术后切口要定期换药，换药的过程中要确保无菌操作，要仔细观察切口是不是发生了红肿、渗血、渗液等情况，若发生异常则需要及时处理。

（2）手术后要遵医嘱正确使用抗生素，以达到控制感染的目的，伤口要定期进行清洁消毒，一切操作都要坚持无菌原则。

（3）对于手术后放置引流管的患者要做好引流管的护理，注意要观察引流管是不是通畅，注意不要将其脱出、使其受压或打折。特别在患者翻身、下床的时候，嘱患者要保护好引流管，以免引流管脱出或者引流液倒流而发生感染。

（4）护士要严密地观察切口和切口周围的皮肤，随时查看是不是出现了红肿、热痛、血肿等炎症反应，定时为患者测量体温，注意观察有没有发热。要早期发现切口感染的征象，若有异常要及时进行处理。

（5）手术后的患者要维持营养与体液的平衡状态，若患者在禁食期，要通过静脉补液的方式增加营养。注意维持患者的水、电解质与酸碱平衡。患者排气后要根据其实际情况增加营养，不断提升患者的抵抗力，减少切口感染情况的发生。

3. 护理评价

患者出院，未发生感染。

出院指导与延续护理

（1）出院后 1.5 个月来院复查摄片；出院后每 3 个月来院复查摄片。

（2）行患肢功能锻炼；能否下地行走及何时下地需经诊治医生同意。

（3）出院 1 年后骨折愈合来院取出内固定物。

（4）出院后加强膳食营养。

（5）高血压专科门诊进一步诊治。

总结与反思

（一）总结

骨组织具有再生能力，骨折愈合过程涉及血管生成、细胞因子和信号通路的共同作用。其中，骨膜微血管可将氧合血、营养物质和代谢产物等供应至骨膜形成层及骨皮质的成骨细胞，并且将骨祖细胞及生长因子集聚至骨折位点，这是骨折修复过程的一个关键因素。骨损伤后会不可避免地破坏骨外膜、骨内膜、骨基质和周围软组织中的微血管，使骨折端血供不足而易发生缺血、缺氧或坏死，造成骨折愈合延迟或者不愈合。因此，骨折后改善微血管的血流灌注至关重要。然而，随着人口老龄化加剧，合并高血压的老年骨折患者日益增多，有证据表明高血压会导致微循环紊乱而增加老年患者骨折延迟愈合的风险，是骨折延迟愈合的重要影响因素之一。将老年高血压患者的血压控制在正常水平对骨折愈合非常重要，改善合并高血压老年骨折患者的微循环状态，可为促进骨折愈合提供新的治疗策略。

（二）反思

老年患者身体功能衰退且常常伴有基础疾病，骨折后易导致各种严重并发症而影响预后，并发症甚至可能威胁到生命。因此在临床工作中要做好病情观察，主动细心地巡视和察看患者，倾听患者的主诉，及时发现患者的病情变化。

参考文献

［1］EINHORN T A, GERSTENFELD L C. Fracture healing: mechanisms and interventions［J］. Nat Rev Rheumatol, 2015, 11（1）: 45-54.

［2］万鹏程, 俞秋纬, 王杰. 骨折延迟愈合骨不连的非手术治疗研究进展［J］. 四川中医, 2021, 39（6）: 219-222.

［3］吴信举, 陶周善, 谢加兵, 等. 骨不连的非手术治疗进展［J］. 沈阳医学院学报, 2021, 23（2）: 167-172.

[4] 门蒙，杨人军，李连铭，等. 早期、晚期手术时机对老年髋部骨折患者疗效及近远期生活质量对比 [J]. 中国老年学杂志，2021，41（19）：4254-4256.

[5] GUO J J, YANG H, QIAN H, et al. The effects of different nutritional measurements on delayed wound healing after hip fracture in the elderly [J]. J Surg Res2010, 159（1）：503-508.

[6] FOULKE B A, KENDAL A R, MURRAY D W, et al. Fracture healing in the elderly: a review [J]. Maturitas, 2016, 92: 49-55.

[7] FEIHL F, LIAUDET L, WAEBER B, et al. Hypertension: a disease of the microcirculation [J]. Hypertension, 2006, 48（6）：1012-1017.

（陈满丽）

个案 3　左髋关节翻修术后合并急性结肠假性梗阻

案例介绍

1. 一般资料

患者男性，64 岁，诊断为左髋关节置换术后假体松动；左股骨假体周围骨折。

2. 病史

现病史：患者因摔倒致左髋肿痛、活动障碍 4 小时余，于 2022-10-05 入院。患者于 4 小时前不慎摔倒，当即感到左髋部疼痛剧烈，活动障碍，不能站立即行走，就诊我院，行 X 线检查提示"左侧人工全髋关节置换术后股骨假体周围骨折，骨折移位明显，左股骨柄假体松动"，门诊检查后遂拟"左髋关节置换术后假体松动；左股骨假体周围骨折"收入我科住院治疗。

3. 查体

专科检查：左髋部后外侧可见陈旧性手术瘢痕，长约 16 cm，愈合良好，左下肢呈屈曲内收畸形，左髋关节活动障碍，左髋明显压痛，左侧大转子叩痛明显，左踝关节及各足趾活动可，足背动脉搏动存在，末梢血运正常。

辅助检查：术前 CT 检查见图 3-7。X 线检查显示左侧人工全髋关节置换术后股骨假体周围骨折；骨折移位明显；左股骨柄假体松动。

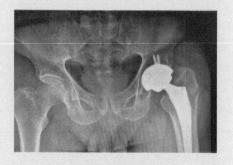

图 3-7　术前 CT 检查

医护过程

入院时急性病容，表情痛苦，被动体位，神志清楚，精神尚可，T 36.8℃，P 88 次 / 分，R 20 次 / 分，BP 140/76 mmHg。疼痛数字评分法得分为 3 分，Braden 量表评分为 13 分，跌倒风险评估为高风险，Caprini 评分为 8 分。予骨科一级护理，普通饮食，指导饮食以清淡为主，如陈皮瘦肉汤、冬瓜薏米瘦肉汤等，患肢抬高消肿，指导患者进行踝泵运动及股四头肌收缩运动。完善各项检查后，于 2022-10-09 在腰硬联合麻醉下行左髋关节翻修、股骨骨折复位植骨内固定术，手术顺利，于 18:10 安返病房。患者术后影像学检查见图 3-8。

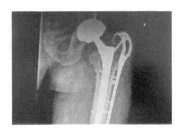

图 3-8　术后影像学检查

患者术后 T 36.8℃，P 68 次 / 分，R 20 次 / 分，BP 129/76 mmHg，疼痛数字评分法得分为 2 分，Braden 量表评分为 12 分，跌倒风险评估为高风险，Caprini 评分为 10 分。术后给予腰硬联合麻醉术后护理，仍给予骨科一级护理、心电监测，左下肢保持外展中立位（图 3-9），切口敷料干燥，伤肢远端血运良好，给予消炎、止痛等对症治疗。术后第 1 天出现腹胀，叩诊鼓音，听诊肠鸣音 4 次 / 分，可自行排气，遵医嘱给予厚朴排气合剂分

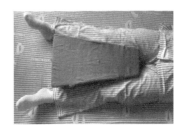

图 3-9　外展中立位

次口服，腹胀有所缓解。术后第 2 天给予无渣流食，仍腹胀，查体发现患者腹部膨隆，叩诊鼓音，听诊肠鸣音减弱，腹软，有轻度压痛，无反跳痛。急诊腹部 X 线片显示右半结肠肠管扩张胀气明显，直径大于 5 cm，小肠无明显扩张，无气液平面，考虑急性结肠假性梗阻，给予保守治疗，遵医嘱给予禁食、灌肠、胃肠减压、补液、鼻饲液体石蜡等治疗，症状逐渐好转。2022-12-17 患者左髋关节屈伸活动良好，左下肢感觉良好，活动正常，疼痛数字评分法得分为 0 分，Braden 量表评分为 15 分，跌倒风险评估为中风险，Caprini 评分为 3 分，患者恢复良好，详细交代出院注意事项，予以办理出院。

主要护理问题及措施

（一）体液不足

体液不足与肠腔或体腔积液、禁食、胃肠减压等有关。

1. 护理目标

患者电解质维持在正常范围。

2. 护理措施

（1）胃肠减压护理：①告知患者不可随意拔管，保持胃管的通畅及减压装置的有效，随时检查装置有无漏气，观察引流液的性质、量及颜色，有无气体排出，并准确记录；②保持管道通畅、加强口腔护理，及时清除胃肠减压器内的气体和液体，妥善固定胃管，防止受压、扭曲、脱出；③给予腹部热敷、按摩。

（2）输液和饮食护理：①严格禁食，根据输液原则和患者的具体情况，合理调节输液速度和各类药物输入的先后，抗菌药物按要求分次输入，进行水、电解质和酸碱平衡监测；②恢复饮食前的健康教育，治疗 3 ~ 5 天后，梗阻症状缓解，肛门恢复排气排便，腹胀腹痛逐渐消失，给予流质、温热、淡盐、易消化平衡膳食，少食多餐，开始时每次进食 30 ~ 50 mL，循序渐进，进食后无不适，第 2 天可逐渐过渡到半流质饮食，3 天后改进软食，忌食易致产气的甜食、牛奶等。

3. 护理评价

患者住院期间未发生电解质紊乱。

（二）有髋关节脱位的风险

髋关节脱位与患者卧位姿势不当，患肢屈曲内旋内收、过伸外旋有关。

1. 护理目标

患者住院期间不发生脱髋，患肢活动度良好。

（1）严格遵循"六不要"原则，即：不要交叉腿、不要卧于患侧、不要坐矮椅、坐位时不要前倾、不要弯腰拾物、不要在床上屈膝而卧。

（2）患者为二次手术，患者及其家属更重视预防脱位的重要性，但仍存在较多顾虑，担心手术效果、经济费用等，易产生悲观、沮丧、焦虑的情绪。多和患者及其家属沟通，缓解患者的消极情绪，鼓励其正确面对疾病，树立战胜疾病、康复的信心。

（3）体位护理：患者取外展中立位，患肢外展 30° ~ 40°，定做髋关节支具，预防脱位的发生。指导患者平卧时于大腿间放置软枕或梯形枕保持体位，防内旋、内收、过度屈髋。

（4）指导患者正确应用助行器行走（图 3-10）、转身、如厕等。

3. 护理评价

患者住院期间髋关节活动度良好，未发生髋关节脱位。

（三）有感染的风险

感染与术后切口渗血、渗液和敷料有关。

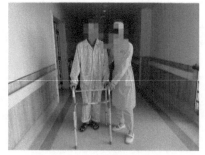

图 3-10　正确应用助行器

1. 护理目标

患者住院期间不发生感染。

2. 护理措施

（1）密切观察切口敷料情况，有无渗血渗液，如发现敷料有外渗，需立即报告医生并予以更换敷料，避免发生伤口感染。

（2）更换敷料期间病房应减少人员走动，关注炎症指标，有异常及时协助医生处理。

（3）医护人员在治疗和护理中需落实手卫生，严格落实无菌操作原则。

（4）保持床单位清洁，定时更换污染床单，如有血液或分泌物污染，则应立即更换。

3. 护理评价

患者住院期间未发生伤口感染。

📑 出院指导与延续护理

（1）休息3个月，3个月内患肢避免剧烈运动及下地负重行走。

（2）少食刺激性的辛辣食物，宜食营养丰富、高维生素、易消化吸收的食物。

（3）严格遵循"六不要"原则，即：不要交叉腿、不要卧于患侧、不要坐矮椅、坐位时不要前倾、不要弯腰拾物、不要在床上屈膝而卧。

（4）如有便秘，应注意通过调整饮食、腹部按摩等方法保持排便通畅，无效者可适当口服缓泻剂，避免用力排便。

（5）加强自我检测，若出现腹痛、腹胀、呕吐、停止排便等不适，及时就诊。

（6）遵医嘱定期复查，正确用药，观察术后切口的愈合情况。

（7）加强营养支持，提高机体抵抗力，防止感冒。

（8）骨科定期门诊随访（4周1次），不适随诊。

（9）延续护理：出院时，发放髋关节置换康复训练、肠梗阻疾病健康教育资料，告知患者电话干预事宜及健康咨询电话号码，取得其知情同意后建立延续护理随访登记本。出院后，1周内进行1次电话随访，以后每个月进行1次电话干预，有关调查显示，电话干预的平均时间为10.0～17.5分钟，预定每次通话时间为10～20分钟；每次通话时需询问患者基本情况，评估患者对疾病相关知识的认知程度及遵医行为，了解患者康复训练情况，根据评估情况进行有针对性的护理干预；电话干预后采用表格式记录，并注明下次干预时间；随时接受患者电话咨询。

📋 总结与反思

（一）总结

急性结肠假性梗阻好发于老年男性，初次全髋关节置换术发生率约为1%，翻修手术高达4%～5%，绝大多数病例保守治疗有效，预后较好。本例患者发生急性结肠假性梗阻可能与支配结肠运动的交感神经活动过多和副交感神经活动减弱、自主神经功能失调导致结肠运动功能障碍有关；也可能因平卧状态时间过长导致液体积聚于回盲部肠袢，引起气体积聚，肠内气体无法通过液体经肛门排出导致。患者出现症状后给予及时诊治，减少误诊是提高治疗成功率的关键。

（二）思考

本例患者在早期出现进行性腹胀时就得到了高度重视，及时诊断，有效地处理，及时妥善的病情观察、对症治疗和精心护理，促进了患者的康复。但患者术后需卧床休息，易发生肠粘连，护理人员应指导患者卧床时，进行腹部按摩，并鼓励患者早期下床活动，以利于肠功能恢复。

📖 参考文献

［1］陈秋兰，胡慧兰，何淑贞，等. 21例人工全髋关节翻修术患者的围术期护理［J］. 全科护理，2010，8（5）：1172-1173.

［2］魏胜全，王惠霞，杨维嘉，等. 老年AECOPD并急性假性肠梗阻13例临床分析［J］. 临床肺科杂志，2013，18（3）：553.

［3］王芳. 膝关节置换术后并发急性肠梗阻1例患者的护理体会［J］. 安徽卫生职业技术学院学报，2017，16（6）：159-160.

［4］任莉. 舒适护理在急性肠梗阻患者手术室护理中的应用分析［J］. 临床医学研究与实践，2017，2（29）：160-161.

［5］鲁颖. 老年骨折并发急性肠梗阻置管治疗的护理［J］. 浙江实用医学，2013，18（3）：222-224.

（吴彤艳）

第四章 脊柱疾病

个案1 颈椎骨折

📖 案例介绍

1. 一般资料

患者男性，57岁，高处坠落致颈部疼痛、活动受限4天。诊断为C_3椎体压缩性骨折；枢椎双侧椎弓根骨折伴椎体向前Ⅰ度滑脱。

2. 病史

现病史：于入院前4天，因从高处坠落致颈部疼痛、活动受限，就诊我院。颈椎CT骨三维成像显示C_3椎体压缩性骨折；枢椎双侧椎弓根骨折伴椎体向前Ⅰ度滑脱。2023-06-04门诊拟"颈椎骨折"收入我院。

既往史：20年前因"胃溃疡穿孔"于当地医院行胃大部切除术（具体不详）。

3. 查体

专科检查：颈椎生理弯曲变直，颈部后方明显肿胀、广泛压痛，可触及骨擦感，颈椎活动受限。四肢肌张力正常，肌力5级。

辅助检查：颈椎CT骨三维成像显示C_3椎体压缩性骨折，枢椎双侧椎弓根骨折伴椎体向前Ⅰ度滑脱。患者术前X线、MRI、CT检查见图4-1。

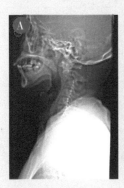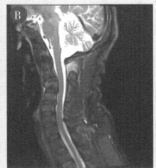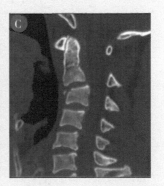

图4-1 术前X线、MRI、CT检查

医护过程

患者入院时面容正常，表情痛苦，被动体位，神志清楚，精神尚可，T 36.7℃，P 58 次 / 分，R 19 次 / 分，BP 137/80 mmHg。疼痛数字评分法得分为 4 分，Braden 量表评分为 11 分，ADL 评分为 35 分，跌倒风险评估为高风险，Caprini 评分为 1 分。按骨科一级护理，普通饮食，取去枕平卧位，予以枕颌带牵引术及消肿、止痛、脱水等对症处理，指导患者进行双下肢直腿抬高等长收缩运动等，术前掌握八个学会——学会疼痛自评、床上排便训练、气管推移训练、有效咳嗽排痰方法、颈部支具的穿戴、正确的日常生活姿势、正确翻身和起床的方法及颈椎康复训练方法。

完善术前各项检查后，于 2023-06-06 在全身麻醉下行前路 C$_3$ 椎体次全切钛网植骨钢板内固定术，术程顺利安返病房，遵医嘱术后给予一级护理，按全身麻醉术后护理，心电监测及中心吸氧 24 小时，床旁备气管切开包。疼痛数字评分法得分为 2 分，Braden 量表评分为 11 分，ADL 评分为 30 分，跌倒风险评估为高风险，Caprini 评分为 6 分。给予预防感染、护胃、消炎、脱水消肿、镇痛镇静、稳定内环境、营养支持等治疗，评估患者无吞咽困难、无胃部不适，嘱少量饮水，术后 2 小时以温凉的流质饮食为主，患者生命体征平稳，颈部手术切口敷料干燥，留置切口引流管、尿管均在位、通畅，引流液色、量均正常，四肢肌力正常，肢端感觉无明显异常，指导进行四肢的主、被动活动，主要进行双下肢直腿抬高运动，以增强髂腰肌、股四头肌力量。患者术后 X 线检查、CT 检查见图 4-2。

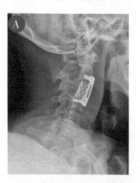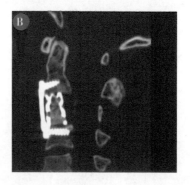

图 4-2　术后 X 线、CT 检查

术后第 2 天，颈部切口敷料干燥，引流管在位、通畅，引流出血性液体 10 mL，换药拔除引流管。遵医嘱拔除尿管，自解出淡黄色尿液，尿液清亮、无混浊。术后第 3 天，指导患者佩戴支具下床活动，无不适。2023-06-13 颈部手术切口愈合良好，四肢肌张力正常，肌力、感觉无明显异常，疼痛数字评分法得分为 0 分，Braden 量表评分为 17 分，ADL 评分为 80 分，Caprini 评分为 1 分，交代相关注意事项后，予以办理出院。

🛠 主要护理问题及措施

（一）有皮肤完整性受损的危险

皮肤完整性受损与枕颌带牵引、长期卧床、疼痛不敢活动有关。

1. 护理目标

患者住院期间未发生压力性损伤。

2. 护理措施

（1）枕颌带牵引护理（图4-3）：每2小时放松枕颌带5分钟，并注意观察耳郭、枕后部，以及骶尾部等容易受压处皮肤情况，给予泡沫敷贴保护。

（2）由科室压力性损伤专业护理小组采用Braden量表及护理评估工具对患者进行动态评估，做到班班详细交接。

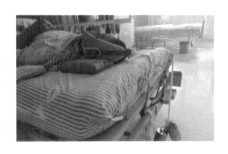

图4-3　枕颌带牵引护理

（3）使用气垫床，床单被服保持清洁、平整、无皱褶、无渣屑，以避免皮肤与碎屑及衣服床单皱褶产生摩擦。每日温水擦浴2次，使用液体敷料涂抹按摩骶尾部、肩胛骨等受压处3 ~ 4次／日。

（4）建立翻身记录卡，协助患者每2小时轴线翻身一次，保持头颈中立位，实施有效到位的翻身来间歇性消除局部压力，是预防压力性损伤产生最为关键的措施。

（5）疼痛护理：①密切观察疼痛的部位、性质、持续时间及伴随症状，检查是否为由体位不适所引起的疼痛，如有不适及时给予调整。向患者解释疼痛的原因，指导患者学会并掌握深呼吸止痛法、音乐疗法及注意力转移法等，以减轻疼痛感。②必要时遵医嘱给予非甾体镇痛药物治疗，并密切观察用药后的效果。③加强营养支持，多吃鱼、瘦肉、牛奶、鸡蛋、蔬菜、水果等高蛋白、高热量、高维生素、易消化的食物，注意补充钙质，以减少压力性损伤发生，促进患者的健康恢复。

3. 护理评价

患者疼痛得到及时有效的处理，积极配合护理治疗，住院期间未出现压力性损伤。

（二）潜在并发症

潜在并发症包括颈部血肿、呼吸困难、深静脉血栓等。

1. 护理目标

密切观察患者病情变化，预防并发症。

2. 护理措施

（1）预防颈部血肿：①术前为患者行气管、食管推移训练，训练期间需全程关注患者血压、呼吸、心率变化，一旦发生呛咳则暂停训练。②术后密切观察患者生命体征是否平稳，床旁备急救器材及气管切开包。③严密监测患者血压、心率、心律、呼吸频率、呼吸深浅度，有无憋气、呼吸困难、血氧饱和度下降等症状，以及四肢末端血运、感觉、肌力情况。④术后 24 小时内应密切观察手术切口区域的皮肤张力、颈部包块、引流情况并评估是否存在吞咽困难。⑤术后翻身时保证颈椎中立位，控制颈部活动的幅度及次数，避免切口出血，密切观察切口有无出血、肿胀等情况。⑥妥善固定颈部切口负压引流管，保证引流通畅，避免引流管受压或者扭曲，记录引流液的量、性状。⑦若出现皮肤张力进行性增高、颈部进行性肿大包块、引流量突然增多且颜色鲜红、进行性呼吸困难、四肢肌力明显减弱，需考虑血肿发生的可能。

（2）预防深静脉血栓：①指导患者术后即进行踝泵运动、股四头肌等长收缩运动，促进肌肉收缩、加速血液循环，每日 4 次，每次 25 组。②使用间歇充气加压装置，每日 2 次，每次 20 分钟。③使用低分子肝素钙，预防双下肢深静脉血栓。

3. 护理评价

患者病情平稳，住院期间未发生并发症。

（三）有便秘发生的可能

便秘与患者受伤后长期卧床、胃肠蠕动减慢有关。

1. 护理目标

预防便秘的发生，使患者住院期间感到舒适。

2. 护理措施

（1）摄入充足的水分，每天饮用温开水 1.5 ~ 2 L。避免喝油腻汤水，防止增加胃肠道负荷，少食多餐。

（2）告知患者及其家属长时间卧床容易发生便秘，讲解便秘的影响因素及危害，使患者及其家属认识到每天定时排便的重要性及必要性。

（3）指导健康运动。①按摩腹部：教会患者家属每天早晚各辅助患者完成 1 次腹部按摩。方法为患者取仰卧位，用右手或重叠双手放置在右下腹部位置，着力点为掌根及大鱼际肌，沿升结肠—横结肠—降结肠的方向对腹部进行环形按摩，按摩力度以腹部下陷约 1 cm 为宜，10 ~ 15 分钟 / 次，2 次 / 日。②提肛运动：指导患者尽可能地收缩肛门括约肌，同时与呼吸相配合；提肛时屏气 5 秒，在呼气后放松肛门括约肌，并进行反复训练。

（4）遵医嘱使用四磨汤预防便秘，每日 3 次，每次 10 mL。

3. 护理评价

患者住院期间未出现便秘，无不适主诉，感官好。

叁 出院指导与延续护理

（1）再次示范头颈胸固定支具的正确使用方法，保证患者和家属能够正确掌握（图 4-4）。

（2）出院 1 个月内，每周与患者保持联系，了解和掌握患者的恢复情况及用药情况。了解患者身体感受，尤其是颈椎骨质相关症状是否出现变化。

（3）个性化功能锻炼：每周随访时，评估患者对功能康复指导的掌握情况。

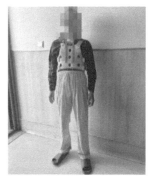

图 4-4　佩戴支具下床活动

1）深呼吸及扩胸运动，每日 4 次，每次 20 ~ 30 分钟，可预防坠积性肺炎、肺不张、肺粘连。

2）直腿抬高运动，指导患者平卧，下肢伸直离开床面，抬高 40° ~ 50°，保持 10 ~ 15 秒并逐渐增加到 20 秒，每 30 次为 1 组，每天 4 组。

3）股四头肌收缩运动，患者平卧下肢伸直，指导患者绷紧大腿前肌肉，每天练习数次，每次 10 ~ 15 分钟。

4）踝关节屈伸及旋转运动，每天数次，每次 10 分钟。

（4）出院后 3 个月、6 个月、12 个月、24 个月定期复查，不适随诊。

总结与反思

对颈椎骨折患者实施个性化护理干预可有效提升患者自身皮肤抵抗能力，促进受压部位血液循环，缓解组织所受压力等，特点是可有效减少压力性损伤的发生。颈椎患者术后根据患者病情、伤口、疼痛，以及管道拔除情况，指导患者早期离床活动、减少患者心理恐惧及便秘的发生，术后评估者是否存在吞咽困难，对于存在明显吞咽困难的患者，可以采取改变食物性状、局部物理治疗、指导吞咽策略等措施，以防止并发症发生，促进患者身心健康与生活质量的提升。该患者依从性好，在健康宣教及功能锻炼指导方面，护患一心，这是患者康复道路上的垫脚石。

参考文献

［1］费贤莉. 持续质量改进护理缓解颈椎骨折患者疼痛及负性情绪的临床研究［J］. 当代护士（下旬刊），2020，27（1）：55-58.

［2］李玲，林蕾蕾，何暖婷. 前瞻性护理在闭合性胸外伤合并肋骨骨折患者预防便秘中的应用效果［J］. 中国社区医师，2022，38（6）：112-114.

［3］王卫. 个体化护理干预对颈椎骨折伴高位截瘫患者压疮的预防作用分析［J］. 世界最新医学信息文摘，2018，18（67）：221-222.

［4］赵巍. 颈椎前路手术治疗颈椎骨折脱位并发脊髓损伤的围手术期护理［J］. 中国

医药指南，2019，17（30）：302-303.

［5］李静.颈椎后路侧块钛板内固定治疗颈椎骨折脱位的整体护理效果［J］.当代临床医刊，2022，35（2）：106-107.

［6］贾艳领，李琳，许兴华.11例寰枢椎骨折脱位围手术期护理［J］.中国医学创新，2012（27）：50-51.

［7］孙彩丽.1例寰枢椎骨折合并胸椎骨折患者的护理［J］.当代护士（中旬刊），2018，25（5）：117-118.

［8］高丽萍.康复护理对颈椎骨折伴脊髓损伤患者术后下肢深静脉血栓形成的预防及其效果分析［J］.实用临床护理学电子杂志，2020，5（23）：54.

［9］周丹.引领式健康教育模式对寰枢椎骨折患者护理干预效果［J］.中外医疗，2022，41（11）：157-161.

［10］丁琛，洪瑛，王贝宇，等.颈椎前路手术加速康复外科实施流程专家共识［J］.中华骨与关节外科杂志，2019，12（7）：486-497.

［11］陈仲强，刘忠军，党耕町.脊柱外科学［M］.北京：人民卫生出版社，2013：281-282.

（陈盈盈）

个案 2　枢椎骨折行 Halo-Vest 支架外固定术

案例介绍

1. 一般资料

患者男性，23 岁，诊断为枢椎骨折；车祸致颈部疼痛、活动障碍 2 天。

2. 病史

现病史：患者于 2023-05-21 22:00 左右因车祸受伤，致颈部疼痛、活动障碍，就诊我院，寰枢关节 CT 骨三维成像显示，寰椎左侧前弓、枢椎齿状突基底部骨折。2023-05-23 急诊拟"枢椎骨折"收入院。

3. 查体

专科检查：颈背部轻度肿胀，无明显畸形，压痛明显，活动障碍，四肢皮肤感觉正常，四肢肌张力正常，肌力 4 级，腹壁反射、膝反射、跟腱反射存在，膝、踝关节阵挛未引出，病理反射未引出。

辅助检查：寰枢关节 CT 骨三维成像显示寰椎左侧前弓、枢椎齿状突基底部骨折

（图4-5）。MRI检查提示寰椎左侧弓及枢椎齿状突基底部骨折；$C_{4\sim5}$、$C_{5\sim6}$、$C_{6\sim7}$椎间盘膨隆；颈项部软组织挫伤。

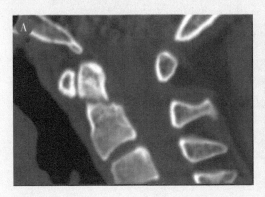
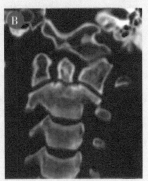

图4-5　固定前CT检查

医护过程

患者入院时正常面容，表情痛苦，被动体位，神志清楚，精神可，T 36.6℃，P 80次/分，R 20次/分，BP 125/80 mmHg。疼痛数字评分法得分为4分，Braden量表评分为12分，跌倒风险评估为高风险，ADL评分为55分，Caprini评分为1分。予骨科一级护理，指导饮食以清淡为主，床上有效咳嗽及深呼吸，遵医嘱行颈部制动，给予止痛、消肿治疗，指导患者进行床上肢体主动运动。患者经过全面检查后，骨折无明显移位，相对稳定，给予保守治疗。

2023-05-29在换药室局部麻醉下行颈椎骨折 Halo-Vest 支架外固定术，检查示眼睑及脊髓神经功能无异常，指导患者床上坐起，且在保护下进行下地负重活动，步态平稳，无头晕不适，四肢皮肤感觉正常，四肢肌张力正常，肌力4级，继续药物消肿、止痛、促进骨折愈合等对症治疗。疼痛数字评分法得分为5分，Braden量表评分为13分，跌倒风险评估为高风险，ADL评分为60分，Caprini评分为2分。

于2023-05-30复查CT提示（图4-6）：寰椎左侧前弓及左侧上关节面、枢椎齿状突基底部骨折，行颈椎外固定术后，枢椎齿状突两侧间隙尚对称，余所见椎体及附件形态可，椎体未见滑脱，椎旁软组织稍肿胀。2023-06-01疼痛数字评分法得分为2分，Braden量表评分为15分，跌倒风险评估为高风险，ADL评分为65分，Caprini评分为1分，详细交代注意事项，办理出院。

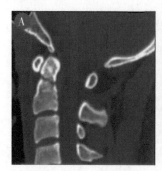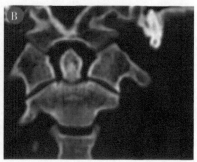

图 4-6　复查 CT

🌀 主要护理问题及措施

（一）有螺钉松动、针孔感染的危险

螺钉松动、针孔感染与外固定支架持续固定于颅骨有关。

1. 护理目标

患者住院期间未发生相关并发症。

2. 护理措施

（1）保持螺钉钉眼清洁、干燥：用 75% 的乙醇消毒钉眼，每日 2 次。若螺钉周围皮肤出现红肿并有分泌物，要及时清除，并清理螺钉周围头发，保持螺钉周围清洁。

（2）保持 Halo-Vest 支架外固定的正确位置：①头环必须固定在颅骨的最大径上，保持牵引过程中长环的牢固性。②螺钉松动是 Halo-Vest 支架外固定手术治疗的常见并发症，护理人员在日常清洁时，应密切注意观察各个螺钉有无松动。③患者在翻身时不能拉动支架，注意有无异常声音，如果有异常声音则提示支架有松动，应当及时向医生报告，对支架进行重新固定。

（3）体位护理（图 4-7）：翻身时应由 1 人负责固定头部，保持头颈、躯干一致，以及头部保持中立位，使患者侧翻 90°，不要拉拽 Halo-Vest 支架，严防螺钉松动、滑脱。

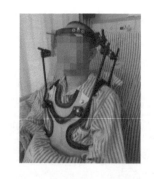

图 4-7　体位护理，指导床上坐起

（4）预防螺钉穿入硬脊膜，如固定时间过长，螺钉多次松动，又再次拧紧，易发生此并发症。每次调整后应观察螺钉钉眼处有无脑脊液外漏，如出现及时通知医生更换钉孔，预防颅内感染。

（5）术后每日检查，适当旋紧颅骨钢钉及连接杆关节，防止松脱或入钉过深。根据复查X 线片调整牵引高度及屈伸角度，调整旋转畸形等。

3. 护理评价

患者住院期间未出现螺钉松动、针孔感染等并发症。

（二）疼痛

疼痛与 Halo-Vest 支架外固定、不能改变颈部姿势有关。

1. 护理目标

患者疼痛缓解。

2. 护理措施

（1）病情观察：密切观察患者出现疼痛的部位、性质、持续时间及伴随症状。钉眼处发现疼痛一般由感染、皮肤坏死引起，注意检查、清洁护理钉眼处。

（2）药物治疗：必要时遵医嘱给予镇静、止痛药物。遵医嘱使用氯诺昔康注射液 1/12 小时间隔静脉滴注，每晚给予 1 mg 艾司唑仑片助睡眠，使患者得到充足的休息，以缓解疼痛。

（3）体位护理：患者保持正确体位，采取半卧位、坐卧位、侧卧位，颈部垫软枕或软毛巾，厚度约 40 cm，使头部抬高 30° ~ 50°，提高患者舒适度。注意保护 Halo-Vest 支架，避免硬物碰到支架时的震动引起患者头部不适、疼痛等。

（4）心理护理：①提高对患者术后疼痛问题的重视程度，鼓励患者说出疼痛，准确地表达疼痛，教会患者及其家属评估疼痛的方法等。②加强对患者及其家属有关疼痛知识的教育，包括患者对疼痛的认知程度、对疼痛治疗的需要程度，还可以指导患者通过音乐疗法、视频播放和聊天等方式，转移注意力，以减轻疼痛、充分放松。

3. 护理评价

患者能够准确表达疼痛，及时干预，疼痛缓解。

（三）有发生胸闷的可能

胸闷的发生与 Halo-Vest 支架限制胸部活动有关。

1. 护理目标

避免患者发生胸闷。

2. 护理措施

（1）患者使用 Halo-Vest 支架外固定后会限制胸部活动，可能出现胸闷、呼吸困难等症状，护理人员应经常巡视病房，密切关注患者的呼吸情况，指导患者有效咳嗽及缩唇呼吸训练，增强患者肺通气功能，鼓励患者以腹式呼吸或深呼吸为主。

（2）定时检查患者 Halo-Vest 支架外固定的情况，根据患者自身情况调整背心松紧度，避免胸背部固定过紧影响呼吸，保持呼吸道通畅。

（3）多进食高蛋白、高维生素、高纤维食物，防止便秘，忌暴饮暴食，以免因胃部扩张而影响呼吸功能。

（4）协助患者定时翻身叩背，必要时遵医嘱给予雾化吸入，以稀释分泌物，促进痰液排出。

（5）病房内应定时通风，2～3次/日，保持室内空气清新。

3．护理评价

患者能掌握正确的有效咳嗽及深呼吸方法，住院期间未诉胸闷不适。

目 出院指导与延续护理

（1）休息6个月，继续外固定支具固定3个月，术后6周复查（图4-8），防止脱位后复位丢失，必要时重新调整，根据复查情况决定拆除外固定时间，不适随访。

（2）Halo-Vest支架外固定出院指导

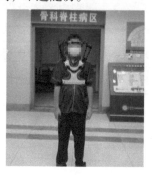

1）预防感染：加强自我护理，指导家属每日用75%的乙醇棉球消毒螺钉部位周围皮肤2次，保持螺钉周围清洁，以防感染。若感觉螺钉针孔处疼痛、红肿、有渗出等异常，及时就诊。在Halo-Vest支架外固定期间要经常洗头和理发，保持头部清洁。

2）预防压力性损伤：患者应选择宽松系带的棉质内衣，经常擦浴，更换内衣，保持皮肤和背心内衬的清洁；家属应每天检查背心受压部位，主要是肩胛部及后背，可

图4-8　术后6周复查

在背心边缘处及骨突处周围垫衬毛巾等物加以保护，按摩局部皮肤，防止发生压力性损伤。

3）下床活动：患者坐位时保持颈椎中立位，站立时遵从卧—坐—站的顺序，离床活动时要求有家属陪护，防止摔倒造成再次损伤。患者离床活动前先锻炼床边坐起，无头晕头痛等不适后，再练习床边活动，正常床边活动后无不适者，再鼓励病房内活动，循序渐进，早期患者活动时必须有家属或陪护人员的陪同。严禁做跑、跳等剧烈运动，避免磕碰外固定架引起位置的改变，也避免因Halo-Vest支架外固定震动给患者带来疼痛等不适。

4）拆除Halo-Vest支架外固定后的护理：Halo-Vest支架外固定拆除后要清洁消毒钉眼，给予无菌敷料包扎，2～3天后取下包扎敷料，每日用乙醇棉签消毒钉眼1～2次，同时用手轻轻按揉钉眼处皮肤以防止形成挛缩性瘢痕。颈部要戴颈托以加强保护，同时，叮嘱患者不要做颈部过伸、过屈的动作，转头、转身动作要缓慢，1～2周后逐步开始颈部活动。

尸 总结与反思

（一）总结

相比传统的普通颈围而言，固定更稳定，可限制颈椎活动，降低骨折移位发生概率，减少骨折固定期间的微动，有助于颈椎骨折愈合，促进颈椎功能恢复，降低骨折不愈合、延迟

愈合发生概率。Halo-Vest 支架具有轴向对抗牵引作用，在持续固定期间可维持骨折脱位的稳定性，同时还能间接起到复位骨折脱位的作用。Halo-Vest 支架外固定存在针眼疼痛、感染等并发症，从患者的实际情况出发，给予患者针对性护理，告知其发生并发症的因素，提高患者重视程度，并进行积极预防，降低患者的并发症发生率，从而提高患者的生活质量。

（二）反思

Halo-Vest 支架外固定能够提供稳定的三维颈椎外固定，治疗效果确切，患者术后可以佩戴 Halo-Vest 支架下地行走，能够有效地减少卧床并发症的发生。且与内固定比较，三维空间固定稳定可靠，手术时间短，手术费用低。对该患者进行出院随访，Halo-Vest 支架外固定在位，未发生不良并发症，患者对治疗效果满意。需进一步加深护患沟通，直至患者顺利拆除 Halo-Vest 支架外固定。

参考文献

［1］邱丽，耿彩萍．舒适护理在颈椎骨折行哈罗氏架固定患者中的应用［J］．中国急救复苏与灾害医学杂志，2018，13（6）：589-591.

［2］陈秀宜，洪敏丹．应用哈罗氏架治疗颈椎骨折脱位的护理［J］．中国医药指南，2014（17）：325-326.

［3］刘金泉，王兆红．Halo-Vest 头颈胸支具在寰枢椎骨折脱位中的应用评价［J］．山西大同大学学报（自然科学版），2018，34（6）：34-36，47.

［4］周丹．引领式健康教育模式对寰枢椎骨折患者护理干预效果［J］．中外医疗，2022，41（11）：157-161.

［5］范升华，王建军，王三华，等．Halo-Vest 外固定架在上颈椎损伤中的应用［J］．实用临床医学，2013，14（4）：59-60.

［6］李奎，贾家猛，赖丹丹，等．Halo-vest 支具固定治疗上颈椎骨折的疗效分析［J］．中国医疗器械信息，2017，23（8）：21-22，95.

（陈盈盈）

个案 3　胸椎骨折伴截瘫术后合并尿路感染

案例介绍

1. 一般资料

患者女性，48 岁，诊断 T_{12} 椎体爆裂性骨折并向后滑脱、椎管狭窄；$T_{10} \sim T_{12}$ 椎体层面脊髓损伤伴截瘫；T_{12} 左侧椎弓根、T_{11} 及 L_2 右侧横突、T_{12} 及 L_1 双侧横突、T_{11} 及 T_{12} 棘突骨折；胸部闭合性损伤：左侧多根肋骨骨折、双肺挫伤；头皮挫裂伤。

2. 病史

现病史：患者于 7 小时前从约 5 m 高处摔下受伤，致胸背部及左肩部疼痛、活动障碍，左头顶部伤口疼痛、流血，双下肢感觉、活动障碍，无法坐起及站立。伤后送往当地医院给予头部伤口清创缝合，为进一步治疗转诊我院，急诊拟"胸椎骨折伴截瘫"于 2023-06-19 收住我院。

月经史：15 岁，4 ~ 6 日 /27 ~ 31 日，47 岁，既往经量正常，颜色正常，无痛经，经期规律，白带正常，阴道无异常流血史。

3. 查体

专科检查：胸腰背部肿胀，压痛明显，活动障碍，髂前上棘水平以下皮肤感觉消失，双下肢肌张力正常，肌力 0 级，腹壁反射（±），肛门反射（−），膝反射、腱反射（−），膝、踝关节阵挛未引出，病理反射未引出。

辅助检查：CT 检查提示双肺斑片影（图 4-9），考虑挫伤。术前 MRI 见图 4-10，T_{11} 右侧横突骨折；顶部皮下软组织挫伤。行 CR 检查提示 T_{12} 椎体压缩性骨折。MRI 检查提示 T_{12} 椎体压缩性骨折并向后滑脱、椎管狭窄；$T_{10} \sim T_{12}$ 椎体层面脊髓损伤。

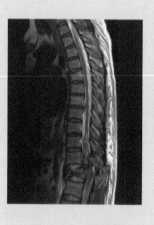 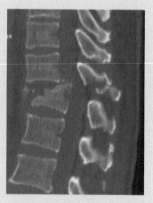

图 4-9　CT 检查　　图 4-10　术前 MRI 检查

医护过程

患者入院时面容正常，表情痛苦，被动体位，神志清楚，精神尚可，T 36.5℃，P 70 次 / 分，R 18 次 / 分，BP 111/75 mmHg。疼痛数字评分法得分为 4 分，跌倒风险评估为中风险，Braden 量表评分为 12 分，ADL 评分为 30 分，Caprini 评分为 6 分。予骨科一级护理，预防压力性损伤护理，普通饮食，卧床休息，患者尿潴留，遵医嘱给予硅胶尿管留置导尿，检验尿液分析 + 尿沉渣流式定量分析（尿）无异常，大便已解，较困难，需开塞露纳肛。术前床上排便训练、有效咳嗽，给予消肿、止痛等对症治疗。

完善术前检查，于 2023-06-21 在全身麻醉下行后路胸椎椎管减压、椎体复位、后柱植骨融合、钉棒内固定术，术程顺利安返病房。术后 DR 影像学检查见图 4-11，遵医嘱术后予以一级护理，按全身麻醉术后护理，普通饮食（禁食 2 小时），心电监测及中心吸氧 24 小时。疼痛数字评分法得分为 3 分，跌倒风险评估中风险，Braden 量表评分为 12 分，ADL 评分为 30 分，Caprini 评分为 9 分。给予预防感染、止痛、护胃等对症治疗，患者无胃部不适主诉，嘱少量多次饮水，患者生命体征平稳、髂前上棘水平以下皮肤感觉消失，双下肢肌力 1 级，切口敷料干燥，留置切口引流管、尿管均在位、通畅，引流液色、量均正常，指导家属为患者行被动锻炼。术后第 2 天，留置尿管在位、通畅，尿色深、量正常，胸背部切口敷料干燥，引流管在位、通畅，引流出血性液体 30 mL，换药拔除引流管。

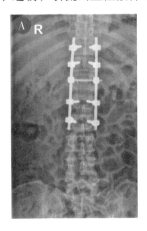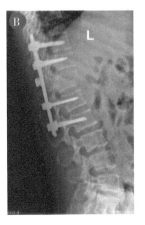

图 4-11　术后 DR 影像学检查

2023-06-23 18:00，T 38℃，2023-06-24 复查尿液分析 + 尿沉渣流式定量分析（尿）显示尿潜血（++）（↑）、尿白细胞（+++）（↑）、细菌 4151.4 个 /μL ↑，提示尿路感染，给予头孢他啶抗感染治疗。2023-07-01 复查尿液分析 + 尿沉渣流式定量分析（尿）无异常，停用抗生素。患者于 2023-07-03 胸背部术后切口愈合良好，髂前上棘水平 2 cm 以下皮肤感觉消失，双下肢肌张力正常，肌力 1 级，疼痛数字评分法得分为 1 分，跌倒风险评估为中风险，Braden 量表评分为 14 分，ADL 评分为 40 分，Caprini 评分为 7 分，详细交代注意事项，携尿管办理出院。

主要护理问题及措施

（一）尿路感染

尿路感染与长期留置尿管有关。

1. 护理目标

遵医嘱采取有效措施，及时有效控制尿路感染。

2. 护理措施

（1）无菌操作：在留置导尿管和维护过程中严格遵守无菌技术操作原则，注意手卫生，进行更换尿管、留取尿标本等操作时须戴一次性手套进行自我保护，并加强对留置导尿管患者及其家属手卫生的宣教。

（2）防止逆行感染：①保持排尿通畅，避免尿管打折或扭曲，搬动患者时夹闭尿管。②当患者有倒尿指征时，应及时排空尿袋，倒尿时使用独立的尿壶，且倒尿时尿壶不能接触尿袋排尿口端。③尿袋置于膀胱水平以下，但不能接触地面。

（3）清洁消毒：护理人员每日用 0.05% 碘伏消毒液消毒尿道口 1 次，指导家属每天早晚用干净湿毛巾擦洗尿道外口及周围，避免受分泌物及粪便的污染而引起尿路感染。

（4）膀胱冲洗：①膀胱冲洗可降低脊柱外科长期留置导尿管患者尿路感染发生率，冲洗频率以 2 次/周为宜。②瘫痪患者留置尿管时间较长，采用三腔气囊硅胶导尿管，该导尿管对尿道损伤较小，且内径较粗，流速较快，不易因管道阻塞而诱发感染。③冲洗液为 0.9% 氯化钠注射液 250 mL。冲洗前排尽尿液，夹闭尿袋引流管，尿管末端消毒后，连接输液器，调整冲洗速率为 80～100 滴/分，15～20 分钟后，开放尿袋引流管，放出冲洗液。

（5）用药护理：定期常规尿液细菌检查观察患者情况，及时进行尿液细菌培养，根据结果选择对应的有效的抗生素。

（6）膀胱功能训练。①反射性排尿训练：叩击耻骨上，牵拉阴毛，刺激阴茎、挤压阴蒂及按摩大腿内侧等方法，刺激、诱发逼尿肌收缩，进行自主排尿。②诱导排尿训练：通过热敷耻骨上区、水流声刺激等诱发排尿。③盆底肌训练：在腹部、臀部、下肢肌肉放松状态下，进行自主收缩会阴区括约肌训练，每次持续 5～10 秒，每组 15 次，每天 3 组。

（7）健康教育：保证充足饮水量，每天 2000 mL 以上，以稀释尿液，达到冲洗膀胱和冲洗尿道的目的，避免膀胱内积存沉渣。加强机体营养，增强抵抗力。

（8）心理护理：在治疗期间向患者耐心讲解预防及治疗尿路感染的重要意义、配合事项及注意事项，消除患者的恐惧、紧张心理，让其主动、积极配合相应的护理工作。

3．护理评价

患者尿路感染得到有效控制，其间积极配合护理治疗，满意度高。

（二）便秘

便秘与脊髓神经功能损伤、长时间卧床、活动量减少有关。

1．护理目标

患者便秘症状缓解，能自主排便。

2．护理措施

（1）体位护理：患者平卧时可在腰下垫薄枕，以此恢复腰椎正常生理弧度，提高患者舒适度；协助患者每2小时轴线翻身1次，促进肠道蠕动。

（2）饮食护理：嘱患者进食清淡、易消化、粗纤维食物，增加饮水量，多食新鲜蔬菜、水果，忌辛辣、油腻及刺激性食物。

（3）用药护理：遵医嘱给予四磨汤10 mL，3次／日，口服，必要时采用开塞露辅助排便。

（4）腹部按摩：患者取仰卧位，按照升结肠—横结肠—降结肠的顺序按摩，时间为3分钟，腹部采用环形按摩法进行按摩，时间为3分钟，白天每2～3小时按摩1次，夜晚每4～6小时按摩1次，促进通气排便。

（5）床上排便指导：指导患者排便时取平卧位，协助家属将便盆放置于患者臀下进行排便。患者排便时拉起床帘，为其提供一个隐蔽的环境，使患者保持较为放松的状态；及时与患者交流，告知其有便意时及时排便，不可刻意抑制。

3．护理评价

患者出现便秘后，积极处理，无不适主诉，配合腹部按摩，未再发生便秘。

（三）预防并发症：失用综合征、深静脉血栓

失用综合征、深静脉血栓与脊髓损伤致双下肢瘫痪有关。

1．护理目标

与康复科联合制定个性化康复方案，保持和改善患者肢体残余功能（图4-12）。

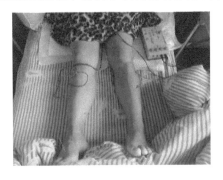

图 4-12 术后康复治疗

2．护理措施

（1）下肢深静脉血栓预防：指导家属为患者定时按摩肢体并进行功能锻炼，促进下肢血液循环，避免下肢深静脉血栓形成。

1）腓肠肌挤压：保持仰卧位，将其下肢适当抬高，对其小腿后部的腓肠肌进行按摩和挤压，手掌保持紧贴于小腿后外侧，有规律地从下到上，力道从轻到重，频次为40次/分左右，两腿交换进行按摩和挤压。

2）趾踝关节屈伸摇摆：保持仰卧位，用手轻托住患者的踝关节上，将全部足趾握住，帮助患者做趾间关节、跖趾关节被动活动，每次屈伸活动3~5下，再用手握住跖趾关节轻晃动踝关节，摇晃3~5次即可。

3）膝髋踝关节屈伸：保持仰卧位，抬起患者的肢体，扶住其膝部下方，握住患者的跖趾关节，做屈膝和屈髋活动，保持跖趾关节伸直，并对踝关节做背伸活动，协助患者做屈髋活动和膝关节、踝关节屈伸活动。每次帮助患者被动活动3~6次，每次活动20分钟即可，保持力度由轻到重，促使其关节活动度逐渐增强。

4）主动功能锻炼：患者双下肢肌力1级，可指导患者主动进行下肢肌肉等长收缩运动，提高患者治疗的积极性。主动锻炼以上肢为主，提高上肢及躯干肌力，以带动下肢运动，教会患者床上翻身，并进行起坐训练，床与轮椅的转换以患者的情况为宜，循序渐进。

5）遵医嘱使用低分子肝素注射液1次/日皮下注射，药物预防抗凝。

6）气压治疗仪干预可加快患者下肢静脉血流速度，并缓解下肢肿胀。

7）生活自理能力指导：卧床期间协助患者洗漱、进食、大小便及个人卫生等活动，鼓励患者逐步完成各项自理活动。

（2）丁字鞋预防足下垂：丁字鞋主要由太空棉制成，具有良好的透气性，对预防压力性损伤具有一定的作用，且应用长条进行固定，可调节宽松度，保持足部于功能位，便于进行床上下肢锻炼，可防止出现足下垂等并发症。患者平卧时穿戴丁字鞋，但时间不宜过久以免引起压力性损伤，穿戴后注意观察内外踝、足跟等易受压部位皮肤。

（3）中医康复：利用传统医学，通过针灸、按摩等促进康复。

（4）心理护理：护理人员需要根据患者性格特征进行有针对性的疏导，使患者了解康复的希望，重拾信心。主动关心患者，了解患者的心理诉求，在交流中鼓励患者进行情绪宣泄，改善患者的心理状态。

3．护理评价

个性化康复训练；患者住院期间能积极配合护理治疗，未发生关节僵硬、肌肉萎缩等并发症。

📄 出院指导与延续护理

（1）患者在佩戴腰部支具保护及他人搀扶下可行坐位锻炼，避免过度负重或剧烈活动。

（2）进行预防尿路感染的健康教育，增强患者规律排尿、预防感染的意识。①出院前向患者及照顾者进行尿管护理知识和技能的培训指导并示范，如注意照顾者的手卫生，尿管的固定，保持引流管通畅，每日会阴护理，每日饮水量，观察有无漏尿、堵塞、结晶、混浊絮状物及出血等并发症及早期干预措施等；②出院后每周二对患者进行微信视频随访，评估康复进展及尿管护理的掌握情况。

（3）提高患者康复依从性，继续药物营养神经及康复治疗，根据个性化康复方案行功能锻炼。

（4）加强护理：保持患者身体各部位清洁及干燥，避免压力性损伤；保证每天充足饮水量，加强患者的营养，给予高蛋白、高热量、高维生素饮食，预防尿路感染和便秘发生。

（5）定期复查（术后第 1 个月、3 个月、6 个月、12 个月），根据每次复查情况交代注意事项，1 年后根据骨折愈合及患者康复情况酌情手术取出内固定物。

总结与反思

（一）总结

脊髓损伤伴截瘫是由脊柱外力创伤而导致脊髓损伤平面以下的肢体感觉运动消失、大小便功能障碍，需长期留置导尿管，常易造成尿路感染等并发症。导尿管的留置时间越长，发生尿路感染的概率就越大。而留置导尿是脊髓损伤伴截瘫患者引流尿液基本操作之一，这对于维持切口干燥和洁净具有很大作用。因此采取精细的护理措施预防尿路感染十分重要，护理人员通过对截瘫患者行盆底肌功能训练、膀胱训练、手法辅助排尿、膈肌呼吸肌训练等，帮助患者尽早恢复膀胱功能。

（二）反思

截瘫患者由于感觉障碍，导尿管留置时间长易引起尿路感染，在尿路感染发病时没有典型的尿频、尿急、尿痛等临床表现，在护理中不仔细观察易被忽视，这要求护理工作者在护理中认真观察病情，以便早发现、早采取护理措施。

参考文献

［1］王文丽，朱政，彭德珍，等. 长期留置导尿管患者导管相关性尿路感染预防护理的最佳证据总结［J］. 护士进修杂志，2019，34（16）：1473–1477.

［2］王文丽，朱政，陈学樊，等. 尿管置管循证护理对脊髓损伤留置导尿管患者尿路感染影响的研究［J］. 华西医学，2020，35（10）：1181–1184.

［3］谢晶晶，刘洁，严婷玉. 脊柱外科长期留置导尿管尿路感染与膀胱冲洗频率的关系及 Wntβ–catenin 通路基因表达［J］. 中华医院感染学杂志，2023，33（9）：1342–1346.

[4] 刘莹，都模勤，黄升云，等. 间歇导尿技术联合膀胱功能锻炼在胸腰段骨折合并脊髓损伤神经源性膀胱患者中的应用 [J]. 颈腰痛杂志，2021，42（5）：732-733.

[5] 牟小燕，朱晶晶. 胸腰骨折后腹胀便秘的早期综合护理干预 [J]. 名医，2022（21）：150-152.

[6] 李玉凤. 改良丁字鞋在骨科临床护理中的应用研究 [J]. 基层医学论坛，2018，22（24）：3467-3468.

[7] 刘阳，张腊月. 综合康复护理预防截瘫患者下肢深静脉血栓形成的研究 [J]. 中国地方病防治，2022，37（1）：85-86.

[8] 彭风兰. 脊髓损伤伴截瘫留置导尿管患者尿路感染的相关因素分析与护理对策 [J]. 护理实践与研究，2020，17（2）：93-95.

[9] 程蕊. 探讨预防泌尿外科留置导尿管患者尿路感染的护理策略 [J]. 临床医药文献电子杂志，2019，6（29）：102-103.

[10] 夏斯亚，杨明莹，王际容，等. 脑卒中后神经源性膀胱并发尿路感染的护理进展 [J]. 循证护理，2023，9（6）：1033-1036.

（陈盈盈）

个案4　胸椎管狭窄伴不全瘫术后合并酮症酸中毒

📖 案例介绍

1. 一般资料

患者女性，57 岁，双膝肿痛、活动受限 10 年，加重 2 个月，诊断为胸椎管狭窄伴不全瘫；2 型糖尿病。

2. 病史

现病史：患者自诉于 10 年前无诱因出现双下肢无力，2 个月前患者感下蹲活动困难，双下肢无力，行走困难，跛行。就诊我院，胸腰椎 CT 检查提示 $T_8 \sim T_{12}$ 椎体 CT 骨三维成像见下胸椎退行性改变；腰椎退行性改变。门诊以"胸椎管狭窄伴不全瘫；2 型糖尿病"于 2022-11-01 收入我院。

既往史：患者平素体质稍差，否认肝炎、结核、疟疾等传染病病史，有糖尿病病史 1 年余，自服二甲双胍等药物，血糖控制情况不详。

月经史：13 岁，3 ~ 5 日 /28 ~ 30 日，51 岁。绝经后无阴道异常流血排液史。

3. 查体

专科检查：颈椎生理弯曲存在，各棘突无明显压痛，双上肢肌张力正常，肌力 5 级，双肩部、双上臂外侧感觉减退。胸腰椎未见明显畸形，局部棘突压痛、叩击痛（+）。双下肢肌张力减低，肌力 2 ~ 3 级，双侧腹股沟平面以下感觉消失，肛门括约肌张力减低，腹壁反射、双侧膝腱反射、跟腱反射减弱，双侧巴宾斯基征、奥本海姆征（+）。

辅助检查：MRI 检查提示 T_8 ~ T_{12} 黄韧带异常信号灶（图 4-13）。T_8 ~ T_{12} 椎体 CT 骨三维成像显示下胸椎退行性改变（图 4-14）；腰椎退行性改变。结合病史、查体及辅助检查，考虑患者目前双下肢症状由胸椎病变所致。

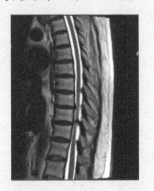 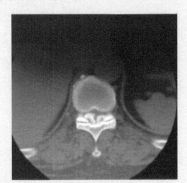

图 4-13 术前 MRI 检查   图 4-14 术前 CT 检查

医护过程

患者入院时面容正常，表情痛苦，被动体位，神志清楚，精神尚可，T 36.2℃，P 92 次 / 分，R 20 次 / 分，BP 146/81 mmHg。疼痛数字评分法得分为 4 分，Braden 量表评分为 12 分，跌倒风险评估为高风险，ADL 评分为 60 分，Caprini 评分为 2 分。按骨科二级护理，糖尿病饮食，术前床上排便训练、有效咳嗽，指导家属为其行踝泵运动。请内分泌科会诊给予达格列净片 10 mg，口服，1 次 / 日控制血糖，术前血糖控制在 6.1 ~ 11.1 mmol/L。

完善术前检查，于 2022-11-05 全身麻醉下行 T_8 ~ T_{12} 椎管减压、钉棒内固定术，术程顺利安返病房。术后 CT、X 线影像学检查见图 4-15，遵医嘱术后给予一级护理，按全身麻醉术后护理，糖尿病饮食（禁食 2 小时），心电监测及中心吸氧 24 小时，疼痛数字评分法得分为 3 分，Braden 量表评分为 12 分，跌倒风险评估为中风险，ADL 评分为 40 分，Caprini 评分为 5 分，给予预防感染、消肿、止痛等对症处理。患者无胃部不适主诉，嘱少量多次饮水，患者生命体征平稳，双下肢肌力 3 ~ 4 级，双侧膝关节平面以下感觉减退，切口敷料干燥，以及留置切口引流管、尿管均在位、通畅，引流液色、量均正常，指导患者卧床行踝泵功能锻炼。

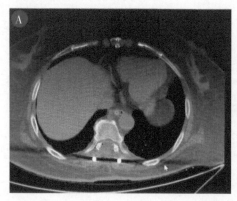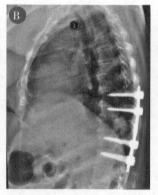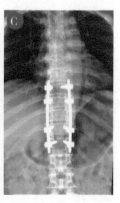

图 4-15 术后影像学检查

术后第 2 天，胸背部手术切口敷料干燥，留置引流管在位、通畅，引流出血性液体 30 mL，遵医嘱予以拔除引流管，患者无不适。术后第 3 天 19:00 出现意识模糊、呼吸费力，P 133 次/分，给予心电监测、中心吸氧、血气分析等处理，血气分析 + 钾、钠、钙 + 乳酸 + 血糖（动脉全血）结果显示钾（动脉）3.40 mmol/L ↓、pH6.94 ↓、二氧化碳分压 12.00 mmHg ↓、实际碳酸氢根 3.00 mmol/L ↓、葡萄糖（动脉）13.00 mmol/L ↑。尿常规显示尿葡萄糖（++++）、尿酮体（++++），诊断为糖尿病酮症酸中毒、严重代谢性酸中毒，给予重症监护、观察神志变化、留置胃管、监测容量情况下，补液纠酸、护胃、稳定内环境、营养支持，胰岛素持续泵入控制血糖，在监测血糖基础上，及时调整胰岛素剂量。经治疗，于 2022-11-11 复查尿常规显示尿葡萄糖（++++）、尿酮体（++）；生化检查示钾 3.72 mmol/L、葡萄糖 11.19 mmol/L、肌酐 21.6 μmol/L、总二氧化碳 30.9 mmol/L，患者酸中毒纠正，神志清楚，遵医嘱拔除胃管及尿管，自解出淡黄色尿液，尿液清亮、无混浊，无特殊不适。请康复医学科会诊行理疗、制订康复训练计划。2022-11-23 胸背部术后切口愈合良好，双下肢肌力 3 ~ 4 级，双侧膝关节平面以下感觉减退，疼痛数字评分法得分为 2 分，Braden 量表评分为 15 分，跌倒风险评估为高风险，ADL 评分为 75 分，Caprini 评分为 3 分，向患者及其家属详细交代注意事项，予以办理出院。

🔥 主要护理问题及措施

（一）低效型呼吸形态

低效型呼吸形态（深大呼吸）与酮症酸中毒有关。

1. 护理目标

改善患者的呼吸形态。

2. 护理措施

（1）患者取平卧位，卧床休息，持续低流量鼻导管氧气吸入，专人守护；维持呼吸道通畅，持续低流量鼻导管氧气吸入，在湿化瓶中按照一定比例应用乙醇改善患者肺泡张力。

（2）迅速建立两条静脉通路：一路静脉通路选用乳酸钠林格液和0.9%氯化钠溶液进行初步液体复苏，另一路静脉通路应用小剂量胰岛素治疗。

（3）密切观察病情：①胰岛素静脉输注过程中严密监测血糖，根据血糖下降速度调整输液速度以保持血糖每小时下降2.8～4.2 mmol/L。②患者诊断为糖尿病酮症酸中毒（中度），采用首剂静脉注射胰岛素0.1 U/kg，随后以0.1 U/（kg·h）速度持续输注。③当患者血糖降至11.1 mmol/L时，减少胰岛素输入量至0.05 U/（kg·h），并开始给予5%的葡萄糖溶液，使血糖维持在8.3～11.1 mmol/L，持续胰岛素滴注直至酮症酸中毒缓解。④每小时测血糖，每2小时测血酮体、电解质，每3～4小时测血压、体温、脉搏、呼吸1次，评估病情变化（图4-16）。⑤根据血糖变化及时遵医嘱调整胰岛素的静脉滴注速度，并加强巡视，注意询问患者有无心慌、头晕、冷汗等低血糖的症状出现，早发现、早处理。⑥测定中心静脉压，记录尿量，以判断输液量及速度是否合适。⑦评估意识变化及有无头痛、喷射状呕吐等颅内压增高的表现。

（4）遵医嘱应用抗生素，控制呼吸道及泌尿道感染，消除诱因。

（5）每2小时翻身拍背1次，每4小时放尿1次并定时进行细菌培养，预防呼吸道及泌尿系统并发症。

（6）制定个性化饮食方案：患者酮症酸中毒急救期间禁食、禁水，通过胃管支持营养，待病情稳定后适当给予易吸收食物，严格控制食物中蛋白质、维生素、脂肪和糖的含量，根据患者饮食情况对胰岛素用量进行调整。

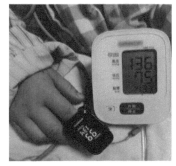

图4-16 观察血压变化

3. 护理评价

患者酸中毒纠正，呼吸恢复正常，主观感受好，遵医嘱动态调整胰岛素用量，其间未发生低血糖。

（二）焦虑

焦虑与术后并发酮症酸中毒、担心伤口感染有关。

1. 护理目标

酸中毒纠正后，做好心理护理、伤口护理，住院期间不发生伤口感染。

2. 护理措施

（1）心理护理（图4-17）：①建立良好的护患关系，与患者多沟通、多交流，倾听患者的诉求，

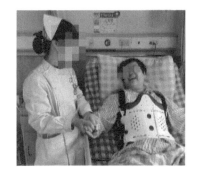

图4-17 心理干预

了解患者内心真实的情感需求。②向患者介绍既往的成功治疗案例，并给予鼓励和支持，让患者对自身疾病形成清晰的认知，以增强其治疗信心。③在对患者进行心理疏导的过程中，要鼓励患者主动表达出内心的顾虑和担忧，并对患者进行针对性的劝导，提高患者的正确认知，进而提高其治疗依从性。④从患者角度出发，运用心理学知识对患者的不良情绪进行疏导，让患者意识到积极良好的心态对治疗疾病的作用。

（2）预防感染：①严格执行各项无菌操作，定期切口换药，做好留置胃管、尿管等管道维护，指导有效咳嗽，以防感染、坠积性肺炎等并发症发生。②定时监测患者的体温，观察血常规变化，有异常及时汇报医生处理。③为患者定期更换衣物，加强口腔、皮肤等部位的护理。④纠正并发症后，拔除留置导管，加速机体康复和修复置管部位黏膜，恢复置管部位免疫功能。

3. 护理评价

患者焦虑缓解，能积极配合治疗，住院期间未发生伤口感染。

（三）有皮肤完整性受损的危险

皮肤完整性受损与机体抵抗力下降、长期卧床等因素有关。

1. 护理目标

患者住院期间不发生压力性损伤。

2. 护理措施

（1）使用 Braden 量表进行压力性损伤风险评估，患者评分 12 分，为高风险，每 3 天评估 1 次。

（2）向患者发放压力性损伤预防宣传材料，以及播放科普视频等以开展认知干预，使其充分了解压力性损伤的发生原因及常见预防措施。

（3）使用气垫床减轻肢体受压，悬空双足跟，使用液体敷料外涂骨隆突处，3～4次/日，每次外涂时，在每个部位适当进行环形按摩 1 分钟。

（4）协助患者取半卧位或侧仰卧位，避免局部受压，每 2 小时轴线翻身 1 次，翻身时避免拖、拉、拽等动作，在常见皮肤受压部位（骶尾部、脚踝及足跟部）垫软枕，减轻局部压力。

（5）指导患者着宽松、棉质的衣服和袜子，保护皮肤的完整性，勤翻身、勤擦洗、勤更换，保持床单位的整洁；指导患者家属在患者二便后用温水清洁臀部，保持臀部皮肤干爽。

（6）抬高患者的下肢，使下肢高于心脏水平 20～30 cm，膝下不要放置硬枕，不要过度屈髋。

（7）指导和协助患者进行下肢的主被动运动：①踝泵运动和踝关节屈伸运动，每天 3 次，每次 20 组，环绕运动频次和屈伸运动相同。②股四头肌功能锻炼、绷腿锻炼和抬腿锻炼，每天 3 次，每次 20 组。

3. 护理评价

患者住院期间未发生压力性损伤。

📋 出院指导与延续护理

（1）保持切口干燥、清洁，继续营养神经、理疗、康复训练等治疗。

（2）注意休息，3个月内戴外固定支具下床活动，加强双下肢功能锻炼，避免深静脉血栓形成。

（3）出院后延续使用内分泌科会诊制订的治疗方案，出院后1个月至内分泌科门诊复查。

（4）出院1个月内每周六与患者取得联系，了解患者近1周的血糖情况、身体情况，对饮食个性化方案进行动态调整，确保患者膳食多样化、少食多餐、定时定量，合理控制总热量，避免不规律进食、暴饮暴食。多食用粗纤维食物，如谷物、麦片等。

（5）定期门诊随访，不适随诊。

📋 总结与反思

（一）总结

骨科合并糖尿病的围手术期患者中约有40%的患者并发糖尿病酮症酸中毒，多由手术、应激、疼痛刺激、急性感染、饮食不当、中断胰岛素治疗等原因导致，糖尿病酮症酸中毒的治疗原则为尽快补液以恢复血容量、纠正失水状态，降低血糖，纠正电解质、酸碱平衡紊乱，同时积极寻找和消除诱因，防治并发症。本次案例发生时，值班护士在巡视病房，发现患者出现意识模糊、呼吸费力，立即汇报给了值班医生，结合患者2型糖尿病病史，意识到患者可能并发酮症酸中毒，立即展开治疗。针对糖尿病酮症酸中毒的治疗，在提升其疗效方面，不仅要采取及时和有效的措施，还需要在临床治疗过程中进行一定的护理干预，并在实施护理干预时，对干预措施进行完善和监督，及时查漏补缺，锁定风险因素，予以针对性处理，以此来控制并减少治疗和护理风险事件的发生。

（二）反思

糖尿病酮症酸中毒具有起病急、变化快、病情重等特点，除了提高诊治效率与质量外，还需要加强护理管理。通过此病例了解到，护理人员应具备扎实的护理技能、犀利的洞察能力及耐心，要不断总结经验，丰富护理内容，提高治疗效果。

📖 参考文献

[1] 郑楠. 急救护理对急诊糖尿病酮症酸中毒患者的作用 [J]. 中国医药指南，2022（10）：176-178，182.

[2] 张星，高玲玲，郭晓迪，等. 11 例糖尿病酮症酸中毒昏迷患者合并重症急性胰腺炎的护理 [J]. 中华护理杂志，2020（11）：1701-1705.

[3] 李子惠，李辉. 心理护理干预对 ICU 糖尿病酮症酸中毒患者护理效果的对比分析 [J]. 心理月刊，2020（23）：18-19.

[4] 中华医学会糖尿病学分会. 中国 2 型糖尿病防治指南（2020 年版）（上）[J]. 中国实用内科杂志，2021，41（8）：668-695.

[5] 王倩，邓微，李庭，等. 创伤骨科糖尿病患者围手术期血糖管理 [J]. 中华骨与关节外科杂志，2019，12（2）：89-93.

[6] 陈佳. 一体化急救护理模式对急诊糖尿病酮症酸中毒患者的影响 [J]. 中外医学研究，2022，20（22）：84-87.

[7] 张华清. 循证护理在预防骨科老年患者压力性损伤中的应用效果 [J]. 医学食疗与健康，2021（1）：123-124，127.

[8] 陈凤菊，易银香，马艳琳，等. 一体化护理干预在长期卧床老年患者压力性损伤预防中的应用效果 [J]. 中西医结合护理（中英文），2023（1）：25-28.

[9] 陈卫珍，黄素珍，孔妙娟，等. 脊柱骨折患者术后早期医院感染的危险因素分析与预防措施 [J]. 护理实践与研究，2019（15）：31-32.

[10] 钟金凤，许丽娴，谭婷. 交班模式在糖尿病酮症酸中毒患者风险管理中应用效果 [J]. 现代诊断与治疗，2023，34（1）：132-134.

（陈盈盈）

▶ 个案 5　胸椎肿瘤

🗂 案例介绍

1. 一般资料

患者女性，48 岁，诊断为 $T_6 \sim T_7$ 椎管占位；腰椎间盘突出症（$L_5 \sim S_1$）。

2. 病史

现病史：1月余前无明显诱因出现双下肢麻木、乏力，以双侧小腿及双足明显，症状持续不缓解，未给予重视。入院1周前双侧下腹部出现麻木，于2022-03-12就诊我院，门诊遂拟"脊髓病变"收入我科。

月经史：13岁，3～5日/30～31日，46岁，绝经后无阴道异常流血。

3. 查体

专科检查：胸背部无肿胀，无腰痛，双侧肋弓水平以下痛触觉减退，双侧关节位置觉、图形觉检查正常，双侧腹股沟以下肌力减弱，为3$^+$级，双下肢直腿抬高试验（−），"4"字征（−），双下肢末梢血液循环良好。腹壁反射（+），双侧肱二头肌、肱三头肌反射（+++），双侧膝腱反射、跟腱反射（++++），踝阵挛（+）。

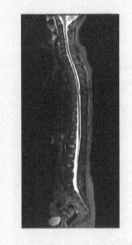

图4-18 术前MRI检查

辅助检查：腰椎MRI检查（图4-18）提示腰椎退行性改变；$L_{4\sim5}$椎间盘轻度突出；双下肢血管彩超检查未见明显异常；MRI检查提示$T_6\sim T_7$椎管肿瘤。

医护过程

患者入院时面容正常，表情自然，自主体位，神志清楚，精神尚可，T 36℃，P 63次/分，R 20次/分，BP 121/70 mmHg。疼痛数字评分法得分3分，跌倒风险评估高风险，Caprini评分3分。予骨科一级护理，普通饮食，术前床上排便训练、有效咳嗽，给予药物脱水、止痛、抗凝及营养神经等治疗。完善术前检查，于2022-03-14在全身麻醉下行胸椎管减压肿瘤摘除钉棒内固定术，于16:55术程顺利安返病房。遵医嘱术后仍予以一级护理，按全身麻醉术后护理，普通饮食（禁食2小时），心电监测及中心吸氧24小时，疼痛数字评分法得分1分，跌倒风险评估高风险，Caprini评分5分，给予预防感染、消肿、止痛、护胃、抗凝等对症治疗，指导患者进行双下肢踝泵训练。患者无胃部不适主诉，可少量多次饮水，患者生命体征平稳，胸背部切口敷料干燥，双侧腹股沟以下肌力减弱，为3+级，双下肢末梢血液循环良好，留置切口引流管、尿管均在位、通畅，引流液色、量均正常。术后DR检查见图4-19。

术后第1天（图4-20），患者胸背部切口无红肿，少许渗血，引流出淡红色血性液体360 mL，患者主诉头晕、头痛，考虑脑脊液漏，生化检查示白蛋白34.8 g/L↓、血红蛋白浓度97.00 g/L↓，遵医嘱行引流管夹闭试验并取头低脚高位，输入人血白蛋白及继续补液治疗，指导患者定时翻身，预防压力性损伤。

2022-03-16病理检查提示"胸椎管内肿瘤"，为脊膜瘤（WHO Ⅰ级），沙砾体型为主，遵医嘱拔除留置尿管，自解出淡黄色尿液，尿液清亮、无混浊，胸背部切口引流情况见图 4-21。2022-03-18 胸背部切口敷料干燥，引流出血性液体 30 mL，无不适主诉，拔除引流管并加压包扎，改平卧位，复查生化：白蛋白 40 g/L、血红蛋白浓度 110.00 g/L↓。指导佩戴支具背心床边活动，患者下地无不适。2022-03-24 胸背部切口已愈合，无裂开及渗出，皮下无波动感，疼痛数字评分法得分为 0 分，跌倒风险评估为高风险，Caprini 评分为 3 分，双下肢直腿抬高试验均为 80°（−），双侧腹股沟以下感觉稍减弱，肌力为 4 级，双下肢末梢血液循环良好，详细交代注意事项，予办理出院。

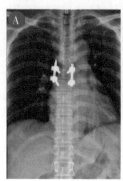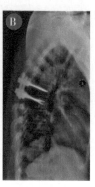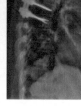

图 4-19　术后 DR 检查

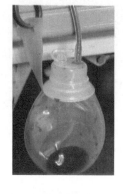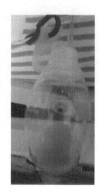

图 4-20　术后第 1 天　　图 4-21　术后第 2 天

主要护理问题及措施

（一）头晕、头痛

头晕、头痛与脑脊液漏有关。

1. 护理目标

患者症状有所好转，硬脊膜修复完好。

2. 护理措施

（1）病情观察：①密切观察患者生命体征，观察患者头痛的特点，有无意识障碍变化。②询问患者有无头晕、头痛，观察有无喷射性呕吐等症状，预防颅内出血。③重视患者主诉，出现头晕、头痛立即报告医生，给予迅速和具有针对性的处理。

（2）体位护理：①帮助患者处于头低脚高的体位，将床尾抬高 30°，使患者硬脊膜漏口处于上位，这样易使脑脊液在硬脊膜健侧聚集，在硬脊膜压力的作用下加快硬脊膜的修复。②嘱患者绝对卧床休息，进行正确的搬运和轴线翻身，保持脊柱的稳定性，俯卧位和侧卧位交替，俯卧位时切口处给予沙袋压迫止血，减轻切口张力，促进硬脊膜早期修复。

（3）引流管护理：妥善固定引流管，保持引流管在位、通畅，密切观察患者引流液的量、性状，禁用负压引流。引流过程中根据患者引流量实际情况，间断夹闭引流管并延长引流时间，患者引流液低于 50 mL 后，将引流管拔除。

（4）液体护理：遵医嘱进行静脉补液，补充白蛋白，加强全身支持治疗，防止电解质紊乱，从而有效抑制患者的大脑灰白质，缓解患者临床症状。

（5）脊髓神经功能评估：术后询问患者双下肢的感觉，及时进行股四头肌的收缩练习和膝关节、踝关节、趾关节的活动。

（6）预防感染：观察切口敷料周围渗液情况，保持敷料清洁、干燥，换药时严格无菌操作，监测体温变化，有异常及时报告医生。

（7）饮食护理：①指导患者术后进食高蛋白、高维生素、粗纤维、易消化食物，避免进食过多易产气食物如大豆、牛奶等，以免造成腹胀。②避免腹压增加，卧床休息，避免坐起或下床，禁止做腰背肌、腹肌功能锻炼，多饮水，促进肠蠕动，避免剧烈咳嗽、打喷嚏、大声谈笑、用力排便等动作。

（8）心理护理：因患者和家属担心预后，出现紧张、焦虑和恐惧等负面情绪，护理人员讲解有关疾病的相关知识，让患者知道脑脊液漏经过治疗和护理可以痊愈，从而提高患者的治疗信心。

3. 护理评价

患者症状消失，引流量逐日减少，顺利拔除引流管。

（二）低蛋白血症

低蛋白血症与脑脊液漏有关。

1. 护理目标

对症处理，预防白蛋白进一步下降，纠正低蛋白血症。

2. 护理措施

（1）病情观察及评估：对患者全身情况进行综合评估，根据人血白蛋白的检测结果了解患者身体营养物质的需求。

（2）饮食护理：向患者解释脑脊液漏的原因及可能出现的并发症，解释低蛋白血症的危害，从而提高饮食干预的配合度。给予高蛋白、高能量、高维生素饮食，指导患者适量饮水，在每日正常三餐饮食外，还应适当增加蛋白质饮食，如牛奶、优质蛋白粉等。

（3）用药护理：遵医嘱静脉补液，维持水电解质平衡治疗，根据血常规及生化指标，遵医嘱静脉输注人血白蛋白，每日 1 次，每日早餐后输入人血白蛋白，且先输入保肝药或能量合剂，再输入人血白蛋白。

（4）预防压力性损伤：保持床单位清洁、干燥，帮助患者每 2 小时进行翻身、叩背 1 次，保持其皮肤处于清洁、干燥状态，并帮助患者加强局部受压部位的按摩，促进血液循环，以免局部长时间受压；使用气垫床、R 型垫等减压装置，以防皮肤受到损伤。指导患者穿宽松舒适的全棉内衣，以薄为宜，减少对皮肤的摩擦。

3. 护理评价

经对症有效治疗，患者硬脊膜修复，白蛋白恢复正常值。

目 出院指导与延续护理

（1）嘱患者保持良好的心情，注意均衡膳食和劳逸结合，加强营养支持。

（2）逐步加强腰部及双下肢功能锻炼，6个月内避免腰部负重及剧烈活动。

（3）出院1个月内，每周二与患者保持联系，与患者对疾病的认知或康复中存在的问题进行沟通，耐心解答患者提出的问题。

（4）定期复查，不适随访。

吕 总结与反思

（一）总结

脊膜瘤是椎管内常见的良性肿瘤之一，占原发性椎管内肿瘤的25%～45%，仅次于神经鞘瘤。脊膜瘤可发生于椎管任何水平，但以胸椎最为常见，占比可达70%～80%。脊膜瘤生长缓慢，除非发生瘤内出血或囊性变等使其体积短期内明显增大，临床主要表现为慢性进行性脊髓压迫症状，导致受压平面以下的肢体运动、感觉、反射，括约肌功能及皮肤营养障碍。手术治疗是脊膜瘤首选的治疗方式，多数脊膜瘤表现为良性，在手术切除后可得到治愈。胸椎管内肿瘤切除术后并发脑脊液漏在所难免。因此，术后护理人员应及时发现患者出现脑脊液漏的情况，报告医生，迅速给予补液、维持水电解质平衡、调整体位、间断引流夹闭、适当补充蛋白、减少腹压，促进硬脊膜愈合，有效地减少脑脊液的漏出，减轻患者的疼痛，提高其生活质量。

（二）反思

脊膜瘤早期症状较为隐匿，与腰椎管狭窄、腰椎间盘突出等早期症状较为相似，因而在临床工作中极易误诊、漏诊，从而导致治疗时机延误。患者极易产生焦虑、紧张、不信任医护人员的负面情绪，加之术后脑脊液漏，有的患者头痛剧烈，更易产生抵抗心理，导致依从性下降。因此，针对此类患者，我们应更加关注患者主诉，对患者出现的问题，尽早给予对症处理，避免更严重的并发症出现，提高患者的生存质量。

📖 参考文献

［1］胡琛. 探究护理干预对脊柱术后并发脑脊液漏的应用观察［J］. 当代临床医刊，2021，34（5）：95，10.

［2］韦春花. 系统护理干预对胸腰椎术后脑脊液漏患者预后效果研究［J］. 世界最新医学信息文摘，2018，18（17）：215-216.

［3］童剑萍. 延长切口引流时间并间断夹闭引流管治疗脊柱手术后脑脊液漏的效果研究［J］. 当代医学，2019，25（5）：160-162.

［4］许文豪. 脊膜瘤的流行病学、临床特征及预后相关因素研究［D］.长春：吉林大学，2022.

［5］徐光磊，崔巧玲. 个性化营养支持对压疮低蛋白血症的临床效果［J］. 实用临床护理学电子杂志，2019，4（30）：141，146.

［6］周兰殊，彭湘群，徐晓平，等. 集束化加速康复护理对肝癌患者围手术期低蛋白血症的影响［J］. 当代护士（中旬刊），2018，25（6）：96-98.

［7］刘妍霞. 椎管内占位围手术期的护理体会［J］. 中国医药指南，2019，17（36）：353-354.

［8］郑博隆，张志成，高杰，等. 急性成人胸腰段脊柱脊髓损伤后路手术加速康复外科实施流程专家共识［J］. 中华骨与关节外科杂志，2019，12（12）：939-949.

（陈盈盈）

个案6 腰椎骨质疏松性骨折

案例介绍

1. 一般资料

患者女性，77岁，诊断为L_2、L_5椎体骨质疏松性骨折；重度骨质疏松症；L_1陈旧性压缩性骨折；胸腰椎侧弯及后凸畸形。

2. 病史

现病史：2周前患者无明显诱因出现腰背疼痛，活动障碍，偶有右下肢放射痛，外院 MRI 检查显示"L_2、L_5椎体骨折；L_1陈旧性压缩性骨折；腰椎退行性改变；胸腰椎后凸畸形"。门诊拟"腰椎骨质疏松性骨折"于 2022-10-30 收入院。

月经史：15岁，4～6日/27～31日，47岁，既往经量正常，颜色正常，无痛经，经期规律，白带正常，绝经后无异常。

个人史：否认冶游史。

3. 查体

专科检查：胸腰椎后凸畸形，胸腰背部局部压痛，腰椎活动障碍，双下肢皮肤感觉基本正常，肌力4级，双下肢直腿抬高试验70°（－），膝反射、跟腱反射存在，足背动脉搏动良好，末梢血供正常。

辅助检查：2022-10-24外院MRI检查显示"L_2、L_5椎体骨折；L_1陈旧性压缩性骨折；腰椎退行性改变；胸腰椎后凸畸形"。骨密度检查示T值为－2.6，重度骨质疏松。CT检查见图4-22。

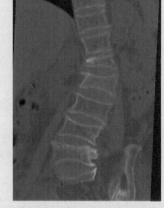

图4-22 术前CT检查

📝 医护过程

患者入院时精神尚可，面容正常，表情自然，被动体位，T 36.1℃，P 100次／分，R 19次／分，BP 121/66 mmHg。疼痛数字评分法得分为3分，跌倒风险评估为低风险，Braden量表评分为15分，Caprini评分为4分。予骨科二级护理，普通饮食，给予药物止痛、抗骨质疏松等治疗，指导患者正确上下床。完善术前准备后，于2022-11-01在局部麻醉下行经皮L_2、L_5椎体成形术，术程顺利安返病房，遵医嘱给予一级护理，可进食，心电监测3小时，疼痛数字评分法得分为2分，跌倒风险评估为中风险，Braden量表评分为14分，Caprini评分为5分，给予止痛治疗。患者生命体征平稳，术后4小时指导患者佩戴腰围下床活动，双下肢感觉、活动正常。2022-11-02复查X线（图4-23），L_2、L_5椎体成形术后，骨水泥充盈好，无明显渗漏，指导正确佩戴腰围下地行走无不适，双下肢感觉、活动良好，疼痛数字评分法得分为1分，跌倒风险评估为低风险，Braden量表评分为17分，Caprini评分为5分，详细交代注意事项，办理出院。

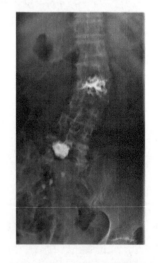

图4-23 术后X线检查

主要护理问题及措施

（一）潜在并发症：骨水泥渗漏

1. 护理目标

患者术后不发生骨水泥渗漏。

2. 护理措施

（1）密切注意患者生命体征变化，尤其要警惕术后出现呼吸困难、发绀、胸闷、胸痛等症状；若伴有椎旁静脉渗漏要高度怀疑肺栓塞的可能，必要时可行胸部 CT 检查，以便早期发现肺栓塞的可能。

（2）体位安置：术后 1 小时取仰卧位，1 小时后协助患者翻身，注意动作缓慢、轻巧，保持躯体上下一致，防止屈曲，仰卧位可预防骨水泥的渗漏。

（3）观察了解患者下肢感觉及运动、血液循环、大小便情况。出现下肢麻木、感觉迟钝、活动不便、疼痛加剧或者大小便异常时，应通知医生处理，预防骨水泥渗漏导致脊椎受压。

（4）疼痛观察：骨水泥渗漏至椎间孔可造成神经根管狭窄引发神经压迫症状，导致腰背部疼痛。

1）对疼痛进行评估缓解疼痛：运用音乐、中医护理等方式帮助患者缓解轻度疼痛，中度疼痛给予药物止痛，若患者疼痛不能缓解反而逐渐加重，则需立即手术解除骨水泥对神经的压迫效应。

2）心理护理：鼓励患者表达内心想法，给予疏导、劝慰和支持，讲解心理状况与疾病发展的相关性，讲述疾病治疗成功案例，减少患者不必要的担心。

3）放松训练：指导患者进行全身肌肉放松训练，配合深呼吸、冥想，依照头、颈、胸、大腿、小腿和双足顺序，依次放松各个部位的肌肉，感受肌肉紧张、放松状态，15～20 分钟/次，1～2 次/日。

（5）复查正侧位胸片、手术椎正侧位 X 线片，查看骨水泥分布与渗漏情况。

3. 护理评价

患者复查 X 线片：骨水泥充盈好，无渗漏。

（二）预防再次骨折

再次骨折与骨质疏松有关。

1. 护理目标

患者能掌握住院期间护理要点，不发生再次骨折。

2. 护理措施

（1）药物治疗：遵医嘱给予碳酸钙 D_3、降钙素抗骨质疏松；术后第 1 天给予地舒单抗注射液 60 mg，皮下注射，每 6 个月定期接受一次地舒单抗治疗。密切观察患者是否有肌肉骨骼疼痛等不良药物反应，若有不适及时报告医生处理。

（2）体位护理：术后 1 小时患者保持仰卧姿势，有利于患者椎体内骨水泥聚合、硬化，还可以压迫伤口以止血，有利于减少患者术后并发症。

（3）功能锻炼（图 4-24）：①术后 1 小时后指导并帮助患者进行轴线翻身及适当的下肢肌肉锻炼。②术后 4 小时佩戴腰围下床活动。③手术 3 个月之内加强腰背肌的锻炼来预防骨折的再次发生。锻炼的原则就是循序渐进，逐渐增加活动强度，不要过于疲劳。

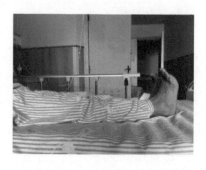

（4）预防摔倒：预防摔倒对于骨质疏松患者尤其重要，保持地面清洁、干燥，卫生间安装扶手并放置防滑垫，清理过道上的杂物，下床行走时需有家属在一旁陪伴。

图 4-24　术后床上功能锻炼

3. 护理评价

患者住院期间能掌握护理要点，未发生再次骨折。

📃 出院指导与延续护理

（1）功能锻炼：①指导患者出院后继续卧硬板床休息和进行腰背部的肌肉功能锻炼，下床活动需佩戴腰围，佩戴时间不宜超过 3 个月，避免导致腰背肌萎缩。②指导三点式或五点式腰背肌锻炼，由家属双手托腰部协助做腰背肌锻炼，锻炼次数根据体力情况，以不疲劳为宜。

（2）饮食护理：鼓励老年人选择含钙量高的食物，如牛奶及奶制品、豆类及豆制品、海产品、芝麻酱等；适量摄入优质蛋白质，如蛋类、瘦肉、鱼、虾、鸡等食物；多食富含维生素 C 的食物，如新鲜的蔬菜和水果；注意低磷饮食，少食少饮高磷食物和饮品，如可乐、汽水等。

（3）养成良好的生活方式和习惯，保持适量的户外运动，加强自身的免疫力和抵抗力，多晒太阳促进钙的吸收。

（4）3 个月内避免腰部负重，注意活动量不宜过大。

（5）按医嘱每 6 个月定期接受一次地舒单抗治疗，辅用钙剂及抗骨质疏松药物。定期来院复查骨密度及生化指标，如有不适及时就医。

（6）电话随访：通过定期与患者电话沟通，解答患者有关疾病的问题。

📃 总结与反思

（一）总结

腰椎压缩性骨折是骨质疏松症的常见并发症，会引起患者腰背部疼痛及脊柱的畸形，严重影响患者的生活质量。经皮椎体成形术是通过在 C 臂机下穿刺将骨水泥注入骨折的椎体内，以恢复椎体的高度及生理角度的手术方式。椎体成形术最常见的并发症为骨水泥渗漏，椎体压缩程度越高，骨水泥渗漏的可能性越大，现经皮椎体成形术采用分次、小剂量注射，降低发生渗漏的概率。该患者采用此手术，优点是能够通过迅速稳定骨折而缓解疼痛，并且缩短住院时间，通过精心个性化护理，患者早期即可下床活动，减少椎体骨折的并发症，术后恢复迅速，患者满意度高。

（二）反思

经皮椎体成形术能有效缩短老年患者住院时间、降低病死率，该手术为局部麻醉手术，但老年患者身体功能相对较弱、合并症相对较多，导致其麻醉和手术耐受力均较差，易出现明显不适，严重者会出现血压上升、心率加快等，在一定程度上增加围手术期风险。因此我们应加强对此类患者术后的病情观察及重视患者主诉，警惕并发症的发生，提高患者的治疗效果。

参考文献

［1］陈磊，李江华，曹城彰. PKP 与 PVP 在治疗骨质疏松性腰椎压缩性骨折中的对比研究［J］. 中西医结合心血管病电子杂志，2019，7（24）：187，190.

［2］许克霞，苏静. 骨质疏松椎体压缩性骨折患者行经皮椎体成形术的围手术期护理［J］. 实用临床护理学电子杂志，2018，3（43）：30，36.

［3］姚玉龙. 经皮椎体后凸成形术骨水泥渗漏的影响学观察与临床研究［D］.南昌：南昌大学，2016.

［4］张志芳. 舒适护理模式对老年腰椎压缩性骨折患者术后疼痛程度及腰椎活动功能的影响［J］. 山东医学高等专科学校学报，2022，44（1）：76-78.

［5］黄玲丽. 探讨快速康复外科理念在经皮椎体成形术围手术期护理中的应用效果［J］. 智慧健康，2021，7（6）：135-137.

［6］林淑萍. 术后护理干预预防经皮椎体成形术患者临近椎体再骨折的作用分析［J］. 中外医学研究，2016，14（27）：59-61.

［7］夏维波. 地舒单抗在骨质疏松症临床合理用药的中国专家建议［J］. 中华骨质疏松和骨矿盐疾病杂志，2020，13（6）：499-508.

［8］温宁. 经皮椎体成形术治疗老年性骨质疏松性脊柱压缩性骨折的护理体会［J］. 中国医药指南，2019，17（31）：211-212.

（曾丽萍）

个案 7　腰椎间盘突出症

案例介绍

1. 一般资料

患者男性，29 岁，诊断为 $L_5 \sim S_1$ 椎间盘突出（右）。

2. 病史

现病史：入院前 3 月余出现腰背部酸痛，站立过久、弯腰及咳嗽时疼痛加剧，休息或平卧后症状减轻，伴右下肢酸痛，表现为右臀部、右大腿外侧、右小腿外侧感觉麻木、胀痛，今患者来我院就诊，门诊拟 "$L_5 \sim S_1$ 椎间盘突出" 于 2023-07-02 收入我院。

3. 查体

专科检查：跛行，脊柱腰段无侧弯及后凸畸形，$L_5 \sim S_1$ 棘突间轻压痛，叩击痛（－），腰椎活动障碍，右下肢肌肉萎缩，右下肢直腿抬高试验 30°（＋），加强试验（＋），左下肢直腿抬高试验 70°（－），双侧 "4" 字征（－），右臀部、右大腿外侧、右小腿外侧皮肤感觉减弱，右足趾背伸肌力正常，左下肢感觉、活动正常，双足末梢血供正常。

辅助检查：术前 MRI 检查见图 4-25；行 CT 检查（图 4-26），提示 $L_5 \sim S_1$ 椎间盘突出（中央偏右）；腰椎轻度骨质增生。行 MRI 检查提示 $L_5 \sim S_1$ 椎间盘突出（中央偏右）；$L_{4 \sim 5}$ 椎间盘膨隆。

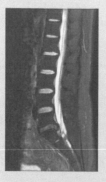 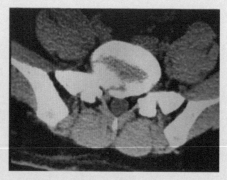

图 4-25　术前 MRI 检查　　图 4-26　术前 CT 检查

🖹 医护过程

患者入院时面容正常，表情痛苦，被动体位，神志清楚，精神好，T 36.7℃，P 70 次 / 分，R 19 次 / 分，BP 121/90 mmHg。疼痛数字评分法得分为 4 分，予骨科二级护理，普通饮食，卧床休息，指导患者进行床上肢体主动运动及正确上下床。

完善术前检查准备后，于 2023-07-05 在硬膜外麻醉下行侧后方椎间孔镜下椎管减压、椎间盘髓核摘除术，术程顺利安返病房。影像学检查见图 4-27。遵医嘱给予一级护理，按硬膜外麻醉术后护理，普通饮食（禁食 1 小时），心电监测 3 小时，疼痛数字评分法得分为 2 分，患者无不适，右下肢疼痛缓解，右下肢直腿抬高试验 70°（-），给予脱水消肿、营养神经等治疗。患者无胃部不适主诉，嘱少量多次饮水，术后第 1 天，指导患者佩戴腰围下地活动，无不适。疼痛数字评分法得分为 1 分，2023-07-07 患者病情稳定，腰背部切口敷料干燥，双下肢感觉、活动无明显异常，详细交代注意事项，给予办理出院。

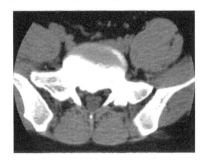

图 4-27 术后 CT 检查

✿ 主要护理问题及措施

（一）疼痛

疼痛与椎间盘压迫神经、跛行、症状加重有关。

1. 护理目标

术前根据疼痛数字评分法得分，及时给予对症处理，使患者疼痛缓解。

2. 护理措施

（1）心理护理：对患者进行教育，提高其对疼痛的认识，掌握评估疼痛的方法。对负面情绪进行干预，告知患者不良情绪可能降低耐受力，通过耐心倾听患者对疾病的感受，给予心理疏导。

（2）病情观察：监测患者的生命体征及肌肉的紧张度，了解患者疼痛的程度。

（3）根据疼痛数字评分法得分，指导轻度疼痛者行放松训练，告知其疼痛时可调整呼吸，先深吸气，停留 3 ~ 5 秒后再缓慢呼出，尽量放缓呼吸，将注意力转移至呼吸上以缓解疼痛；同时指导患者通过听音乐、玩游戏等方式转移注意力，缓解疼痛。

（4）根据疼痛数字评分法得分，遵医嘱对中高度疼痛者应用镇痛药物，缓解疼痛。帮助患者取舒适体位、轴线翻身，并避免扭转患者腰部及造成姿势不当引起的疼痛。

（5）指导镇痛泵的使用：镇痛泵的基础流量设定为 2 mL/h，单次自控用药量为 0.5 mL，每次镇痛锁定时间设定为 15 分钟，患者自控镇痛总时长上限为 72 小时。指导患者感到疼痛时可按压镇痛泵加药一次，每次按压 3 ~ 4 秒，间隔 15 分钟按压有效。

3. 护理评价

对患者进行实时护理评估，及时处理患者的疼痛问题，使患者感到舒适，减轻其术前焦虑。

（二）潜在并发症

潜在并发症包括神经损伤、下肢感觉异常、切口感染等。

1. 护理目标

患者住院期间不发生并发症。

2. 护理措施

（1）病情观察：术后密切观察患者的生命体征，注意患者的血压、脉搏、体温变化，若发现异常及时告知医生处理，并对患者的尿液质量和颜色变化进行观察，嘱患者若无胃部不适，可少量多次饮水，再进食少量流质或半流质饮食，量应少于平时主食的一半，促进麻药的代谢及排便。

（2）术后评估患者下肢感知情况：嘱患者抬高下肢，指导患者踝关节背伸与屈曲，密切观察患者肢体的恢复情况。感觉异常通常表现为相应神经分布区域的皮肤感觉减退、异常疼痛，包括痛觉过敏和烧灼样疼痛，严重者会出现感觉缺失，和术前的症状不一样，有异常及时报告医生处理。

（3）术后 2 小时指导患者取平卧位或侧卧位卧床休息，指导患者正确进行轴线翻身，以避免患者出现压力性损伤或因翻身过快而引发出血、血肿等问题。

（4）下床活动：术后指导患者正确佩戴腰围下床活动（图 4-28）。

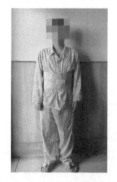

图 4-28　正确佩戴腰围

1）平卧时佩戴好腰围，缓慢侧身改为俯卧位。

2）将健侧腿放到床边，再缓慢放到地上。

3）双手肘部和着地的腿用力支撑起上半身。

4）将另一条腿缓慢放下床，双脚着地。

5）双手双脚共同支撑身体，双手用力撑起身体，至完全站立。

（5）保持切口敷料干燥：查看切口敷料是否干燥，是否有渗血或渗液，一旦发现需及时换药；换药时还需要观察切口是否有红、肿、热等感染症状，一旦发现应立即给予对症处理。

（6）功能锻炼：术后早期进行功能锻炼对增强肠蠕动能力、防止下肢深静脉血栓形成和压力性损伤、缩短康复时间等有重要意义。术后第 1 天开始直腿抬高训练，可防止神经根粘连，并且配合踝关节旋转、踝泵运动，以及肌肉等长收缩锻炼，每天 3 次，每次坚持 5 ~ 10 分钟即可。

（7）饮食指导：依据快速康复外科理念对患者开展早期饮食干预，待其清醒后，评估其吞咽状态，叮嘱家属给予患者普通饮食，在选择食物时应以高维生素、钙、蛋白质和纤维素的食物为主，增强免疫力，促进伤口愈合。

3. 护理评价

患者住院期间未出现并发症，下床活动下肢感觉、运动好，治疗效果满意。

📖 出院指导与延续护理

（1）健康宣教：出院前向患者做好延续康复护理计划的宣教工作，强调出院后 3 ~ 6 个月是康复的重要阶段。根据患者不同恢复阶段，通过微信聊天指导和监督其完成相关康复锻炼计划。

（2）术后静养 3 个月，下地应佩戴腰围保护 3 周，避免腰背部负重、剧烈咳嗽、用力排便，避免弯腰拾物及剧烈活动。

（3）康复功能锻炼：加强腰背肌功能锻炼，每天 3 ~ 4 次，每次坚持 5 ~ 10 分钟，主要涉及 3 种方式，即三点式、五点式与飞燕式。包括腰背肌、下肢、双膝关节等各个部位的训练，以缩短康复进程，同时提升患者各方面的生活质量。

（4）合理饮食，加强营养支持。

（5）定期复查（术后 1 个月、3 个月、6 个月、12 个月），一旦出现腰部或下肢异常，及时来院就诊。

💬 总结与反思

（一）总结

腰椎间盘突出症是腰腿痛最常见的病因之一，其病程长，病情反复，症状往往呈进行性加重，后期可因神经功能受损而出现下肢感觉与活动障碍，严重影响患者生活，对患者造成极大的身心负担和经济负担。脊柱疾病治疗理念是减少创伤、保证疗效，尽可能保持脊柱的完整性和稳定性，以降低并发症的发生率。椎间孔镜下直视，患者术野清晰，术中出血量少，切口小，术后疼痛迅速缓解，卧床时间短，恢复快。椎间孔镜下椎管减压是治疗腰椎间盘突出症的一种有效的微创手术方式，术后无须常规放置引流管，患者术后早期即可在腰围保护下床边适度活动，术后 2 ~ 3 天即可出院。对腰椎间盘突出症患者采取椎间盘髓核摘除术治疗，患者可及早下床进行腰背部功能锻炼，有利于术后患者腰部活动度的恢复及病症的改善。

（二）反思

椎间孔镜下椎管减压、椎间盘髓核摘除术具有创伤小、恢复快、疼痛减轻显著等优点，科学的术后护理是确保手术效果的重点。传统的护理模式大多是凭借经验进行护理，缺乏针对性，容易出现护理不到位、不全面等问题，而科学、有效的护理手段则能进一步巩固治疗效果，提升患者治疗体验。针对此患者，术前的疼痛管理，术后下肢功能恢复的评估，以及有效改善术前症状，是提高患者满意度的关键。

📖 参考文献

［1］杨翔. 侧后路椎间孔镜下髓核摘除术治疗腰椎间盘突出症［J］. 临床骨科杂志，2023，26（2）：173-176.

［2］张瑞佳，田丽娟. 经皮椎间孔镜治疗腰椎间盘突出症的护理体会［J］. 实用临床护理学电子杂志，2020，5（14）：56.

［3］花家香，凌蒙，郭培杰，等. 经皮椎间孔镜髓核摘除术对 $L_{4\sim5}$ 节段腰椎间盘突出症患者腰部活动度及并发症的影响［J］. 中国医学创新，2023，20（17）：59-62.

［4］孔伟娜，山维，张银刚. 阶梯式康复护理联合疼痛干预对椎间孔镜术后患者疼痛及功能恢复的影响［J］. 临床医学研究与实践，2023，8（14）：91-94.

［5］邹建虹. 椎间孔镜下髓核摘除术患者实施专病一体化护理的作用及对并发症的预防效果［J］. 中国医药指南，2022，20（20）：165-167.

［6］邓莉. 快速康复护理结合核心肌群训练在经皮椎间孔镜髓核摘除术患者中的应用效果［J］. 中国医药科学，2022，12（18）：99-102.

［7］谭春华，梁春霞，林银开. 细节护理联合康复护理在行椎间孔镜治疗腰椎间盘突出症患者中的护理效果［J］. 中西医结合护理（中英文），2022，8（9）：107-109.

［8］邢丰娟. 经皮椎间孔镜椎间盘髓核摘除术围术期系统和常规康复护理干预的对比研究［J］. 河南外科学杂志，2023，29（1）：174-177.

［9］刘素云，万冬花，潘凤云. 椎间孔镜治疗腰椎间盘突出症的术后护理［J］. 基层医学论坛，2018，22（21）：3038-3039.

（陈少婷）

第五章　骨与关节感染性疾病

个案1　肘关节感染术后

🗂 案例介绍

1. 一般资料

患者女性，45岁，诊断为右肘关节感染，重度贫血。

2. 病史

现病史：患者因"右肘部肿胀、皮肤发红，伤口红肿渗出1年余"于2023-06-05入院。

既往史：患者平素体质稍差，右肘部伤口感染病史1年余。患者于2022年6月出现右肘部肿胀，皮肤发红，右肘部剧烈疼痛，患肢畸形，右肘部伤口持续间断渗液。

3. 查体

专科检查：右肘部肿胀明显，皮肤发红，窦道伤口见渗液，黄脓色，异味，右肘关节畸形、压痛明显，右肘关节后方三角关系紊乱，右肘关节活动受限，右前臂及手部皮肤感觉良好，桡动脉搏动有力，右腕关节及右手各指轻度受限。

辅助检查（图5-1）：CT显示右肘关节周围软组织异常改变，考虑炎症。CR显示右肘关节脱位，伴骨髓炎改变。MRI显示右肘关节组成诸骨形态异常、右肘关节脱位；右肘关节周围软组织异常改变，考虑炎症；右肱骨下段骨髓炎可能。实验室检查显示红细胞沉降率35 mm/h↑，D-二聚体1.17 mg/L↑，血小板计数432.0×10^9/L↑，红细胞计数3.68×10^{12}/L↓，血红蛋白浓度58 g/L↓。

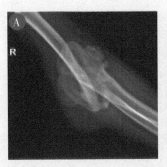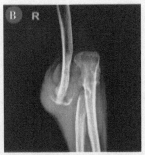

图5-1　术前辅助检查

医护过程

患者入院时精神欠佳，T 36.5 ℃，P 98 次 / 分，R 20 次 / 分，BP 121/57 mmHg。患者2022 年 6 月出现右肘部肿胀，皮肤发红，右肘部剧烈疼痛、畸形，随之右肘部出现伤口破溃、流脓，伴发热、畏寒等症状，自行在家观察后红肿渗液未改善，就诊于外院行伤口清创引流等对症处理，有所改善后出院。出院后右肘部伤口持续间断渗液，自行换药观察，为进一步诊治就诊我院。

2023-06-05 门诊以"右肘关节感染；右肘关节脱位"收住院。疼痛数字评分法得分为 4分，焦虑自评量表评分为 63 分。予骨科一级护理，普通饮食，指导进行肘关节屈伸运动，遵医嘱给予预防感染、消肿、止痛等对症治疗。入院后实验室检查显示血红蛋白浓度 58 g/L，增输 A 型红细胞悬液 2 U，2023-06-07 复查血红蛋白浓度上升至 75 g/L。术前准备完善，于2023-06-08 在臂丛神经阻滞下，行右肘关节创面清创 + 骨水泥放置 +VSD 治疗术，手术顺利，术后生命体征平稳。术后影像学检查见图 5-2，疼痛数字评分法得分为 6 分，焦虑自评量表评分为 71 分。

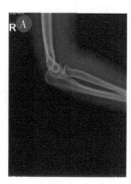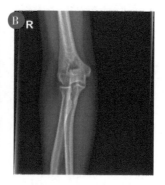

图 5-2 术后影像学检查

术后给予消肿、止痛、预防感染等对症处理，指导麻醉过后进行肘关节功能活动。2023-06-09 复查血红蛋白浓度下降至 69 g/L，给予增输 A 型红细胞悬液 1.5 U 后，复查血红蛋白浓度逐步上升至 87 g/L。患者病情平稳，肘关节红肿消退，疼痛数字评分法得分为 6 分，焦虑自评量表评分为 47 分，于 2023-06-22 出院。

主要护理问题及措施

（一）感染

感染与自行换药、清创不彻底有关。

1. 护理目标

患者肘关节红肿消退，感染等得到控制。

2. 护理措施

（1）强调严格执行医嘱、保持伤口清洁、干燥的重要性，杜绝患者自行换药或打开伤口的情况发生。

（2）行实验室检查，明确感染的类型。

（3）严格执行无菌操作技术，操作前后洗手，保持伤口敷料的清洁、干燥，敷料有渗液、渗血时应及时换药。床旁备手消毒液，控制人员探视，进行保护性隔离。

（4）科室感控人员严格监督，定期培训、考核医院感染知识，提升医护人员预防感染的意识和职业操守。

（5）保持病房空气清新，早晚通风1小时，使用空气消毒机消毒1小时/次。

（6）负压疗法联合滴注冲洗的护理：①保持持续的0.04～0.06 kPa吸引，充分引流和刺激创面肉芽组织快速和良好地生长，并且减少换药频次，减轻患者疼痛。②严密观察引流液的量、性质及是否为有效压力，避免压迫、折叠引流管，并正确记录。当出现吸出大量新鲜血液、引流管堵塞、漏气等情况时应给予正确的处理。③行0.9%氯化钠注射液滴注冲洗，前期坏死组织较多时，给予快速冲洗，后期引流液澄清、透明时，给予低速冲洗持续清除并稀释伤口处的坏死组织，降低引流管的堵管率。④动态评估患者全身及切口情况。⑤指导患肢握拳、腕关节背伸屈曲运动。

（7）监测体温、各项炎症指标，进行伤口培养。

3. 护理评价

患者术后敷料干燥，切口红肿消退，伤口细菌培养为阴性。

（二）营养失调：低于机体需要量

营养失调与患者贫血有关。

1. 护理目标

解除病因，为机体补充足够能量，维持正常机体功能。

2. 护理措施

（1）确诊贫血类型、程度，动态监测血红蛋白浓度、红细胞计数变化情况。宣教贫血相关知识，告知贫血的病因、临床表现和危害。

（2）静脉补充蔗糖铁提高术前血红蛋白浓度，辅助以输血治疗，增加血容量。术中使用氨甲环酸止血，最大限度减少术中和术后失血加重贫血。指导口服铁剂的补充。

（3）切口部位加压包扎、冰敷，以减少创面出血，术后密切观察切口敷料有无渗血、VSD引流量和肢体肿胀程度。

（4）饮食指导：①了解患者的饮食习惯、喜好等。②创造良好的就餐环境。③指导患者多食富含铁元素（如各种动物的内脏、瘦肉、虾类、海带及紫菜）、蛋白质、维生素C（如山楂、杨梅、甘菊、柠檬、番茄、猕猴桃，以及绿色蔬菜的食物）。④避免喝咖啡、浓茶等抑制铁的吸收，避免劳累和剧烈活动，养成良好生活习惯。⑤改变烹调方法，减少铁及各种营养素的丢失。

（5）评估患者跌倒的风险，预防贫血引起的活动无耐力造成的不良事件。

3. 护理评价

患者复查显示血红蛋白浓度、红细胞计数等指标逐步提升，患者精神状态明显好转。

（三）焦虑

患者出现焦虑与病程长、担心手术预后效果有关。

1. 护理目标

改善患者不良情绪，减少并发症的发生，促进患者康复。

2. 护理措施

（1）确定患者焦虑程度：患者焦虑自评量表评分为 63 分，为中度焦虑。

（2）术前健康宣教：用通俗易懂的语言向患者介绍治疗的过程、手术方式、现存的健康问题及可能引起的并发症。主动关心患者，对其产生的不良情绪表示理解，鼓励患者表达内心感受，与患者家属进行有效沟通，得到患者及其家属的理解与支持。

（3）穴位按摩法：患者取坐位，全身自然放松，用拇指指腹由印堂穴向上推至上星穴，由印堂穴向斜上推至头维穴，从攒竹穴抹至丝竹空穴，顺时针及逆时针揉太阳穴。以上 4 个步骤各 20 次。通过按摩头部穴位疏通经络、促进血液循环、加强机体代谢功能，起到镇静安眠的作用。

（4）患肢取功能位，疼痛时遵医嘱给予止痛药口服或者静脉滴注。

（5）必要时请心理科会诊，进行心理干预。

3. 护理评价

患者焦虑自评量表评分由 63 分降至 47 分，焦虑情绪得到有效缓解。

目 出院指导与延续护理

（1）骨科门诊换药，如有伤口红肿、渗液要及时就诊，强调自行换药存在的风险。

（2）继续在院期间的功能锻炼（图 5-3）。

（3）加强贫血相关食补的知识宣教，提醒患者注意铁及钙的补充，督促骨科门诊随访时对营养状况的诊察，必要时就诊营养科门诊。

（4）建立微信沟通方式，观察患肢恢复情况及患者依从性。

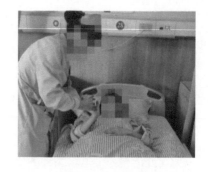

图 5-3　功能锻炼

🗨 总结与反思

（一）总结

临床中发现营养不良与感染有协同作用又互为因果。感染引起分解代谢加快，使机体消耗大、免疫功能低下而导致营养不良；营养不良又和免疫功能密切相关，会导致机体免疫力下降，直接或间接诱发伤口不愈合、感染。该患者在住院期间，通过控制感染、治疗贫血双管齐下，感染得到有效的控制，营养状况也明显好转，缩短了患者住院时间，大大降低患者再入院的发生率，减轻了患者的经济负担。

（二）反思

营养不良的产生原因很多，对患者的生活质量和体力活动能力等都有着显著的影响，尤其对于创伤患者的恢复。营养不良的治愈是一个漫长的阶段，与现在临床提倡的快速康复互相矛盾。所以营养不良患者的延续护理尤为重要。

📖 参考文献

［1］刘妍，谢松林，罗思远，等. 负压治疗联合滴注冲洗对感染性伤口治疗效果的 Meta 分析［J］. 上海护理，2023，23（2）：53-59.

［2］吕德珍，曹丽，赵艮萍，等. 负压封闭引流技术在压力性损伤慢性创面修复中的治疗进展［J］. 海南医学，2023，34（13）：1967-1971.

［3］黄冬梅，朱宁，王安妮. 负压封闭引流术联合综合护理对骨折创面感染患者的临床效果观察［J］. 现代医学与健康研究电子杂志，2023，7（6）：116-118.

［4］王宇飞，廖月桂，袁瑜莲，等. 骨科手术部位感染的危险因素和患者参与预防感染的作用［J］. 中国中西医结合外科杂志，2019，25（5）：749-753.

［5］王英东，梁苗苗. 骨科择期手术患者术前贫血的评估与管理［J］. 山东医药，2015，55（20）：95-97.

［6］石艳伟. 针对性健康教育和饮食干预对缺铁性贫血患者的护理观察［J］. 全科护理，2013，11（15）：1396-1397.

［7］韩艳丽. 同理心护理结合认知干预对股骨颈骨折伴焦虑抑郁患者心理状况、自我管理及生活质量的影响［J］. 新疆医学，2021，51（8）：964-966.

［8］马力凤，龚燕岚，程英姿. 开天门穴位按摩法对子宫肌瘤患者术前焦虑影响的临床研究［J］. 上海中医药杂志，2016，50（9）：57-59.

（郑惠云、赖萍萍、何瑞琼）

个案 2 腰椎结核

案例介绍

1. 一般资料

患者男性，81岁，诊断为腰椎结核（$L_5 \sim S_1$）；腰椎间盘突出症（$L_5 \sim S_1$）。

2. 病史

现病史：入院前半个月无明显诱因下出现腰痛，双下肢放射痛，左下肢较右下肢症状重。于 2022-09-27 外院行 CT 检查示"$L_5 \sim S_1$ 椎间盘突出，相应椎管狭窄"，给予口服消炎止痛药及卧床休息等对症治疗，症状无改善。2022-10-08 就诊我院，门诊拟"腰椎管狭窄症、腰椎间盘突出症"收入我院。

3. 查体

专科检查：腰椎无畸形，$L_5 \sim S_1$ 棘突间压痛、叩击痛（＋），S_1 左侧椎体旁压痛、叩击向左下肢放射痛（＋），左下肢直腿抬高试验30°（＋），"4"字征（±），右下肢直腿抬高试验50°（＋），"4"字征（－），臀部、大小腿后侧及足部放射痛，双下肢肌张力正常，肌力正常，双侧膝腱反射（＋），左侧跟腱反射（±），右侧跟腱反射（＋），足背动脉搏动良好，末梢血供正常。

辅助检查：2022-09-27 外院行 CT 检查（图 5-4），显示"L_5/S_1 椎间盘突出，相应椎管狭窄"。MRI 检查提示（图 5-5）$L_4 \sim_5$、$L_5 \sim S_1$ 椎间盘突出（中央）；$L_{3 \sim 4}$ 椎间盘膨隆；L_5、S_1 椎体骨质破坏，建议 CT 检查；骶骨前软组织异常信号影，考虑水肿；L_4、L_5 诸椎小关节异常信号影，考虑关节炎可能；腰椎退行性改变。

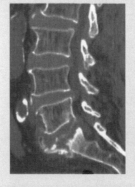 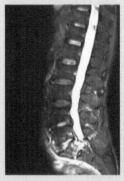

图 5-4 术前 CT 检查　图 5-5 术前 MRI 检查

医护过程

患者入院时面容正常，表情痛苦，自主体位，神志清楚，精神尚可，T 36.7℃，P 98 次/分，R 20 次/分，BP 158/93 mmHg。疼痛数字评分法得分为 4 分，跌倒风险评估高风险，Caprini 评分为 3 分。予骨科一级护理，普通饮食，术前床上排便训练、有效咳嗽，指导进行踝泵运动及股四头肌收缩运动，给予药物止痛及卧床休息等治疗。

2022-10-11 结核杆菌特异性细胞免疫反应检测（血）显示结核杆菌特异性细胞免疫反应（+）、抗原 A（ESAT-6）↑、抗原 B（CFP-10）↑，诊断为腰椎结核，给予抗结核治疗 2 周，并对其进行用药指导。

完善术前检查准备后，于 2022-10-24 在全身麻醉下行后路腰椎管减压、病灶清除、钉棒内固定术，术程顺利，安返病房，病灶组织送病理检查及细菌培养 + 药敏试验。术后 DR 检查见图 5-6，遵医嘱予一级护理，按全身麻醉术后护理，普通饮食（禁食 2 小时），心电监测及中心吸氧 24 小时，疼痛数字评分法得分为 3 分，跌倒风险评估高风险，Caprini 评分为 5 分，给予抗结核、止痛、营养支持等治疗，患者无胃部不适主诉，嘱少量多次饮水，患者生命体征平稳、双下肢感觉及活动正常、切口敷料干燥及留置切口引流管、尿管均在位、通畅，引流液色、量均正常，指导患者卧床进行踝泵功能锻炼。

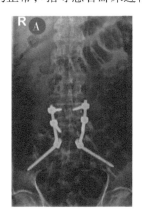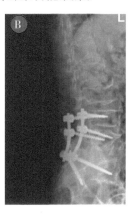

图 5-6　术后 DR 检查

术后复查血常规示红细胞计数 2.76×10^{12}/L ↓、血红蛋白浓度 86.00 g/L ↓、红细胞比容 25.70% ↓，输红细胞悬液 2 U 纠正贫血。术后第 2 天，引流管在位、通畅，引流出血性液体 30 mL，双下肢感觉、活动良好，拔除切口引流管。遵医嘱拔除留置尿管，自解出橘红色尿液。

二次复查血常规显示红细胞计数 3.12×10^{12}/L ↓、血红蛋白浓度 99.00 g/L ↓、红细胞比容 28.40% ↓。2022-10-28 患者腰背部切口愈合良好，嘱患者加强双下肢锻炼，指导患者在支具保护下下地锻炼；病理检查提示腰椎病灶清除标本，纤维软骨退行性改变，符合椎间盘突出症；另见上皮样肉芽肿性炎症并坏死，符合"结核"诊断。患者于 2022-11-03 腰背部术后切口已拆线，愈合良好，双下肢直腿抬高试验阴性，感觉、活动良好，下地行走无不适，疼痛数字评分法得分为 2 分，跌倒风险评估低风险，Caprini 评分为 3 分，详细交代注意事项，予以办理出院。

✿ 主要护理问题及措施

（一）有药物不良反应的危险

药物不良反应与抗结核治疗有关。

1. 护理目标

患者服用抗结核药物期间未出现药物不良反应。

2. 护理措施

（1）监测肝部受损：抗结核药物治疗严格遵循 WHO 倡导的早期、联合、适量、规律、全程的原则，以防结核复发。肝部受损是抗结核药物引发的最常见的不良反应。

1）密切观察患者用药期间是否出现乏力、食欲缺乏、肝大、肝区压痛、尿色加深，甚至皮肤、巩膜黄染等症状，有异常及时报告医生。

2）对患者进行肝功能监测，如果症状轻微可不调整药物，继续监测，若肝损害持续加重，应立即停药，并给予保肝治疗。

（2）关注消化系统症状：结核病患者治疗期间最常见的不良反应为胃肠道症状，同时胃肠道症状有可能是肝损害的前驱症状之一。

1）用药期间，密切关注患者是否出现腹胀、腹泻、上腹不适、恶心、呕吐等胃肠道反应。

2）出现胃肠道反应时一般无须停药，可通过改变用药时间、途径，给予止吐、抑酸药物对症处理。

（3）关注过敏反应：症状主要有瘙痒、皮疹等。患者可出现寒战、高热、头痛、关节疼痛等，也会出现白细胞减少、血小板减少、全血细胞减少。

1）如出现过敏反应，立即报告医生并给予降温、抗过敏等对症处理。

2）同时保持患者的皮肤干燥、清洁。

3）指导患者多补充水分、维生素，不食用辛辣、刺激性的食品。

（4）关注中枢神经系统症状：不良反应主要有头痛、失眠，以及肢体末端感觉异常、麻木等表现。交班时关注患者睡眠情况，评估患者的肌力、皮肤感觉及活动度，一旦发现出现以上不良反应，及时开展治疗、处理。

（5）饮食护理

1）鼓励患者进食蛋白质含量高、热量充足及高维生素的食物，如鸡蛋、牛奶、鱼肉、虾肉或者其他奶制品。

2）每日晨间交接班前询问前一日进餐情况，给予饮食指导。

3. 护理评价

患者服用抗结核药物治疗期间无不适，效果良好。

（二）焦虑

焦虑与焦虑自评量表评估为中度焦虑症、抗结核治疗周期长、手术有关。

1. 护理目标

采用临床路径护理，使患者住院期间焦虑缓解。

2. 护理措施

（1）心理评估：入院后对患者做一个整体性的评估，了解患者的心理状态、相关资料和有关情况，以便于从侧面了解患者的具体心理和性格特点。

（2）疾病认识干预：护理人员根据患者的个人性格、知识水平和认知能力等特征，选择合适的方式和时机，对患者的病情进行言语和情感上的解读和导向，使患者正确对待疾病，树立战胜疾病的自信心，积极配合治疗，主动与医护人员沟通。

（3）规范用药：根据患者年龄，采用生动的方式为其讲解抗结核药物治疗方案。详细讲解用药方式和可能存在的药物不良反应，发药时确保患者口服入口，观察其用药反应，并做好相应的护理记录。

（4）成功案例分享：患者过度担心疗效，护理人员应通过面对面交谈为其讲解疾病治疗相关效果，多为其讲述抗结核药物＋手术治疗效果理想的案例，帮助患者消除恐惧心理，从精神上给予患者更多支持和鼓励。

（5）术前护理

1）术前1天需要对患者进行必要的查房、术前准备工作及心理安慰等，了解患者的心理活动和心理障碍，并为患者提供正确的心理疏导。

2）术前帮助患者克服羞涩心理，指导患者在床上练习大小便，以防止术后下床不便而因心理障碍不愿排便的情况发生。

3）指导患者缩唇呼吸及正确咳嗽，防止手术以后肺不张等并发症出现。

4）患者术前因疼痛不愿翻身，给予泡沫敷贴保护骶尾部，指导正确翻身，预防压力性损伤（图5-7）。

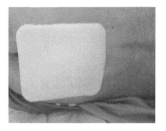

图5-7　预防压力性损伤

（6）术中护理：术中主治医生对患者进行口头鼓励，给予患者信心，缓解患者紧张的情绪，增强患者安全感。

（7）术后护理

1）术后患者仍有焦虑，对患者进行持续性心理干预，并进行一对一的心理辅导，以便改善不良情绪对患者产生的影响。

2）责任护士多关注患者术后切口恢复情况、疼痛情况等，对于患者提出的疑虑有问必答，促进患者快速康复（图5-8）。

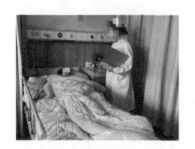

图 5-8　健康宣教

（8）饮食护理：细化饮食指导，保持患者食欲。

1）指导患者多食高蛋白食物，如鸡蛋、鱼、牛奶、肉类等。

2）指导患者多食富含维生素和微量元素的食物，如西红柿、胡萝卜、西蓝花、苹果、蓝莓等。

3）指导患者多食提高自身免疫力的食物，如香菇、木耳、鸡腿菇等菌类食物。保持定时定量进食。

4）忌食辛辣刺激食物，如辣椒、海鲜等，忌饮浓茶等。

3. 护理评价

采用临床路径护理，患者积极配合治疗，治疗期间焦虑自评量表复评为偶尔有焦虑情绪，与医护人员友好沟通。

目 出院指导与延续护理

（1）加强腰背肌及双下肢功能锻炼，避免剧烈活动或重体力劳动。

（2）规律、全程、适量、联合抗结核药物治疗疗程不少于 18 个月，结核专科随访。指导患者及其家属观察药物的不良反应，每个月检查肝肾功能、血常规、红细胞沉降率等。

（3）定期复查，术后 3 个月、半年、1 年复查 X 线片，根据每次复查情况交代注意事项，一年半后视情况决定取内固定钉棒。如有不适随时就诊。

（4）延续在院饮食指导，少量多餐，加强营养支持，增强自身抵抗力。

（5）由于结核病服药治疗周期长，部分患者的治疗依从性较差，在治疗期间，通过电话和微信定期和患者或家属保持联系，对患者情况进行了解，若患者用药不良反应大，及时向医生汇报，由医生对治疗方案进行调整，以提高其治疗依从性。

目 总结与反思

（一）总结

手术是脊柱结核治疗的一部分，合理且有效规范化的抗结核药物治疗，是脊柱结核手术成功的基础和保证术后疗效的关键。腰椎结核患者为择期手术，术前一般需要正规抗结核治疗2～3周甚至更长时间。在术前应合理安排抗结核治疗疗程，向患者及其家属介绍术前抗结核治疗的必要性和重要性，与患者做好结核相关知识宣教，为患者提供一个舒适的围手术期。本病例在规范化抗结核药物治疗2周以上的基础上辅以手术治疗，采用后路腰椎病灶清除＋钉棒内固定术，后入路手术可通过清除病灶，对神经、脊髓充分减压，通过脊柱三柱结构重建对脊柱行三维矫形，利用钉棒内固定术达到病椎的稳定固定，提高了患者的住院满意度并促进了患者康复进程。

（二）反思

脊柱结核作为一种慢性消耗性疾病，病程和疗程长，病情迁延不愈，不仅导致患者自身机体长期处于被消耗的状态，也会导致患者存在焦虑、恐惧等不良情绪，不良情绪不仅会导致患者心理应激反应的增加，也会对患者整体治疗产生一定的影响。因此，护理人员应多加关注患者的心理情况，将临床路径护理应用于腰椎结核手术患者，有效地改善患者的不良情绪，提高患者的生活质量。

参考文献

［1］梁健，康文婷，冯晶，等．我国脊柱结核外科治疗现状及进展［J］．生物骨科材料与临床研究，2023，20（3）：84–88.

［2］张宏其，李亮，许建中，等．中国脊柱结核外科治疗指南（2022年版）［J］．中国矫形外科杂志，2022，30（17）：1537–1548.

［3］何绍慧．个性化心理护理干预对耐多药结核治疗的影响［J］．智慧健康，2020，6（2）：78–79，84.

［4］张娜，刘静．个体化围手术期护理在胸腰椎结核病患者中的应用效果［J］．临床医学研究与实践，2020，5（8）：163–165.

［5］毕丽．护理干预对腰椎结核手术患者焦虑与恐惧心理的影响［J］．中国医药指南，2022，20（19）：180–182.

［6］王凤娟．抗结核药物常见临床不良反应分析应对措施研究［J］．甘肃科技，2022，38（13）：113–116.

［7］苏圆圆，王月彩，臧卫波，等．抗结核药物不良反应的观察及预防措施［J］．医学动物防制，2021，37（2）：143–145.

［8］邱月．老年肺结核采用抗结核药物治疗不良反应及防治研究［J］．北方药学，2023，20（3）：123–125.

［9］邵根霞，甄利波，金露青，等．抗结核药物不良反应情况及影响因素分析［J］．中国现代医生，2020，58（24）：120–123.

（黄芳芳、庄慰红、陈云瑶）

个案3　双侧股骨头无菌性坏死合并系统性红斑狼疮

📋 案例介绍

1. 一般资料

患者女性，30岁，诊断为双侧股骨头无菌性坏死；系统性红斑狼疮；狼疮性肾炎Ⅴ型；肾性高血压。

2. 病史

现病史：患者2年前无明显诱因出现双髋部疼痛、活动受限，加重半年，疼痛反复出现，以右侧较重，行走困难，影响正常生活，就诊我院，X线检查显示双侧股骨头无菌性坏死，门诊遂拟"双侧股骨头无菌性坏死；尿毒症"于2023-07-03收入我科住院治疗。

既往史：患者分别于2017-11-15、2019-06-17、2019-07-04、2019-07-26因系统性红斑狼疮、狼疮性肾炎等疾病于我院肾脏病科住院治疗。现自行口服非洛地平缓释片5 mg，口服，2次/日；甲磺酸多沙唑嗪缓释片4 mg，口服，2次/日；碳酸司维拉姆片0.8 g，口服，2次/日；人促红素注射液6000 U，皮下注射，1次/5日。

月经史：13岁，3～5日/30～31日，末次月经2023-05-28，经量正常，颜色正常，无痛经，经期规律，白带正常。

3. 查体

专科检查：双髋部皮肤无红肿，髋关节活动受限明显，髋部前侧及外侧局部压痛及叩击痛，右下肢"4"字征（＋），左下肢"4"字征（＋），双足各趾感觉、活动及末梢血供正常。

辅助检查：术前CT检查见图5-9。2022-07-25本院行X线检查示右股骨头无菌性坏死。化验检查示尿素21.30 mmol/L↑，肌酐1229.0 μmol/L↑，红细胞沉降率96.0 mm/h↑，白蛋白37.6 g/L↓，球蛋白40.5 g/L↑。

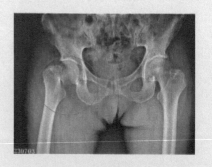

图5-9　术前CT检查

医护过程

患者入院时慢性病容，表情自然，自主体位，神志清楚，精神尚可，T 36.7℃，P 85次/分，

R 20 次 / 分，BP 168/115 mmHg。疼痛数字评分法得分为 3 分，Braden 量表评分为 12 分，跌倒风险评估为高风险，ADL 评分为 80 分，Caprini 评分为 8 分。予骨科一级护理，长期行腹膜透析治疗，指导患者在饮食方面掌握的大原则是"三高一低，补调结合"。"三高"是指优质的高蛋白质、高热量、高必需氨基酸，"一低"是指低磷低钾，"补"是指补充适量的水溶性维生素，注意"调节"水分和电解质的摄入量。指导进行踝泵运动及股四头肌收缩运动，遵医嘱给予预防感染、消肿、止痛等对症治疗。请相关科室会诊后继续行血液透析、降压、抗凝等对症处理。血压控制在正常范围内。

完善各项检查后，于 2023-07-07 在腰硬联合麻醉下行右侧人工全髋关节置换术，手术顺利，术后生命体征平稳。术后 CT 检查见图 5-10，疼痛数字评分法得分为 0 分，Braden 量表评分为 13 分，跌倒风险评估为高风险，ADL 评分为 65 分，Caprini 评分为 8 分，按腰硬联合麻醉术后护理，仍给予一级护理、心电监测、中心吸氧，给予注射用头孢唑林钠预防感染，氨甲苯酸止

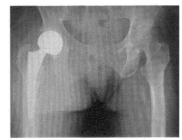

图 5-10 术后 CT 检查

血、止痛及预防下肢静脉血栓等治疗，保持右下肢外展中立位，观察患者生命体征及切口渗血等情况，向患者及其家属交代病情，逐渐加强双下肢功能锻炼，尤其是右下肢肌肉收缩训练，即指导股四头肌收缩锻炼及踝泵功能锻炼，同时给予达肝素预防深静脉血栓。2023-07-10 指导患者使用助行器下地行走，无不适主诉。疼痛数字评分法得分为 0 分，Braden 量表评分为 15 分，跌倒风险评估为中风险，ADL 评分为 85 分，Caprini 评分为 8 分，病情平稳于 2023-07-20 办理出院。

主要护理问题及措施

（一）有肾衰竭加重的风险

肾衰竭加重与狼疮性肾炎、腹膜透析不良有关。

1. 护理目标

患者在住院期间肾衰竭不发生加重。

2. 护理措施

（1）生命体征的观察：由于肾衰竭患者肌酐、尿素氮及血压均偏高，容易导致大出血，发现异常应及时报告医生，随时做好抢救准备。

（2）维持与监测水平衡，严密观察患者有无体液过多的表现，如有无水肿、体重有无增加、血清钠浓度是否正常、中心静脉压有无升高、胸部 X 线片血管造影有无异常等。

（3）监测并及时处理电解质紊乱、酸碱平衡失调，监测血清电解质的变化，密切观察有无高钾血症征象，限制钠，密切观察有无低钙血症的征象。

（4）个性化饮食指导：指导患者在饮食方面掌握的大原则是"三高一低，补调结合"。"三高"是指优质的高蛋白、高热量、高必需氨基酸，"一低"是指低磷低钾，"补"是指补充适量的水溶性维生素，注意"调节"水分和电解质的摄入量。例如，透析当天，早餐可选炒粉、炒面、包子之类的，比较耐饿；或者米饭，水蒸蛋，炒青菜，简单又容易消化。透析1.5小时左右时，吃几粒糖、几个小面包，最后1小时要喝些葡萄糖水，防止低血糖。透析结束，午餐一个荤菜，炖参汤。1周内饮食尽量多样化。杜绝阳桃和坚果类，香蕉一次吃半个、橘子吃1/4个。其他水果都可以适量吃。多吃时令蔬菜，肉类选择含优质蛋白的瘦肉，如清蒸鱼、白切鸡之类。

3. 护理评价

患者在住院期间肾衰竭未发生加重。

（二）潜在并发症：关节脱位、深静脉血栓及压力性损伤

1. 护理目标

患者住院期间无并发症的发生。

2. 护理措施

（1）防止关节脱位：向患者家属解释术后患者体位护理的重要性及注意事项，患肢穿防外旋鞋，保持外展中立位，卧床时，在两腿之间放一软枕头，以防内收和外旋。更换体位时，避免患肢内收、外旋或髋部屈曲；搬运患者时，注意将髋关节与患肢整个托起，防止髋关节脱位。患肢感觉疲劳时可做下肢的肌肉按摩。

（2）预防深静脉血栓形成：人工髋关节置换术后下肢深静脉血栓形成的发生率达47.1%。尿毒症患者由于长时间卧床，患肢血流更加缓慢，为深静脉血栓形成的危险因素，很容易发生血栓性静脉炎。

1）术后早期采取被动和主动活动相结合的方法，指导患者定时翻身，做股四头肌、关节收缩的活动，每日3次，每次15分钟，按摩患侧下肢，以促进下肢静脉回流，减轻血流瘀滞。

2）术后观察患者患肢皮肤是否发红，皮肤温度是否正常，足背动脉搏动情况，有无疼痛、肿胀、触及条索感等。

3）术后4～5天，在床上适当活动患侧膝关节，但应注意避免髋关节内收、外旋，屈髋应小于90°。

4）遵医嘱使用抗凝药物。

（3）预防压力性损伤：①协助患者做好皮肤清洁及皮肤护理，保持床单干燥，平整，定时协助患者更换体位。温水洗脸、洗头，避免抓伤皮肤，禁用碱性皂。②定时翻身，减少局部组织的压力，鼓励和协助患者经常更换卧位，翻身的间隔时间视病情及受压处皮肤情况而定，一般每2小时翻身1次，必要时1小时翻身1次。建立翻身记录卡，每次按顺时针方向翻身并记录。③保护骨隆突处和受压局部，使之处于空隙位，对于易发生压疮的患者应卧气垫床，并在骨隆突处和受压局部垫气垫圈、海绵垫或在身体空隙处垫软枕、海绵垫等。

3. 护理评价

患者住院期间无并发症发生。

（三）恐惧

患者出现恐惧心理与担心手术预后有关。

1. 护理目标

患者恐惧心理缓解，配合治疗。

2. 护理措施

（1）要注意观察患者的心理变化，以高度的责任感和同情心给予患者热情的关怀，安慰、鼓励患者，用适当的语言向患者交代手术前的准备、简单的手术过程及心理状况对疾病的影响。

（2）让病房行人工髋关节置换术的患者现身说法，给患者增强安全感，使患者精神上放松，解除患者的思想顾虑，增强患者对医务人员的信任，从而使患者身心愉悦地接受治疗，以提高患者战胜疾病的信心，使患者保持良好的心理状态，积极主动配合治疗和护理。

（3）患者手术完毕回病房后，首先要安慰患者，告知手术成功，以消除患者紧张、焦虑心理，同时向家属及患者讲明，由于麻醉，术后可能会出现患肢活动不能自如的情况，加上肾功能不全、高血压因素，可能会出现引流液中血液较多、头晕、眼花等现象，使患者心理上有准备，能够积极应对和配合。

3. 护理评价

患者恐惧心理缓解，对战胜疾病充满信心。

旨 出院指导与延续护理

（1）出院前应向患者及其家属详细介绍出院后有关事项，告知复诊时间及日常生活、锻炼中的注意事项。

（2）指导患者循序渐进地坚持正确的功能锻炼，防止关节肿胀和疼痛。进行日常活动时避免干重活及参加剧烈体育运动，注意患肢不可做盘腿动作（图5-11）。

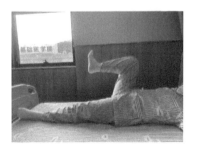

图5-11 指导患者功能锻炼

（3）2～6个月骨折愈合后拄拐行走。术后3个月复查X线片，如骨折线模糊，可扶拐不负重行走。骨折愈合期忌侧卧、盘腿、负重，术后3个月内不弯腰系鞋带，不做下蹲动作，不坐矮板凳；穿袜子时要在伸髋屈膝后进行，保持患肢屈髋小于90°。

（4）予个性化饮食指导方案，嘱保持大便通畅。

（5）指导患者遵医嘱按时服药，定时定期监测血压、肾功能情况，如有异常，及时来院就诊。

（6）延续护理：指导患者进行"钉钉打卡"，每日上传服药时间、药量、有无不良反应、血压值、下床活动锻炼视频，每两日由责任护士进行汇总反馈，根据具体情况给予相应调整。

目 总结与反思

（一）总结

人工髋关节置换术治疗，是一种复杂、难度高、风险大的手术，且术后并发症多。对护理要求高，护理工作的好坏直接关系到手术的成败。本病例通过做好对尿毒症患者人工髋关节置换围手术期的护理，有效减少了术后并发症的发生。在住院期间护理人员对患者及其家属给予了细心观察，及时了解患者及其家属的心理变化，以缓解患者及其家属的心理压力，疏导患者可能出现的各种情绪反应，帮助患者建立了健康的生活方式，从而提高了尿毒症患者手术后的生活质量，并且治疗效果显著，患者满意度高。

（二）反思

人工髋关节置换术是治疗股骨颈骨折和股骨头缺血性坏死等髋关节疾病的重要方法。对于需要长期进行血液透析，同时又必须进行外科手术治疗的尿毒症患者，护理人员应该提高对患者合并尿毒症的认识水平，加强自身观察病情的能力，要耐心地不断总结经验，丰富护理内容，避免患者肾衰竭加重，提高患者的治疗效果。

目 参考文献

［1］李福如. 尿毒症患者行维持性血液透析的饮食干预研究［J］. 内蒙古中医药，2011，30（7）：125-126.

［2］丁喆如，吴宇黎，钱齐荣，等. 尿毒症患者行人工全髋关节置换围手术期血液透析策略［J］. 实用骨科杂志，2020，26（4）：298-300，321.

［3］曾秋涛，赵洪斌，柯迪峰，等. 尿毒症患者髋关节置换围术期处理及疗效分析［J］. 赣南医学院学报，2018，38（6）：568-570.

［4］曾德辉，张卫，贺洪辉，等. 老年尿毒症患者行人工髋关节置换术的治疗体会［J］. 中国矫形外科杂志，2014，22（4）：359-360.

［5］郭蒙，姜保国，付中国，等. 髋关节置换术中骨水泥填充对血压的影响及干预［J］. 北京大学学报（医学版），2013，45（5）：693-697.

［6］孙灏，魏俊强，刘利蕊，等. 人工髋关节置换修复老年骨质疏松性股骨颈骨折发生下肢深静脉血栓的时间分布［J］. 中国组织工程研究，2017，21（19）：2961-2965.

[7] 吕厚山，徐斌. 人工关节置换术后下肢深静脉血栓形成 [J]. 中华骨科杂志，1999（3）：155-156，160.

[8] 罗珉，包茂德，杨平. 尿毒症合并髋部骨折患者人工髋关节置换围术期风险因素分析及处理 [C] // 浙江省医学会骨科学分会 .2012 年浙江省骨科学术年会论文集 . 东阳：东阳市中医院，2012：138.

（李雅婷、谢阿玲、黄小玲）

个案4　左股骨头无菌性坏死合并酒精戒断综合征

案例介绍

1. 一般资料

患者男性，70 岁，诊断为左股骨头无菌性坏死；酒精戒断综合征。

2. 病史

现病史：患者因"左髋部反复疼痛 1 年余，加重半年"于 2023-05-27 入院。

个人史：饮酒，每天 500 mL，酒龄 40 余年，戒酒 4 天。否认冶游史。

3. 查体

专科检查：左髋部无红肿，髋前压痛、大转子叩击痛（＋），左髋关节外展明显受限（≤ 25°），屈曲受限（≤ 100°），"4"字征（＋），左膝关节及左踝关节活动良好，左下肢较右下肢短 0.5 cm，左足背动脉搏动良好，足趾活动及感觉良好。

辅助检查：术前 CT 检查见图 5-12，X 线检查显示左股骨头变扁、塌陷，右髋关节间隙变窄。化验结果显示，神经元特异性烯醇化酶 7.36 g/mL ↑、总前列腺特异性抗原 9.910 ng/mL ↑、血钠 126.50 mol/L ↓。

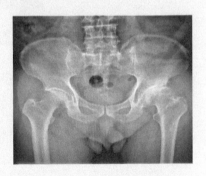

图 5-12　术前 CT 检查

医护过程

患者入院时精神尚可，T 36.5 ℃，P 88 次 / 分，R 18 次 / 分，BP 144/100 mmHg，患者 1 年余前无明显诱因出现左髋部疼痛、活动受限，疼痛反复出现。疼痛数字评分法得分为 3 分，Braden 量表评分为 13 分，跌倒风险评估为高风险，ADL 评分为 80 分，Caprini 评分为 8

分。予骨科一级护理，普通饮食（如燕麦、海带、洋葱、牛奶等），指导患者进行踝泵运动及股四头肌收缩运动。

2023-05-29 患者突然出现多汗、躁动不安、震颤、无法约束、答非所问，P 138 次／分，BP 168/99 mmHg，R 30 次／分，立即行院内会诊，经肝病中心确诊为左股骨头无菌性坏死伴酒精戒断综合征，静脉推注盐酸纳洛酮 2 mg（每隔 3 分钟给药一次，持续 3 次）、地西泮 10 mg，肌内注射氯丙嗪 10 mg，静脉注射维生素 B_1 注射液 300 mg，并给予护肝、营养支持等对症处理，3 天后症状缓解，患者完善术前检查及会诊评估，符合手术指征，在术前准备完善，于 2023-06-06 在腰硬联合麻醉下行左侧人工全髋关节置换术，手术顺利，术后生命体征平稳。患者术后 CT 检查见图 5-13，疼痛数字评分法得分为 1 分，Braden 量表评分为 14 分，跌倒风险评估为高风险，ADL 评分为 80 分，Caprini 评分为 8 分。术后给予消肿、止痛、预防感染及下肢深静脉血栓等对症处理，同时给予指导踝泵运动、直腿抬高运动功能锻炼。疼痛数字评分法得分为 0 分，患者病情平稳，于 2023-06-20 左髋部切口愈合可，拆线出院。

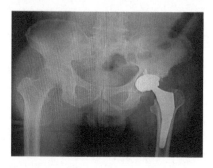

图 5-13　术后 CT 检查

主要护理问题及措施

（一）有再次出现酒精戒断综合征的风险

再次出现酒精戒断综合征可能与饮酒中断有关。

1. 护理目标

患者住院期间不再发生酒精戒断综合征。

2. 护理措施

（1）生命体征的观察：加强巡视，特别是晚上，因为戒断症状具有昼轻夜重的特点。应及时掌握患者的病情变化，判断戒断症状的轻重，及时发现谵妄，报告医生处理。着重观察患者的意识、生命体征、情绪、注意力、睡眠情况等，以及有无自主神经系统的功能失调症状，如面色潮红、血压上升、发热、出汗、脉速、恶心等，特别是在夜间更要观察患者是否有自语、幻视、恐惧或职业性动作等现象发生，这些都是震颤、谵妄的前驱症状。同时应注意监测患者电解质、肝肾功能及酸碱平衡情况，对高热者及时给予降温处理。发现病情变化及时报告医生并做好抢救准备。

（2）饮食护理：以清淡饮食为主，建议食用易消化且富含镁、钾、维生素的食物，如香蕉、橙子、山药、玉米、海带、燕麦、小米等。禁食肥腻、辛辣刺激的食物，少食动物性脂肪、甜食、含糖饮料等。尽量做到睡前不加餐和不吃零食。

（二）有意外事件发生的风险

发生意外事件与酒精戒断及肢体活动障碍有关。

1. 护理目标

患者住院期间不发生意外事件。

2. 护理措施

（1）严格做好交接班及加强巡视，做好患者的安全管理工作，避免出走、伤人、他伤、外伤、自伤等情况发生。

（2）设专人护理，床边加护栏保护，防止跌倒或意外发生。

（3）置患者于工作人员视线内，一旦出现兴奋、躁动，及时给予保护性约束，保持末梢血液的供应。

（4）为防止患者窒息、舌咬伤、舌后坠，应将患者的头偏向一侧，抬高，必要时用压舌板，吸痰。

（5）密切观察患者病情变化，做好各方面的记录；密切观察患者用药后的病情变化，有异常及时报医处理。

3. 护理评价

患者住院期间未发生意外事件。

（三）焦虑、恐惧

焦虑、恐惧与酒精戒断及手术有关。

1. 护理目标

患者焦虑减轻，感到放松和舒适。

2. 护理措施

（1）通过入院时对患者进行病房环境的介绍，消除患者对陌生环境的不适感。

（2）进一步和患者建立良好的护患关系，耐心倾听患者的倾诉，加强心理疏导，生活上关心患者。

（3）发放疾病宣教手册，播放宣教视频并向患者讲解疾病相关知识，使患者逐渐接受事实，增强战胜疾病的信心。

（4）耐心给患者讲解酗酒的危害，让患者明白戒酒的重要性。因为在医院脱瘾后，只是解除了对酒精的躯体依赖，对酒精的精神和心理上的依赖还要持续 2 ~ 3 年或更长的时间。鼓励家属帮助患者坚持戒酒。

3．护理评价

患者感到放松和舒适，焦虑减轻。

（四）潜在并发症

潜在并发症包括髋关节脱位、深静脉血栓、伤口感染。

1．护理目标

患者住院期间无并发症发生。

2．护理措施

（1）防止髋关节脱位：卧床休息 1 ~ 2 周，患者呈外展中立位，足穿丁字鞋，膝关节下垫软枕，双腿间放梯形枕，防止患肢内收，同时，忌做双腿交叉和盘腿动作，防止髋关节内收、外旋。

（2）预防深静脉血栓形成：术后早期采取被动和主动活动相结合的方法，指导协助患者定时翻身，行股四头肌、关节收缩活动（图 5-14），每日 3 次，每次 15 分钟，按摩患侧下肢，以促进下肢静脉回流，减轻血流淤滞。术后观察患者皮肤是否发红，皮肤温度是否正常，足背动脉搏动情况，有无疼痛、肿胀、触及条索感等。术后 4 ~ 5 天，在床上适当活动患侧膝关节，但应防止髋关节内收、外旋，屈髋应小于 90°，遵医嘱使用抗凝药物。

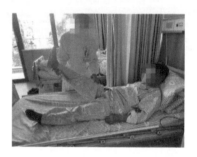

图 5-14　功能锻炼

（3）预防伤口感染：充分做好术前皮肤清洁工作；遵医嘱合理应用抗生素，及时预防感染的发生；避免误吸，及时清除呼吸道分泌物及呕吐物等，以防误吸导致肺部感染；保持伤口周围敷料清洁、干燥，按常规加强各种引流管的护理；尽早提供适量的营养支持，增强机体抵抗力；严格执行手卫生，定时监测体温。

3．护理评价

患者住院期间无并发症发生。

三 出院指导与延续护理

（1）向患者及其家属讲解酒精依赖对人体和精神造成的危害，如可导致营养不良、神经系统受损、记忆力减退、智力下降、应激性胃炎、肝硬化等并发症。与患者及其家属共同制定目标，并指导家属关心体贴患者，营造良好和谐的家庭环境，使其增强信心，解决酒精依赖问题，坚持戒酒，帮助其建立健康的生活方式，改善生活环境。

（2）嘱患者注意患肢的保暖，但不可过热，冬季保持室内一定温度，以免在缺血状态下增加耗氧量。

（3）饮食以高维生素、高蛋白、高热量、易消化为主，如乳制品、蛋、鱼、肉、蜂蜜、香蕉、西红柿、茄子等。

（4）出院后仍需穿弹力袜 36 个月，做好弹力袜保养，卧床时抬高患肢，坚持适量活动，不可长时间保持同一姿势，如久站、久坐。

（5）做好出院后药物服用指导及注意事项的宣教，告知患者持续应用抗凝药物对预防血栓形成的重要意义，但使用过量会增加皮下出血、脑出血等危险情况的发生，嘱患者严格按医嘱剂量按时服药，定期复查凝血酶原时间。

（6）指导患者循序渐进地坚持正确的功能锻炼，防止关节肿胀和疼痛。进行日常活动时避免干重活及剧烈运动，注意患肢不可做盘腿动作。

（7）延续护理：指导患者加入酒精戒断团微信群，微信群选取专科护理人员进行统一管理，与此同时，要与科室加强互动，并加强医患、护患之间的沟通。根据预防酒精肝的自我护理进行定题，针对定题组织患者在微信群内进行讨论，共设 12 期，讨论时间为每次 2 小时，督促并管理患者养成正常的生活习惯，提高戒酒成功率。

总结与反思

（一）总结

由于酒精戒断患者意识不清、躁动、不合作、步态不稳，给护理带来很大难度，需专人看护，以加强安全护理，防撞伤、跌伤。本病例对患者饮酒史详细评估、细致观察病情、全面安全护理，对于防止合并有酒精戒断综合征的全髋关节置换术后的患者病情恶化和保障治疗安全起到了关键作用。合理安排手术时间，避免戒断症状对手术的影响，也是本例患者治疗成功的关键。

（二）反思

由于手术麻醉常规禁食及骨科饮食要求等原因，导致患者饮酒中断，从而出现酒精戒断综合征的情况在临床上并不少见，而骨科护士缺少相应的精神科护理经验，患者可能会出现意外。通过学习并掌握酒精戒断综合征的相关护理知识，能快速识别潜在发生酒精戒断综合征的患者，并有效地控制患者情绪，使患者能主动或被动地保护患肢的安全，有效防止意外死亡、再次骨折、切口感染，以及骨折不愈合等情况的发生。

参考文献

［1］田颖，许蕊凤. 1 例无骨折脱位型颈脊髓损伤合并酒精戒断综合征患者的护理［J］. 护理实践与研究，2016，13（4）：158-159.

［2］邢苓，周燕，王朋巧. 酒依赖所致精神障碍患者实施整体护理干预的效果［J］.

心理月刊，2023，18（5）：159–161.

［3］陈培祥，荣丽，莫起玩，等. 酒精戒断综合征患者的护理方法探究［J］. 临床医药文献电子杂志，2018，5（62）：104.

［4］王学丽，蒋爱玲，周立燕，等. 骨折伴酒精戒断综合征患者的护理［J］. 当代护士（中旬刊），2013（9）：40–41.

［5］陈美君，郑文妹. 骨折并酒精戒断综合征的观察及护理［J］. 医学理论与实践，2012，25（6）：702–703.

（郑招燕、郑雅灵、邱凰莹）

个案5　左股骨感染性骨不连

案例介绍

1. 一般资料

患者女性，46岁，诊断为左股骨感染性骨不连；左股骨骨髓炎；左股骨中段骨折术后。

2. 病史

现病史：左股骨骨折术后6个月，渗出2天，于2023-05-31轮椅入院。

3. 查体

专科检查：左大腿外侧散在多发手术切口瘢痕，最长约20 cm（图5-15），大腿中段外侧皮肤破溃、红肿、渗出明显，窦道形成，深达骨质，创面可见炎性肉芽组织凸出皮肤表面，挤压伤口可见少许黄色液体流出，左膝关节屈曲活动受限，活动度为5°～45°，足背动脉搏动存在，末梢血液循环好。

辅助检查：①左股骨中上段＋中下段CT骨三维成像提示左股骨中段粉碎性骨折，行髓内钉内固定术后，骨痂形成不佳（图5-16）；②四肢血管超声检查提示左侧腘静脉及胫后静脉血管充盈度差、血流速度减慢。

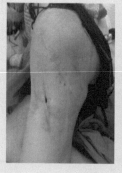 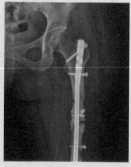

图5-15　术前患肢　　图5-16　骨痂形成不佳

医护过程

患者入院时精神尚可，T 36.9℃，P 95 次 / 分，R 20 次 / 分，BP 100/70 mmHg。疼痛数字评分法得分为 4 分，Braden 量表评分为 15 分，跌倒风险评估为中风险，ADL 评分为 20 分，Caprini 评分为 6 分。予骨科二级护理，普通饮食，遵医嘱使用抗凝药物。

术前准备完善下，于 2023-06-07 在腰硬联合麻醉下行左大腿髓内钉取出、股骨骨搬移术（图 5-17），于 12:50 术毕安返病房，T 36.6℃，P 79 次 / 分，R 20 次 / 分，BP 123/67 mmHg，左大腿伤口周围敷料外观干燥无脱落，外固定架在位无异常，患肢末梢血液循环尚可。患者术后影像学检查见图 5-18，Braden 量表评分为 13 分，压力性损伤风险为中风险，ADL 评分为 25 分，Caprini 评分为 6 分。遵医嘱给予持续心电监测，予骨科术后一级护理，术后给予消肿、止痛、预防感染等对症治疗，密切观察患者生命体征及手术切口渗血情况，18:50 患者精神尚可，在床上进行股四头肌及小腿肌群的绷紧锻炼，每日 2 次，每次 15 ~ 20 分钟，以个体耐受为宜，无头晕不适。疼痛数字评分法得分为 5 分，Braden 量表评分为 13 分，跌倒风险为中风险，ADL 评分为 30 分，Caprini 评分为 6 分。于 2023-07-01 伤口愈合拆线出院。

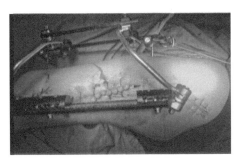
图 5-17　术后患肢情况

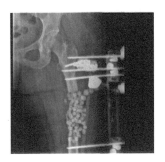
图 5-18　术后影像学检查

主要护理问题及措施

（一）有感染的危险

感染与长期卧床、钉道外露有关。

1. 护理目标

患者不发生感染。

2. 护理措施

（1）仔细观察与感染相关的早期征象。观察钉道周围皮肤有无红肿热痛、脓性渗液等炎症反应，密切检测患者体温情况，有异常及时通知医生进行换药，予抗感染等对症处理，换药时严格执行无菌操作技术。

（2）支架护理：每天检查支架有无松动，螺母有无脱落，钢针张力是否降低。控制钢针周围软组织的活动度，做好针道周围的清洁护理，可有效预防感染。

（3）钉道护理：保持钉道及其周围皮肤清洁，及时处理牵引针松动、钉道感染等问题。酒精点涂钉道处 2 次 / 日，并给予更换钉道处纱布。

（4）营养支持：鼓励患者食用高热量、高蛋白质、高维生素、清淡且易消化的食物，戒烟、酒。根据患者营养状况，遵医嘱适当从静脉输注脂肪乳剂、氨基酸、水溶性维生素等营养物质，补充经口摄入不足，以增强抗感染能力，促进伤口愈合及骨质生长。

（5）向患者讲解导致感染发生的危险因素，指导患者掌握预防感染的措施。限制探视人数。

（6）术毕 24 小时遵医嘱使用头孢呋辛钠预防感染。

3. 护理评价

患者无感染发生。

（二）躯体移动障碍

患者躯体移动障碍与体力和耐力降低有关。

1. 护理目标

患者能够自主翻身。

2. 护理措施

（1）评估患者躯体移动障碍的程度。

（2）提供患者有关疾病、治疗和预后的可靠信息，强调正面效果。

（3）指导和鼓励患者最大限度地完成自理活动，卧床期间协助患者完成进食、大小便及个人卫生（如洗漱）等活动。

（4）保持肢体功能位，抬高患肢 20° ~ 30°，有利于减轻肢体肿胀，密切观察患肢末端血运、感觉及运动情况。

（5）协助患者每 2 小时翻身 1 次，正确更换体位。

3. 护理评价

患者卧床期间生活需要能够得到满足。

（三）疼痛

患者出现疼痛与组织创伤有关。

1. 护理目标

患者主诉疼痛减轻或消除。

2. 护理措施

（1）观察、记录疼痛的性质、程度、时间、发作规律、伴随症状及诱发因素。

（2）利用 NRS 评分法评估患者的疼痛程度，≥ 3 分者，采用抬高患肢、取舒适卧位、分散注意力、减少刺激、三阶梯用药等多模式镇痛方法对症处理，必要时睡前加用镇静催眠药，改善患者睡眠。

（3）指导患者及其家属正确使用患者自控镇痛泵，保护疼痛部位，掌握减轻疼痛的方法。

（4）对患者进行精神安慰和心理疏导，指导患者家属陪伴在侧，鼓励其看书、与其交谈，转移其注意力。

3. 护理评价

患者主诉疼痛减轻或消除。

（四）自理能力下降

患者自理能力下降与卧床有关。

1. 护理目标

患者能逐步完成各项自理活动。

2. 护理措施

（1）评估患者的自理能力。

（2）将呼叫器、常用物品放在患者容易拿到的地方。

（3）协助患者洗漱、更衣、床上擦浴（每周1次，夏天每日1次）。

（4）辅助患者调整至适合就餐的体位。

（5）保证食物的温度、软硬度适合患者的咀嚼和吞咽能力。

（6）及时提供便器，协助做好便后清洁卫生。

（7）鼓励患者早期下床逐步完成各项自理活动，从梳头、擦脸、吃水果等开始。

3. 护理评价

患者能够安全进行自理活动。

（五）有皮肤受伤的危险（有压力性损伤的危险）

患者皮肤受伤可能与局部持续受压有关。

1. 护理目标

患者不发生皮肤损伤。

2. 护理措施

（1）定时协助患者更换体位，0.5小时更换1次，更换水垫。

（2）衣裤、褥垫保持柔软、平整、干燥、清洁无渣。

（3）指导患者及其家属正确使用便器和减压用品，如气圈、气垫、海绵垫。

（4）指导患者床上活动技巧、制订床上活动计划。

3. 护理评价

患者未发生皮肤损伤。

（六）有深静脉血栓发生的危险

患者有深静脉血栓发生的危险可能与长期卧床、手术创伤有关。

1. 护理目标

患者不发生深静脉血栓。

2. 护理措施

（1）术后麻醉消退后，早期指导患者进行肢体等长收缩训练，踝关节、髋关节屈伸、外展、内收等训练，每日 2 ～ 3 组，每组 10 ～ 15 分钟。

（2）规范静脉通路的建立，避免对下肢血管进行穿刺。穿刺由远心端至近心端进行，同时减少止血带的使用时间，提高穿刺的成功率。

（3）饮食指导：以高纤维、低脂肪、低盐、易消化食物为主。

（4）加强评估，严格交接班。

3. 护理评价

患者在院期间无深静脉血栓的发生。

📕 出院指导与延续护理

（1）定期复查：2 周 1 次。

（2）正确的针道护理方法，预防感染：用酒精消毒外固定架针孔，3 ～ 4 次 / 日，如有红肿热痛等不适症状及时复诊。

（3）正确的骨搬移术操作方法：术后 7 天开始通过调整外固定架螺丝，将骨段向病灶区移位，搬移速度 0.5 ～ 1 mm/d，分 2 ～ 4 次完成，每次旋转 1/4 螺纹。

（4）正确的院外功能锻炼方法：术后 3 周内卧床进行膝关节和踝关节被动及主动功能锻炼；3 ～ 4 周开始视具体情况扶拐或弃拐行走。

（5）饮食指导：饮食方面应当尽量以清淡、高蛋白质为主。多吃瘦肉、鱼汤、水果、豆制品、蛋类及新鲜蔬菜等，不要过早、过多地食用肥腻的滋补营养品。

（6）不适随诊：如果出现肢体冰凉、疼痛或肢端麻木等异常变化随时就诊。

📕 总结与反思

（一）总结

骨搬移术是借助外固定架来保持患者的肢体长度，其通常选择血供丰富的截骨修整骨缺损位置，以一定速度移动被截取的骨段，将正常的活骨逐渐转移到缺损处。在手术过程中，病灶切除后，患者的股骨干依然处于相对稳定的框架中，患者可以每天牵拉骨端，促进软组织、骨组织的新生与修复，并且截骨与骨折断端还能形成"弹性压力"，为其所造成的动态应力带来了持续的刺激，使得成骨区得以更快地再生。可以说，骨搬移术能够缩短治疗时间，降低治疗成本，即使是大段骨不连者也可以最大限度地恢复其关节功能，虽然患者可能会因长时间携带外固定架而出现感染等并发症，但是只要给予早期护理干预便可以避免。首先，术后严密观察生命体征及患肢血液循环有无异常并及时处理；其次，搬移的速度应严格执行医嘱，不宜过快；再者，功能锻炼遵循从少到多、循序渐进的规律；最后，骨搬移病程较长，患者病情稳定出院后做好随访，发现问题及时处理。

（二）反思

骨搬移术是目前临床上治疗骨缺损、骨不连、骨感染、膝关节僵直等棘手骨折病最有效的方法，而且骨搬移术使既往治疗烦琐困难的过程变得简单易行。很多患者往往在出院后把骨搬移术重心放于搬移过程，而忽略了钉道感染的预防，故也需加强预防钉道感染的宣教，术后钉孔需每日滴 3 ~ 4 次 75% 的乙醇预防感染，必须擦去附着在针孔处的分泌物。

📖 参考文献

［1］陈定启，潘宇朝，陈德焱，等. 阳和汤加减联合骨搬移术治疗股骨干骨折术后感染性骨不愈合的效果观察［J］. 中国临床新医学，2017，10（4）：350-352.

［2］关威. 骨皮质剥脱术联合锁定接骨板内固定术治疗四肢长骨骨不连的临床效果［J］. 中国当代医药，2019，26（1）：113-115.

［3］付智. 阳和汤加减联合骨搬移术治疗股骨干骨折术后感染性骨不愈合 9 例［J］. 光明中医，2018，33（6）：818-820.

［4］刘亦杨，林炳远，黄凯，等. 骨搬移技术治疗慢性骨髓炎伴骨缺损并发症的研究进展［J］. 中国骨伤，2020，33（3）：288-292.

［5］李航. 胫骨感染性骨不连的规范化治疗现状和难点［J］. 中华创伤杂志，2019，35（2）：97-100.

［6］王长林，魏星，孙有荣，等. 骨搬移技术治疗股骨大段感染性骨缺损的回顾性分析［J］. 实用骨科杂志，2019，25（11）：1030-1034.

［7］王旭洋，杨胜松，黄雷，等. 保留原锁定接骨板联合 Orthofix 单边外固定架骨搬移治疗股骨大段骨缺损［J］. 中医正骨，2019，31（10）：45-54.

［8］丁晓云，李丹，张永灵. Ilizarov 外固定架骨搬运术治疗胫骨感染性骨缺损的护理措施［J］. 临床骨科杂志，2019，22（1）：111-113.

［9］孙玉娜. Ilizarov 骨搬移技术治疗胫骨缺损的围手术期护理［J］. 护士进修杂志，2018，33（16）：1493-1495.

（王芯如、谢佳贞、林丽云）

个案6 糖尿病患者人工膝关节置换术后伤口感染

案例介绍

1. 一般资料

患者女性，74岁，诊断为右侧人工膝关节置换术后切口感染；2型糖尿病。

2. 病史

现病史：于入院前20天因"右侧膝关节骨性关节病，右膝外翻畸形"在我科行右侧人工膝关节置换术，术后恢复可，切口拆线出院。入院前5天，患者出现右膝部疼痛，切口可见淡黄色脓性分泌物渗出，在当地诊所予以切口换药，现切口仍未愈合。就诊我院，门诊拟"右侧人工膝关节置换术后伤口感染；2型糖尿病"于2023-04-11收入我科住院治疗。

既往史：有糖尿病病史，未规律服用降糖药物，血糖控制不佳。

月经史：13岁，3~5日/30~31日，50岁，绝经后阴道无异常出血。

3. 查体

专科检查：右膝轻度肿胀，切口周围红肿，皮肤温度略高。右膝下方及上方切口分别见0.5 cm、1 cm的窦道口，有少量淡黄色脓性分泌物渗出（图5-19），内外侧应力试验（-），浮髌试验（-），右膝关节屈曲90°，伸直0°。双髋部及踝关节活动正常，双足背动脉搏动正常，双足各趾活动、感觉正常，末端血供正常。

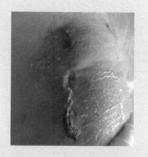

图5-19 右膝清创前

辅助检查：CR检查提示双膝骨性关节炎，行人工膝关节置换术后改变。化验结果显示，红细胞沉降率84.0 mm/h↑，超敏C反应蛋白10.9 mg/L↑，白细胞介素18.50 pg/L↑。

医护过程

患者入院时面容正常，表情自然，自主体位，神志清楚，精神好，T 36.8℃，P 88次/分，R 20次/分，BP 140/76 mmHg，疼痛数字评分法得分为2分，Braden量表评分为15分，跌倒风险评估为高风险，Caprini评分为3分。予骨科二级护理，普通饮食，指导饮食以低盐、低脂、低糖为主，如芹菜、木耳、洋葱、番茄等，右膝部肿痛、活动受限，远端血运良好，指导患者进行踝泵运动、直腿抬高练习、膝关节被动屈伸练习等，遵医嘱给予迈之灵片、塞来昔布胶囊等药物以消炎止痛、利水渗湿。

完善各项检查后，于 2023-04-14 在腰硬联合麻醉下行右膝关节清创缝合术，10:10 术程顺利安返病房，T 36.8℃，P 66 次 / 分，R 20 次 / 分，BP 145/76 mmHg，疼痛数字评分法得分为 1 分，Braden 量表评分为 13 分，跌倒风险评估为高风险，Caprini 评分为 4 分，术后给予一级护理、心电监测、中心吸氧、抗感染、镇痛泵镇痛等，观察生命体征及双下肢活动情况，普通饮食（禁食 4 小时）。指导患者麻醉过后进行踝泵运动、直腿抬高练习、膝关节被动屈伸练习等。18:00 麻醉消退，功能运动恢复，遵医嘱停止心电监测、中心吸氧，指导患者翻身、拍背、卧床休息，适当进行床上功能锻炼，继续给予抗感染、消肿止痛，并进行抗凝预防深静脉血栓等对症治疗（图 5-20）。2023-04-25 右膝部切口干燥，无渗出，切口周围皮肤无红肿，切口愈合良好（图 5-21），疼痛数字评分法得分为 0 分，Braden 量表评分为 17 分，跌倒风险评估为中风险，Caprini 评分为 2 分，患者病情稳定，详细交代出院注意事项，办理出院。

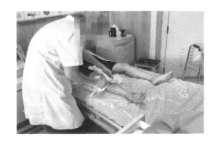 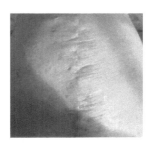

图 5-20　换药过程　　　　图 5-21　切口清创后

🔁 主要护理问题及措施

（一）有切口感染加重的风险

切口感染加重与血糖控制不佳、未严格执行无菌操作、用药不合理有关。

1. 护理目标

患者住院期间不发生切口感染加重。

2. 护理措施

（1）基础护理：注意床单及被套的清洁、干燥，及时清理床上的杂物或碎屑，定时为患者翻身，避免皮肤压力性损伤的形成，严格无菌操作，密切观察切口情况，保证敷料的清洁，同时做好患者全身及口腔的卫生清洁工作。

（2）病情观察：术后予以心电监测及中心吸氧，严密观察生命体征，监测体温变化，保持环境温度稳定。密切观察切口有无黄白色的黏性分泌物流出，敷料有无特殊臭味，观察引流液的量、性质，并保证引流管的畅通，遵医嘱定时给予患者尿糖及血糖检测。

（3）血糖控制：根据患者自身血糖情况，遵医嘱对胰岛素及降糖药物进行动态调整。

（4）饮食指导：蛋白质是糖尿病饮食护理中必不可少的营养之一，合理安排患者每日膳食中的蛋白质，如适当补充乳制品、蛋、瘦肉、鱼、虾、豆制品。在膳食中添加一些蔬菜、豆类或者全谷物、海鱼、动物内脏等补充适量的维生素和无机盐。

（5）因糖尿病患者免疫能力相较于普通患者更为低下，为细菌繁殖提供了有利条件，术后应遵医嘱给予抗感染治疗，每日换药，换药时注意无菌操作。

（6）合理用药：合理用药体现在抗菌药物的有效、合理应用上。进行分泌物培养及药敏试验，选择左氧氟沙星氯化钠注射液 0.5 g，1 次 / 日，进行治疗。复查血常规 +C 反应蛋白示红细胞沉降率 35.0 mm/h ↑，超敏 C 反应蛋白 8.9 mg/L ↑，白细胞介素 12.65 pg/L ↑，炎症指标逐渐下降，抗感染有效。

3．护理评价

患者住院期间，体温正常，切口敷料干燥，切口周围皮肤无红肿，未发生再次感染。

（二）有跌倒的风险

发生跌倒与患肢活动受限有关。

1．护理目标

患者能知晓、掌握防跌倒相关措施并进行落实，不发生跌倒。

2．护理措施

（1）防跌倒宣教：强调预防跌倒的重要性。做好患者的心理护理及健康教育。

（2）告知患者防跌倒"三慢"原则：清醒后卧床休息 30 秒无头晕再坐起，坐起 30 秒无头晕后再站立，站立 30 秒无头晕后再行走。

（3）康复训练：进行踝泵运动、股四头肌收缩、腘绳肌训练、直腿抬高等功能锻炼。在病情许可的情况下，鼓励指导患者早日下床活动。下床站立活动应根据患者自身情况循序渐进，可先扶床站立，站立时尽量保持足跟与地面接触，不发生倾斜时才开始走路，并注意步态，使步态符合生理要求。

3．护理评价

患者住院期间未发生跌倒。

目 出院指导与延续护理

（1）注意观察有无切口红肿、渗液及伤肢肿胀等情况，有异常及时就诊。

（2）对糖尿病患者，术后随访 3 ~ 6 个月，了解术后恢复情况及血糖控制情况。

（3）指导患者自我监测血糖，根据在院饮食指导动态调整饮食。

（4）指导患者 3 个月内要扶助行器行走，走路时注意防跌倒。

（5）鼓励患者每天进行功能锻炼，适当休息，劳逸结合。

（6）加强营养支持，提高机体抵抗力。

（7）延续护理：电话随访，每个月进行1次，根据随访表内容开展，包括患者的自我监测情况、运动情况、饮食情况和用药是否出现了并发症及不良反应等。家庭随访，每1～2个月开展1次，根据患者的需求和其血糖水平而定。让患者演示测量血糖和注射胰岛素的过程，一旦发现错误，立即纠正。

📃 总结与反思

（一）总结

糖尿病患者因抵抗力差、切口组织生长较慢，易出现愈合不佳、切口感染、压疮等并发症。在住院期间我们针对该患者制定个性化糖尿病饮食指导方案，掌握血糖升高及切口愈合的影响因素，密切监测血糖，使患者按时服用降糖药物，将血糖控制在一个良好的范围，促进切口快速愈合，防止二次感染，提高了患者的就医质量。

（二）反思

糖尿病是导致术后切口感染的重要原因之一，常导致切口延迟愈合、切口裂开，甚至引起全身感染。因此，手术切口感染护理工作是一项艰巨的任务。本例患者是出院后发生了切口感染，原因在于患者出院后血糖控制不佳导致切口感染。针对合并糖尿病患者，不仅患者自身对疾病要有足够的认识，同时也需要患者家属的监督，只有对疾病足够重视，才能降低手术切口感染的发生率，使患者早日康复。

📖 参考文献

［1］刘长鹏，谢学升，展宝明，等. 腰椎内固定术后感染的原因与治疗分析［J］. 中华医院感染学杂志，2016，26（10）：2323-2325.

［2］康焱，周宗科，杨惠林，等. 中国骨科手术加速康复切口管理指南［J］. 中华骨与关节外科杂志，2018，11（1）：3-10.

［3］胡美丽. 闭式灌洗引流治疗胸腰椎内固定术后切口感染的护理［J］. 现代诊断与治疗，2014，25（13）：3106-3107.

［4］余方芳，吕美华，蔡惠娟，等. 持续闭式灌注冲洗引流治疗脊柱内固定术后切口感染患者的护理［J］. 首都食品与医药，2016，23（12）：81-83.

［5］中国老年医学学会营养与食品安全分会，中国循证医学中心，《中国循证医学杂志》编辑委员会，等. 老年患者家庭营养管理中国专家共识（2017版）［J］. 中国循证医学杂志，2017，17（11）：1251-1259.

［6］罗兰. 护理干预对合并糖尿病患者术后切口感染防治的效果观察［J］. 糖尿病新

世界，2020，23（14）：85-86，89.

　　[7]王焕章.老年阑尾炎伴糖尿病30例手术护理体会[J].中国医学创新，2011，8（24）：88-89.

　　[8]陆益敏.促进糖尿病患者腹部伤口愈合的护理进展[J].中外医学研究，2010，22（2）：118-119.

　　[9]王威，李进，韩春茂，等.伤口治疗与护理的常见误区及处理方法[J].中华现代护理杂志，2012，25（24）：521-523.

（黄雪琳）

▶ 个案7　左小腿外伤后感染、脓肿、腓肠肌坏死

📃 案例介绍

1. 一般资料

患者男性，58岁，诊断为左小腿中上段感染；左小腿中上段脓肿；左腓肠肌坏死；失血性贫血。

2. 病史

现病史：患者13天前不慎重物砸伤左小腿，伤后即出现左小腿中上段内侧肿胀疼痛，左小腿活动受限，无法正常下地走路，左小腿逐渐肿胀并皮肤水疱淤青，无肢体苍白，无皮肤破裂出血，无左踝、左足趾活动受限，受伤后就诊于当地医院，行X线检查未发现骨质明显异常，给予对症支持治疗，左小腿肿胀疼痛无改善，就诊正骨医院予以理疗等处理，左小腿红肿加重，肢体沉重感加重，肿胀疼痛无改善，于2023-06-28出现高热伴寒战，当地医院予抗生素，2023-06-30体温正常，左小腿红肿疼痛，为进一步诊治，于2023-07-02入住我科。患者目前精神尚可，体力正常，食欲正常，睡眠正常，体重无明显变化，大便正常，排尿正常。

3. 查体

专科检查：左小腿、左足部肿胀明显，左小腿前内侧局部轻度隆起，有压痛、波动感，皮肤张力高，周围皮肤发红，水疱破溃后伤口有少量黄色渗液，皮肤温度较高，左膝关节活动轻度受限，左踝关节及足趾活动正常，肢端感觉及血运正常。

辅助检查：2023-07-02 17:18行US检查提示（图5-22）左小腿皮下软组织层增厚；左小腿皮下软组织层混合性回声（炎症伴脓肿形成？）。

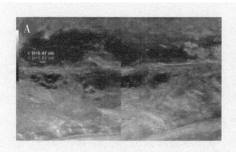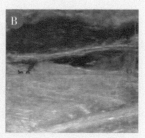

图 5-22 US 检查

2023-07-03 08:55 红细胞沉降率 19.0 mm/h ↑。2023-07-03 18:16 血常规 +C 反应蛋白（血）显示超敏 C 反应蛋白 39.00 mg/L ↑、红细胞计数 3.87×10¹²/L ↓、血红蛋白浓度 115.00 g/L ↓、红细胞比容 35.30% ↓、单核细胞计数 0.8×10⁹/L ↑、血小板体积分布宽度 9.80% ↓。

📋 医护过程

患者入院时精神尚可，T 36.2℃，P 81 次 / 分，R 20 次 / 分，BP 149/84 mmHg。疼痛数字评分法得分为 4 分，Braden 量表评分为 16 分，跌倒风险评估为中风险，ADL 评分为 50 分，Caprini 评分为 1 分。予骨科二级护理，普通饮食，抬高患肢，嘱其加强营养支持，指导患者进行患肢踝泵运动及股四头肌收缩运动，给予预防感染、消肿、止痛等对症治疗。

于 2023-07-03 急诊在腰硬联合麻醉 + 神经阻滞麻醉下行左小腿脓肿切开 VSD 治疗术，术中出血 20 mL，补液 1000 mL，麻醉满意，手术顺利，患者情况稳定，安返病房。术后生命体征平稳，给予药物抗感染、止痛、补液等对症治疗，密切观察患者病情变化及伤口渗血引流情况。疼痛数字评分法得分为 6 分，Braden 量表评分为 16 分，跌倒风险评估为中风险，ADL 评分为 50 分，Caprini 评分为 1 分。

2023-07-04 查体：左小腿伤口张力大，不排除伤口积血积液，予以拆除 VSD 并观察，继续给予消肿、抗感染治疗。

2023-07-04 18:16 血常规 +C 反应蛋白（血）显示超敏 C 反应蛋白 33.20 mg/L ↑、红细胞计数 3.11×10¹²/L ↓、血红蛋白浓度 95.00 g/L ↓、红细胞比容 29.20% ↓、淋巴细胞百分比 18.80% ↓、单核细胞计数 0.78×10⁹/L ↑、中性粒细胞计数 6.34×10⁹/L ↑、血小板体积分布宽度 9.60% ↓。

2023-07-05 患者诉左小腿伤口疼痛有所减轻，查体显示生命体征稳定，贫血貌，左小腿肿胀较前减轻，伤口周围红肿消退，压痛减轻，部分腓肠肌晦暗，左膝关节活动受限，左下肢足背动脉搏动好，肢端感觉及活动好。患者病情稳定，贫血，加强营养支持，继续给予对症伤口换药观察，止痛，抗感染，指导加强功能锻炼（图 5-23）。

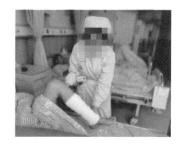

图 5-23 加强功能锻炼

2023-07-12 在腰硬联合麻醉＋神经阻滞麻醉下行左小腿伤口清创缝合术，麻醉满意，手术顺利，术中未发生意外，输液量 1250 mL，出血约 50 mL，患者情况稳定，安返病房。术后患者生命体征平稳，给予药物抗感染、止痛、补液等对症治疗，密切观察患者病情变化及伤口渗血引流情况。疼痛数字评分法得分为 6 分，Braden 量表评分为 16 分，跌倒风险评估为中风险，ADL 评分为 40 分，Caprini 评分为 1 分。

2023-07-14 患者病情稳定，伤口愈合可，感染得到控制，患方选择门诊随诊换药观察伤口愈合情况，告知患者出院后注意事项，办理出院手续。

🔄 主要护理问题及措施

（一）疼痛

疼痛可能与小腿感染有关。

1. 护理目标

患者疼痛有所缓解，配合治疗。

2. 护理措施

（1）心理护理：患者因伤口反复不愈合，加之对手术疼痛的恐惧、对手术远期效果和高昂医疗费用的担心，易产生焦虑、紧张和烦躁等负面情绪。医护人员应主动与患者沟通交流，关心体贴患者，开导劝慰。

（2）分散患者的注意力以达到解除疼痛和焦虑的目的，同时增加患者的自我控制能力。

（3）适当运动：改变姿势和体位以缓解疼痛，协助取舒适的体位，在治疗、护理时动作轻柔，保持病房安静。

（4）药物治疗：静脉滴注氟比洛芬酯注射液，口服氨酚双氢可待因止痛治疗。

3. 护理评价

患者疼痛有所缓解，配合治疗。

（二）生活自理能力缺陷

患者生活自理能力缺陷与疼痛不适、卧床有关。

1. 护理目标

尽量满足患者的各种需求。

2. 护理措施

（1）协助患者在床上更衣、排便等，保持"三短六洁"。

（2）加强病房巡视，从生活上关心、体贴患者，以理解、宽容的态度主动与患者交流，满足其日常生活所需。

（3）做好患者口腔和皮肤清洁护理，让患者做一些力所能及的事情，如用健侧上肢拿杯子饮水、进食、漱口等。

3．护理评价

住院期间患者主诉基本生活需要得到满足，目标实现。

（三）焦虑

焦虑与担心疾病预后有关。

1．护理目标

患者焦虑缓解，主动配合治疗。

2．护理措施

（1）与患者沟通交流，关心体贴患者，开导劝慰。鼓励其积极配合治疗，避免其因焦虑导致气机运行阻滞，脉络不通。

（2）向患者及其家属说明手术的目的、方法及手术的必要性，减轻患者及其家属对手术的顾虑，与患者分享同类手术恢复良好的例子。

3．护理评价

患者焦虑较前缓解，患者能积极配合治疗。

（四）知识缺乏

患者缺乏相关专业知识。

1．护理目标

患者了解手术及 VSD 的相关知识，配合治疗。

2．护理措施

（1）用通俗易懂的语言，就创伤的相关知识、手术治疗的必要性、VSD 的优势和预后效果，向患者做简单介绍。

（2）了解患者内心需求，最大限度地协助解决，以减轻其心理负担，消除顾虑，树立战胜疾病的信心，提高治疗依从性，积极主动应对治疗。

（五）有管道滑脱的危险

管道滑脱与留置 VSD 负压引流管有关。

1．护理目标

患者 VSD 引流管在位无脱出。

2．护理措施

（1）正确连接 VSD 装置，妥善双固定引流管，保证引流管通畅，避免受压迫、扭曲、脱落。

（2）告知管道密闭的重要性，嘱患者勿自行拔管。

（3）活动时管道保留一定长度，防止牵拉、滑脱。

3．护理评价

患者 VSD 管道在位无脱出。

（六）有发生脓毒血症的可能

脓毒血症的发生与外伤感染有关。

1. 护理目标

患者不发生脓毒血症。

2. 护理措施

（1）密切观察患者体温变化，若体温升高或高热持续不退，提示创面感染的可能，及时报告医生处理。

（2）密切观察患肢末端皮肤颜色、温度、动脉搏动变化，了解患肢感觉及运动情况。

（3）术后密切观察创面出血情况，保持 VSD 负压引流管的有效引流，引流不畅会提高并发症的发生率。

（4）注意观察 VSD 敷料是否出现异味，观察引流量及引流液颜色有无异常，并及时报告医生处理。

（七）有营养失调的可能

营养失调与失血性贫血有关。

1. 护理目标

患者贫血得到改善，未发生营养失调。

2. 护理措施

（1）饮食指导：处理患者局部伤口的同时，指导其低糖、低脂饮食，鼓励多食鱼类、肉类、鸡蛋、牛奶等高蛋白食物，指导进食含铁较多、营养丰富的食品，如海蜇、紫菜、黑木耳、银耳等，适当搭配富含维生素 C 的蔬菜和水果，以利于铁的吸收。

（2）注意个人卫生，适当活动及休息，做好皮肤护理，避免皮肤损伤，为患者的恢复创造良好条件。

3. 护理评价

患者营养均衡，贫血得到改善，未发生营养失调。

（八）有失用综合征的危险

患者发生失用综合征可能与其长期卧床有关。

1. 护理目标

患者不发生失用综合征。

2. 护理措施

功能锻炼：向患者讲解早期活动的重要性及活动方法。①在患者术后麻醉清醒后指导其主动进行患肢足趾关节屈伸锻炼。②术后 1 ~ 2 天，进行踝泵锻炼，由被动到主动；主动进行股四头肌的收缩锻炼。③4 ~ 5 天后，指导患者做各关节的屈伸锻炼。每天 3 ~ 5 组，每组 15 ~ 20 次，锻炼循序渐进，由少到多，主动运动为主，被动运动为辅，以患者感到舒适、不引起疼痛为标准。

3. 护理评价

患者未发生失用综合征。

出院指导与延续护理

（1）出院指导：①门诊换药，观察伤口、瘢痕愈合情况，必要时行二期植皮修复。②休息 2 ~ 3 个月，1 个月内避免患肢用力，3 个月内避免重体力劳动及剧烈运动。

（2）延续护理：①加强患肢功能锻炼，以循序渐进为原则，预防关节僵硬的发生。②指导患者进食高蛋白质、高热量、高维生素、易于消化的食物，少食多餐。多摄取高蛋白质食物，如牛奶、瘦肉、鸡蛋、排骨汤、鱼汤、豆制品等；多吃水果与蔬菜，注意补充维生素及微量元素等。养成良好的休息和饮食习惯，改善全身营养情况，增强机体抵抗力，以促进肉芽组织生长和创面愈合。

总结与反思

（一）总结

伤口愈合是一系列综合的临床过程，受到很多因素的影响。每次处理伤口需要全面正确地评估，根据评估结果选择合适的清创换药方法和与之相适宜的敷料，配合必要的全身支持治疗和心理支持，提供良好的愈合环境，才能促进伤口愈合，从而最大限度地减轻患者的痛苦。另外，尽早采取 VSD 等有效措施促进伤口愈合，这对于恢复皮肤正常外观和功能、改善生活质量有重要意义。

（二）反思

患者行左小腿脓肿切开 VSD 治疗术后第 1 天，左小腿伤口张力大，即予以拆除 VSD 负压引流管，反思在 VSD 负压引流观察、护理方面是否有不到位的地方。行 VSD 治疗后，引流管的护理是重点，VSD 引流不畅会提高并发症的发生率。科学、有效的引流护理不仅可以提升治疗效果，还能降低引流管堵塞、曲折及脱落等不良事件发生风险，缩短患者负压引流总时间，提高引流效率。此外，强化引流护理，做好患者全面消毒清洁处理，可降低感染风险，避免肺部感染，同时有效缓解患者疼痛，促进机体各项功能康复，减少术后并发症的发生，改善生活质量。

参考文献

［1］杨勇，程星，张惠. 负压封闭引流治疗四肢大面积软组织缺损的护理［J］. 上海

护理，2014，14（3）：42-44.

[2] 顾春花，王雪妹. 1 例下肢静脉溃疡患者的护理 [J]. 当代护士（上旬刊），2021，28（7）：140-141.

[3] 杨晓霞. 高负压封闭吸引技术用于开放性四肢骨折的护理 [J]. 护理学杂志，2008，23（4）：30-32.

[4] 姜爱平. 封闭式负压引流治疗外伤后感染创面的护理 [J]. 实用临床医药杂志，2010，14（14）：90-91.

[5] 孙贤竺. 贫血患者的护理 [J]. 医药前沿，2014（1）：320-321.

[6] 魏晓琼，王君君，周清，等. 1 例坏疽性脓皮病患儿行负压封闭引流的护理 [J]. 中华护理杂志，2022，57（10）：1238-1241.

[7] 张桂媛，贺雪燕，段玲玉. 优质引流护理在四肢开放骨折行负压封闭引流患者中的应用 [J]. 齐鲁护理杂志，2023，29（8）：148-150.

（庄小虹、黄雪阳、陈美玲）

个案 8 糖尿病足应用骨搬移术

案例介绍

1. 一般资料

患者女性，60 岁，诊断为右足糖尿病足；2 型糖尿病。

2. 病史

现病史：患者于 2 年前开始出现无明显诱因的易饥、多食，偶发头痛、头晕，当地医院检查诊断为 2 型糖尿病、高血压，给予口服药物降糖、降血压，平时血糖、血压控制情况不详，于 1 个月前患者无明显诱因出现右足第 3、第 4、第 5 趾肿痛、溃烂、渗液，活动受限，在当地卫生院静脉滴注药物进行抗感染及伤口换药治疗，病情无好转，并逐渐出现第 3、第 4、第 5 足趾发黑坏死。2022-10-01 轮椅入院。

3. 查体

专科检查：右足第 3、第 4、第 5 趾及足背腓侧少许皮肤溃烂，部分创面黑色痂皮覆盖（图 5-24），创面周围皮肤红肿、压痛，趾间关节活动受限，右足余趾皮肤感觉存在，活动尚可，足背动脉搏动未触及，末梢循环差，右大腿、小腿检查未发现明显异常。

辅助检查：行 CR 检查，结合病史，考虑糖尿病足。双下肢 CTA 显示（图 5-25），腹主动脉下段、双侧髂总动脉、双侧髂内外动脉、双侧股浅动脉、双侧股深动脉、双侧股动脉、双侧腘动脉、双侧胫前胫后动脉、双侧腓动脉多发软、硬斑块形成伴管腔不同程度狭窄，其中双侧胫前胫后动脉、双侧腓动脉中重度狭窄；右侧股浅动脉中段显示不清，考虑明显狭窄至闭塞改变。

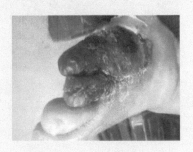

图 5-24　术前患肢情况

图 5-25　双下肢 CTA

医护过程

患者入院时精神尚可，T 36.9℃，P 79 次 / 分，R 20 次 / 分，BP 135/78 mmHg，发育正常，无畸形，营养良好，面容正常，表情自然，自主体位，神志清楚，言语清晰，对答切题，查体合作。疼痛数字评分法得分为 2 分，跌倒风险评估为高风险，Braden 量表评分为 15 分，ADL 评分为 50 分，Caprini 评分为 5 分。予骨科二级护理，糖尿病普通饮食，遵医嘱给予监测血糖、血压，降血糖、降血压等治疗。

患者完善术前检查，符合手术指征，于 2022-10-06 在腰硬联合麻醉下进行右足清创截趾、胫骨横向骨搬移术，于 12:35 术毕安返病房。术后影像学检查见图 5-26，T 36.6℃，P 79 次 / 分，R 20 次 / 分，BP 123/67 mmHg，右足及小腿伤口敷料干燥，无发黑、坏死，外固定架固定在位无异常。Braden 量表评分为 13 分，跌倒风险评估为高风险，ADL 评分为 35 分，Caprini 评分为 7 分。遵医嘱给予持续心电监测，按骨科术后一级护理，糖尿病普通饮食（禁食 1 小时），清淡饮食等，术后给予止痛、预防感染，以及降血糖、预防下肢深静脉血栓、急性胃黏膜损害等治疗，密切观察患者生命体征及手术切口渗血情况，18:40 患者精神尚可，遵医嘱拆除心电监护仪，麻醉过后早期指导患者进行踝泵运动、下肢功能锻炼改善血液循环，主要是等长收缩锻炼，在床上进行股四头肌及小腿肌群的绷紧锻炼，无头晕不适。疼痛数字评分法得分为 5 分，Braden 量表评分为 13 分，跌倒风险评估为中风险，ADL 评分 50 分，Caprini 评分为 2 分。于 2022-10-20 伤口愈合拆线出院。

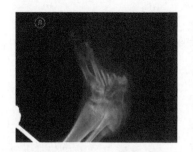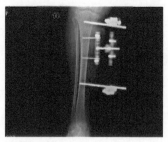

图 5-26　术后影像学检查

🔄 主要护理问题及措施

（一）钉道周围软组织感染可能

钉道周围软组织感染可能与骨延长过程中切割皮肤、疗程长等有关。

1. 护理目标

患者不发生钉道感染。

2. 护理措施

（1）密切监测三餐餐前、餐后 2 小时血糖，动态调整胰岛素的用量，维持血糖水平的稳定，促进伤口愈合。

（2）保持针孔引流通畅和周围皮肤干燥、清洁，每日用酒精点涂针孔处消毒 2 次，待干。

（3）针孔周围软组织有少量黄色分泌物时，用碘伏将针孔周围擦拭干净，不可用纱布或棉球堵塞针孔。

（4）保持床单位整洁、干燥。

（5）向患者讲解导致感染发生的危险因素，指导患者掌握预防感染的措施。注意手卫生，每次调整螺丝前应洗手，避免交叉感染。

（6）鼓励患者进食高热量、高蛋白质、高维生素的食物，如常见的肉、蛋、奶类，多饮水，病情允许的情况下，保证每日饮水量在 1500 ～ 2000 mL。

3. 护理评价

患者无感染发生。

（二）知识缺乏

患者缺乏骨搬移术的相关知识。

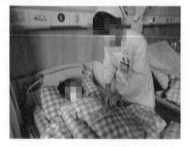

1. 护理目标

患者能部分掌握骨搬移术的相关知识。

2. 护理措施

图 5-27　为患者讲解相关知识

（1）向患者讲解疾病的相关知识，做好健康宣教（图 5-27）。

（2）多与患者沟通交流，认真听其主诉，做好心理护理。

（3）为该患者术后建立骨搬移记录本，每搬移 1 次后及时、详细地记录搬移情况，并且责任护士在搬移过程中应注意观察以下情况：患肢皮肤温度，使用皮温枪测量患肢足背中点或拇趾皮肤温度；骨搬移时，时刻关注患者的主诉及下肢麻木、肿胀情况，皮肤颜色、足背动脉搏动、趾端血运、伤口愈合等是否出现异常，指导患者加强下肢肌肉的等长收缩锻炼，如果患者出现下肢疼痛剧烈、麻木、感觉异常，嘱咐其立即告知医生，并按医嘱减慢或暂停骨搬移；在骨搬移过程中使用专门制定的表格进行登记，严密观察骨延长的方向是否正确、固定骨搬移区的克氏针是否出现弯曲；关注患者的体温及血糖情况，并完善相关的护理记录；定期进行下肢彩超和下肢动脉 CTA。

3．护理评价

患者掌握了一定程度的骨搬移术相关知识。

（三）躯体移动障碍

患者躯体移动障碍与体力和耐力降低有关。

1．护理目标

患者卧床期间的生活需要，能够及时得到满足。

2．护理措施

（1）评估患者躯体移动障碍的程度，拟定移动计划。

（2）为患者提供有关疾病、治疗和预后的可靠信息，给予查看治疗成功且有效的患者相关资料，强调正面效果。

（3）指导和鼓励患者最大限度地完成自理活动，如穿衣系扣子、漱口、床旁取物等。

（4）卧床期间协助患者做好晨间护理，提高患者的舒适度，如进食、排便及个人卫生（如洗漱）等活动。

（5）更换体位时，使用床栏，固定床轮，软枕；使用轮椅时，需让患者向后靠，重心后移，扶住把手，患肢垫枕伸直于轮椅支架；在协助更换体位或移动患者时均要保证患者安全。

（6）卧床期间，使用软枕将患肢抬高 20° ～ 30°，保持肢体功能位，定时进行踝泵运动，防止足下垂。

（7）督促家属定时按摩患肢，预防下肢深静脉血栓，协助患者经常翻身，更换体位。

3．护理评价

患者卧床期间生活需要能够得到满足。

（四）有跌倒、坠床的风险

跌倒、坠床可能与患者术后体力和耐力下降、躯体活动受限有关。

1．护理目标

患者在院期间无跌倒、坠床发生。

2．护理措施

（1）对患者进行全面评估，入院及术后其跌倒风险评估为高风险、中风险，及时发现造成跌倒、坠床的危险因素，采取适合患者的干预措施，根据患者跌倒风险评估程度采用分级护理，高风险跌倒患者需配备一名主管护师及一名护士，中风险跌倒患者需配备一名护师，低风险跌倒患者配备一名护士。

（2）床头悬挂跌倒、坠床警示标识，经常提醒患者注意自身安全。

（3）对患者及其家属进行针对性的健康教育，增强患者及其家属对老年人跌倒、坠床的预防意识，提高对危险因素的认识。反复告知患者及其家属容易引起跌倒与坠床的原因，跌倒、坠床的危害和预防措施，学会自我保护。

（4）提醒患者起床时，先在床上休息几分钟后再下床活动，改变体位欲活动时应遵守"三部曲"，即平卧3分—半卧双腿下垂3分—床旁站立3分—行走，避免突然改变体位引起的直立性低血压。

（5）走动前要先站稳，下床或如厕一定要有人陪伴。

（6）夜间尽量使用便器，避免夜间因下床不慎发生意外。

3．护理评价

患者未发生跌倒、坠床。

（五）营养失调：低于机体需要量

1．护理目标

患者每日的营养摄入量能满足日常活动和机体代谢的需要。

2．护理措施

（1）告知患者及其家属，充足的营养可以促进组织修复、减少并发症的发生，有利于病情恢复。

（2）营造令人愉快、舒适的进餐环境，进餐前30分钟禁止打扫病房、禁止大声喧哗。

（3）向患者提供饮食指导：主食定量，粗细搭配，全谷物、杂豆类占主食总摄入量的1/3；每日摄入500 g左右的新鲜蔬菜；常吃鱼、禽、畜肉和适量蛋类，限制摄入加工肉类；每日保持奶类、豆类摄入，零食加餐合理选择，水果宜在两次正餐之间食用，可食苹果、猕猴桃、柚子等低糖水果；清淡饮食，足量饮水，禁烟、酒；进食定时定量，细嚼慢咽，注意进餐顺序：蔬菜—肉类—主食。饮食应当在限制总能量的前提下，多选用血糖指数低、高膳食纤维的食物，如燕麦片、荞麦面、玉米面等。

（4）进食前后要保持良好的口腔卫生习惯（刷牙、漱口）。

（5）做好护理计划，防止餐前进行一些令患者不愉快或痛苦的治疗或操作。

3．护理评价

患者摄入的营养能够满足活动所需。

📋 出院指导与延续护理

（1）休息 1 个月，逐渐下地行走，定期来院体检，继续使用药物控制血糖，每日调整外固定架。

（2）正确的针道护理方法，预防感染：用酒精消毒外固定架针孔 1 ～ 2 次 / 日，如有红肿热痛等不适症状及时复诊。

（3）正确的骨搬移术操作方法：术后 7 天开始通过调整外固定架螺丝将骨段向病灶区移位，搬运速度 0.5 ～ 1 mm/d，分 2 ～ 4 次完成，每次旋转 1/4 螺纹。

（4）正确的院外功能锻炼方法：在患者卧床休养期间积极进行手拉环运动，提高肺活量，预防肺炎。指导患者进行踝关节、股四头肌收缩等锻炼，循序渐进，逐渐增加锻炼强度，每天 2 次，每次 15 ～ 20 分钟，以患者耐受为宜，锻炼过程中要有家属的陪伴，防止发生跌倒造成二次损伤。

（5）不适随诊：如果出现肢体冰凉、疼痛或肢端麻木等病情异常变化，随时就诊。

（6）延续护理：组织患者加入糖尿病足患者微信群，告知患者可通过微信与医护人员交流糖尿病足及胫骨骨搬移术护理的相关问题，指导患者处理不适感，定期在微信群推送骨搬移术后锻炼、饮食等相关知识，同时嘱咐患者将自身患肢搬移情况进行拍照或录视频并上传至微信群，促使医生及时掌握患肢恢复情况，且在整个过程中加强健康宣教，促使患者积极配合护理与治疗。嘱咐患者每个月回院复查 X 线片，确定骨搬移恢复情况（图 5-28）。

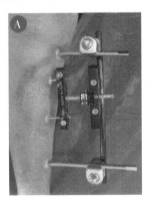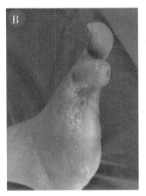

图 5-28　出院随访情况

📋 总结与反思

（一）总结

引起糖尿病足的原因是高血糖破坏下肢血管，周围神经病变，血液循环减慢，肢体组织因缺少血流灌注导致缺血坏死，继而引起感染等严重并发症。胫骨横向骨搬移术促进新生血管形成和微循环重建，对糖尿病足患者保肢起到良好的作用。

（二）反思

第一，因糖尿病足患者的病程较长，患者及其家属的经济负担和心理负担较重，护士应给予患者足够的关怀和支持，帮助其重拾信心，更好地配合后续的治疗与护理。第二，糖尿病足的足部管理也很重要，在向患者宣教功能锻炼的同时，还应从穿鞋、穿袜子、足部保养等生活护理开始，教会患者如何保护好健侧足部。

参考文献

［1］刘小龙，苏福增，查天建，等. 糖尿病足溃疡 403 例的修复体会［J］. 中华损伤与修复杂志（电子版），2017，12（4）：269-273.

［2］中国微循环学会周围血管疾病专业委员会糖尿病足学组. 糖尿病足创面修复治疗专家共识［J］. 中华糖尿病杂志，2018，10（5）：305-309.

［3］花奇凯，秦泗河，赵良军，等. Ilizarov 技术胫骨横向骨搬移术治疗糖尿病足［J］. 中国矫形外科杂志，2017，25（4）：303-307.

［4］王江宁，高磊. 糖尿病足慢性创面治疗的新进展［J］. 中国修复重建外科杂志，2018，32（7）：832-837.

［5］吴晓安. 糖尿病患者血糖达标情况及影响因素分析［J］. 当代护士（中旬刊），2020，27（7）：143-145.

［6］余建平，魏杰，贾中伟，等. 胫骨骨搬运微循环再生技术治疗糖尿病足的临床分析［J］. 中国药物与临床，2016，16（9）：1338-1340.

［7］尚旭亚，童良勇，张志凌，等. 骨搬运技术结合腓骨段植入治疗胫骨骨缺损的疗效分析［J］. 实用手外科杂志，2020，34（3）：269-272.

［8］丁晓云，李丹，张永灵，等. Ilizarov 外固定架骨搬运术治疗胫骨感染性骨缺损的护理措施［J］. 临床骨科杂志，2019，22（1）：111-113.

［9］陈兆军，潘旭月，邓品，等. 糖尿病足溃疡局部创面治疗的进展及展望［J］. 足踝外科电子杂志，2022，9（4）：95-100.

［10］胡小芳，黄建明，范远芳. 基于跌倒风险评估策略的分层护理在老年院外跌倒中的应用效果［J］. 中西医结合护理（中英文），2023，9（1）：94-96.

（曾莹莹、林龙珠、苏凤花）

第六章 骨与关节畸形

个案1 "蟹钳"样多指畸形

案例介绍

1. 一般资料

患者男性，19岁，诊断为右手拇指多指畸形。

2. 病史

现病史：发现右手拇指多指畸形19年，于2022-12-25步行入院。

3. 查体

专科检查：右手拇指掌指关节处多出一赘生指，呈"蟹钳"样，指间关节屈曲、畸形（图6-1），赘生指与拇指分别呈尺偏及桡偏畸形，指体皮肤感觉存在，指甲独立生长，末梢血供好，掌指关节屈曲活动稍受限，指间关节强直固定，活动差；右手其余部位检查未见明显异常。

辅助检查（图6-2）：行CR检查提示右手拇指多指畸形。

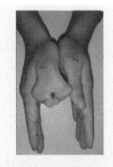

图6-1 术前患指情况

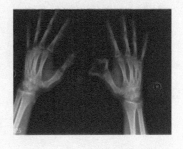

图6-2 术前影像学检查

医护过程

患者入院时精神尚可，T 36.5℃，P 76次/分，R 20次/分，BP 110/66 mmHg。发育正常，无畸形，营养良好，面容正常，表情自然，自主体位，神志清楚，言语清晰，对答切题，查体合作。予骨科二级护理，普通饮食，饮食宜进高热量、高蛋白、高维生素、高纤维素食物，如瘦肉、肝、豆制品、新鲜蔬菜及水果等。

患者完善术前检查，符合手术指征，于2022-12-27在臂丛神经阻滞下行右手拇指赘生指切除+截骨矫形克氏针内固定术，于12:40术毕安返病房，术后影像学检查见图6-3，T 36.6℃，P 88次/分，R 20次/分，BP 128/64 mmHg，右手拇指切口周围敷料外观干燥无脱落，患指末梢血液循环尚可。ADL 评分为 70 分，Caprini 评分为 2 分。遵医嘱给予持续心电监测，予骨科术后一级护理，普通饮食，饮食方面应当尽量以清淡、高蛋白质食物为主。多吃瘦肉、鱼汤、水果、豆制品、蛋类，以及新鲜蔬菜等，术后给予止痛、预防感染等对症治疗，密切观察患者生命体征及手术切口渗血情况，16:40 患者精神尚可，遵医嘱拆除心电监护仪。护理人员指导患者麻醉过后早期进行右上肢腕、肘、肩关节主动运动及除患指外各指屈伸运动以改善循环，每日 3 次，每次 15 ~ 20 分钟，以患者耐受、饭后 1 小时进行为宜，无头晕不适。患者精神状态良好，可以听音乐、看报纸（图 6-4），于 2023-01-03 切口皮缘对合良好出院（图 6-5）。

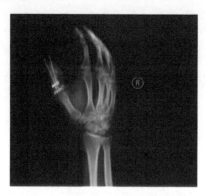

图 6-3　术后影像学检查

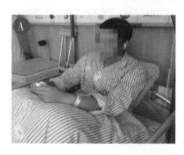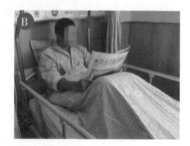

图 6-4　精神状态良好

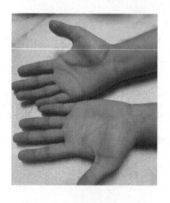

图 6-5　切口皮缘对合良好

主要护理问题及措施

（一）自我形象紊乱

患者自我形象紊乱与先天畸形有关。

1. 护理目标

术后患者对自身外表表示接受。

2. 护理措施

（1）鼓励患者表达自己的感受，积极主动地与患者进行交谈。

（2）鼓励患者询问与健康、治疗、治疗进程、预后有关的问题。

（3）提供可靠信息资料，并强化已经给予的信息。例如给患者介绍成功的案例，播放畸形术后患者随访的影像资料等，从而帮助患者树立信心，并可有效鼓励患者术后积极地进行康复。

（4）鼓励患者的亲朋好友在术前、术后去探望和关心他，并让患者了解自己在他们心中的重要性。术后医护人员可与患者互动，做些小游戏（抓豆子、翻书等）。

（5）对于青少年，当父母不在时，医护人员应提供机会讨论其关心的问题。

3. 护理评价

患者能够正视自身畸形，还能主动配合治疗去改善。

（二）疼痛

疼痛与手术创伤有关。

1. 护理目标

患者疼痛得到缓解或减轻。

2. 护理措施

（1）减少或消除引起疼痛的原因，尽量采取健侧卧位或平卧位，避免患肢受压、肢体肿胀而加剧疼痛。取健侧卧位时，患肢自然摆放于身侧，并垫一软枕，使患肢高于心脏水平15°～20°，利于静脉回流。

（2）合理运用缓解或消除疼痛的方法。教会患者及其家属如何使用自控镇痛泵，以及如何判别镇痛泵的不良反应，如恶心、呕吐等胃肠道反应，加强巡视并及时给予相应处置。还可以通过看电视、听音乐、看报纸、与家人交谈、深呼吸、放松按摩等方法，分散患者对疼痛的注意力，以减轻疼痛。

（3）积极提升患者舒适度：整洁的床单位、良好的采光与通风、适宜的温湿度。

（4）尊重并接受患者对疼痛的反应，建立良好的护患关系。当患者主诉不适时，应及时到床旁询问患者的感受，并给予对症处理。

3. 护理评价

患者疼痛得到及时缓解。

（三）知识缺乏

患者通常缺乏疾病相关知识。

1. 护理目标

了解自身疾病的相关知识并能正视自身疾病。

2. 护理措施

（1）患者入院时仔细介绍医院、病区环境及主管的医护人员。拉近与患者的距离，方便治疗及护理工作的开展。

（2）解释所采取的治疗方法，强调积极正面的效果。介绍成功案例的情况，帮助其树立信心。

（3）向患者及其家属讲解疾病的相关知识，做好健康宣教。引导其树立正确的观念，杜绝封建迷信，告知家属多指畸形早发现、早治疗、效果佳的科学理念。

（4）多与患者沟通交流，认真听其主诉，做好心理护理，及时帮助患者解决护理问题。

3. 护理评价

患者了解相关疾病知识。

🗐 出院指导与延续护理

（1）切口换药直至完全干燥，缝线可吸收，无须拆线。

（2）术后3个月内避免右手拇指用力及剧烈运动，术后每个月拍片复查，根据骨折愈合情况酌情拔除克氏针，拔针后加强功能锻炼，做拇指屈伸、外展、内收、旋转等运动，每日3次，每次15 ~ 20分钟，以患者耐受、饭后1小时进行为宜。

（3）康复指导

1）对患者的指导：针对青少年反复活动后易疲劳、注意力很快降低的特点，采取活泼有趣的活动形式，鼓励其用患手做一些力所能及的活动，如抓、握、捏、拍等游戏和表演练习。多进行手部精细动作锻炼：拿筷子、穿针引线、剪纸等。

2）对亲属的指导：亲属应有意识地让患者参加一些群体活动，使其克服自卑心理，找回自信心，无须掩饰畸形部位，并对其进步给予鼓励和表扬。

3）对周围人群的指导：教育患者周围的人不要以同情或歧视的眼光看待患者，应以赞赏的态度来支持和鼓励他们，并积极参与他们的活动，使其树立积极向上的生活观念，提高生活能力和生活质量。

（4）定期复查，如有不适及时就诊。

（5）延续护理：指导患者加入矫正康复微信群，由团长（微信群病友推荐的患者）推送相应的康复指导，不明之处可直接询问医护人员，每日根据计划表进行训练，并在群里打卡发送锻炼视频，由护理人员或经治医生给予指导及纠偏。

总结与反思

"重要的不是美观，而是重建手指功能"。赘生指和末节指骨多指越早切除越好。该病患者年龄普遍偏小，心理承受能力差，恐惧感强，且家长具有手术期望值高和对患儿溺爱等心理特点，我们应抽出更多的时间与患者相处，说话时应态度和蔼、语速缓慢，经常呼叫其名字并抚摸其头部，以消除其敌意和抵触情绪。

参考文献

［1］孟黎，黄家铭，张莉，等. 第二跖趾关节移植修复掌指关节术后血运观察专科护理的临床应用效果体会［J］. 中国实用医药，2019，14（30）：174-176.

［2］张莉，黄家铭，严植燕，等. 第二跖趾关节移植修复拇指掌指关节术后的系统化康复护理研究［J］. 中国现代药物应用，2019，13（17）：209-210.

［3］谢笑笑，宋小妹. 大疱表皮松解症患儿并指畸形分指手功能重建术的护理［J］. 中华护理杂志，2019，54（4）：572-574.

［4］解鲜冬，马殿群，石海霞. 围术期综合护理在小儿先天性多指畸形手术治疗中的应用［J］. 贵州医药，2018，42（3）：364-365.

［5］黎艳，左中男，林妙君. 家属参与小儿多指畸形矫形术的护理管理［J］. 全科护理，2017，15（28）：3559-3560.

［6］李伟东，南国新. 先天性多指畸形的流行病学统计［J］. 中华小儿外科杂志，2020，41（8）：750-754.

［7］周鑫，石义志，曾思. 双手多发性短指畸形合并其他手部畸形1例［J］. 实用放射学杂志，2019，35（6）：1026.

［8］黄晓春，邓小兵，万颖. 加速康复外科护理在多指离断再植术患者中的临床疗效［J］. 中华手外科杂志，2020，36（1）：44-46.

［9］陈丽玲，刘巧惠. 早期康复训练对断指再植指术后患者手功能恢复的影响［J］. 齐齐哈尔医学院学报，2023，44（10）：998-1001.

（戴少彬）

个案 2　蹞外翻畸形

案例介绍

1. 一般资料

患者女性，57 岁，诊断为左足蹞外翻畸形；右足蹞外翻畸形。

2. 病史

现病史：双足蹞趾进行性外翻畸形、酸痛 4 年，于 2022-10-25 步行入院。

3. 查体

专科检查：双足第一跖趾关节处明显高突，第 1 趾严重外翻畸形、第 2 趾内翻（图 6-6），以左侧为甚，两足趾绞索，足趾活动受限，跖趾关节内侧组织增生突起，末梢血供、感觉正常。

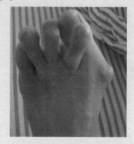

图 6-6　术前患肢情况

辅助检查（图 6-7）：行 CR 检查提示双足蹞外翻畸形；左足蹞趾近节趾骨中轴线与左足第 1 跖骨中轴线成角过大，约为 40°（正常为 10°～ 20°），右足为 30°，双足诸跖趾骨质密度均匀，骨皮质连续，未见明显骨质疏松、破坏及增生硬化表现，无骨膜反应，余跖趾关节、趾间关节间隙无增宽或变窄，周围软组织无异常，余可。

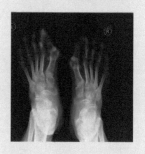

图 6-7　术前影像学检查

医护过程

患者入院时精神尚可，T 36.6℃，P 76 次 / 分，R 20 次 / 分，BP 132/84 mmHg。发育正常，无畸形，营养良好，面容正常，表情自然，自主体位，神志清楚，言语清晰，对答切题，查体合作。疼痛数字评分法得分为 2 分，ADL 评分为 100 分，Caprini 评分为 1 分。予骨科二级护理，普通饮食。

患者完善术前检查，符合手术指征，于 2022-10-27 在腰硬联合麻醉下行左足蹞趾截骨矫形术，于 15:35 术毕安返病房。术后影像学检查见图 6-8，T 36.4℃，P 84 次 / 分，R 20 次 / 分，BP 134/72 mmHg，左足部切口周围敷料外观干燥无脱落，患肢末梢血液循环尚可（图 6-9）。疼痛数字评分法得分为 3 分，Braden 量表评分为 13 分，ADL 评分为 40 分，Caprini 评分为

2 分。遵医嘱给予持续心电监测，予骨科术后一级护理，普通饮食（禁食、禁水 1 小时），饮食方面应当尽量以清淡、高蛋白质食物为主，多吃瘦肉、鱼汤、水果、豆制品、蛋类及新鲜蔬菜等，术后给予预防感染、止痛、促进组织修复等治疗。密切观察患者生命体征变化、左足皮肤血供及切口渗血情况。21:35 患者精神尚可，遵医嘱拆除心电监护仪，疼痛数字评分法得分为 2 分，Braden 量表评分为 15 分，ADL 评分为 75 分，Caprini 评分为 1 分。于2022-11-03 切口初步愈合出院。

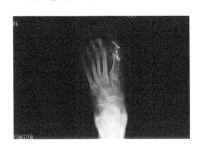
图 6-8　术后影像学检查

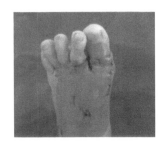
图 6-9　术后患肢情况

主要护理问题及措施

（一）关节僵硬

关节僵硬与踇外翻畸形有关。

1. 护理目标

患者关节僵硬程度和活动受限程度减轻。

2. 护理措施

（1）评估患者踇趾关节的活动能力，与患者共同拟定康复训练计划。

（2）术前指导患者进行主动运动，如踇趾关节屈曲、跖趾关节屈曲运动，以减少关节粘连，促进术后软组织恢复正常。指导患者麻醉过后早期进行踝泵运动、股四头肌收缩运动等促进血液循环，防止肌肉萎缩等，每日 3 次，每次 15～20 分钟，手术完成后的第 2 天，协助患者进行踇趾关节锻炼，以及踝关节的训练等，一次 3 分钟，每日 5 次，训练注意循序渐进，以免患者不能耐受。训练时，可先进行踇趾训练，再慢慢过渡到患肢的踝关节、髋关节训练等，一次 5 分钟，每日 3 次，饭后 1 小时进行。术后 2 周，可行跖趾关节背伸、跖屈训练，每日 5 次，每次 15～20 分钟，术后 4 周进行趾间关节屈伸、外展、内收等，每日 4～5 次，每次 10～15 分钟为宜，以恢复关节功能，防止关节失用。

（3）活动量由小到大，以患者不感到疲劳、能忍受为度，活动后可冰敷患处 10～15 分钟，抬高患肢 20°～30°，利于消肿、止痛。

（4）鼓励患者表达自己的感受，并给予疏导、理解、支持，帮助患者改善活动受限的情况。

3．护理评价

患者关节僵硬得到很大程度的缓解。

（二）有感染的风险

感染与手术创伤有关。

1．护理目标

避免发生感染。

2．护理措施

（1）患肢护理：取平卧位时，患肢抬高 20°～30°，以利于静脉回流，减轻水肿；严格交接班，观察患肢皮肤温度是否升高、切口周围是否红肿、皮肤张力是否偏高。

（2）切口护理：换药时，严格执行无菌操作；保持切口敷料干燥、清洁，观察有无渗血、渗液，发现异常及时报告医生并换药；保持床单位整洁、干燥；调节至合适室温（18～22℃），避免切口出汗等。

（3）用药护理：术后 24 小时内预防性用药，使用头孢唑林钠静脉滴注抗感染，每次输液前后均要查看留置针针眼处是否红肿、敷贴是否卷边、有无渗血，发现异常及时给予更换（图 6-10）。

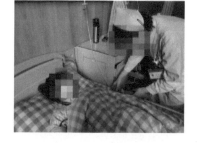

图 6-10　查看留置针

（4）生活护理：病房每日开窗通风 2 次，保持室内空气清新；加强营养支持，提高免疫力，可给予高热量、高蛋白、高维生素食物，多饮水，每日达到 1500～2000 mL；鼓励并协助患者勤翻身。

3．护理评价

患者在院期间未发生感染。

（三）躯体移动障碍

患者躯体移动障碍与体力和耐力降低有关。

1．护理目标

患者卧床期间可自主翻身。

2．护理措施

（1）评估患者躯体移动障碍的程度，在协助翻身、移动时需要注意保暖。

（2）根据患者年龄、文化水平等特点，以视频、科普讲座、个体宣教等方式，向患者提供有关疾病的治疗和预后的可靠信息，强调正面效果。

（3）将呼叫器、常用物品放在患者容易拿到的地方，指导和鼓励患者最大限度地完成自理活动。

（4）卧床期间协助患者洗漱、更衣、进食、排便，做好便后清洁工作。

（5）在移动患者时保证患者安全，更换体位时不应过急、过快，防止发生直立性低血压造成意外；下床使用辅助用具，如助行器、拐杖、轮椅等，均应先评估患者的病情、体力是否允许下床，再指导其使用辅助用具。

（6）保证休息，加强营养支持。帮助患者取适合就餐的体位，饮食宜选择高热量、高蛋白、高维生素、高纤维素食物，如瘦肉、猪肝、豆制品、新鲜蔬菜及水果等，保证食物的温度、软硬度适合患者咀嚼和吞咽。

（7）应经常协助患者主动翻身，更换体位。

3．护理评价

患者卧床期间生活需要能够得到满足。

📋 出院指导与延续护理

（1）保持切口清洁、干燥，加强换药处理。

（2）调整膳食，加强营养支持，多食高蛋白、高钙和高维生素 D 的食物，以及新鲜蔬菜和水果。

（3）康复锻炼：术后 2 周，指导患者被动活动，再被动屈伸第一跖趾关节，3～4 分钟/次，1～2 次/日，逐渐延长穿矫形鞋下地行走的时间；术后第 4 周，继续做第一跖趾关节主被动功能锻炼，5 分钟/次，3～4 次/日，逐步过渡至站立提踵训练（提踵：双足站稳在平地，踮起脚，抬起脚后跟）。

（4）延续护理：根据该患者年龄、文化程度，采用电话随访，告知患者复查时间（术后 1 个月、3 个月、6 个月），询问锻炼进度、切口换药情况，如有异常及时门诊随访。

📋 总结与反思

（一）总结

踇外翻是常见但复杂的足部畸形，手术仍然是踇外翻畸形的主要治疗方式。虽然踇外翻矫形术式较多，但是没有最佳的治疗术式或一种适合所有的踇外翻畸形矫正的术式。选择合适的术式、应用熟练且专业的技术，规范患者依从性及术后康复，会取得良好的临床及影像学预后。

截骨矫形术总结：①针对外翻畸形病理解剖学变化和症状性变化，进行了较全面的手术矫形。②该术式操作相对简单，创伤小，易掌握，且截骨端稳定性良好，下地行走时间早并恢复快，避免了术后因长时间制动而致踇趾僵硬。③术后并发症少。④矫形术后患者足形自然，保留了第一跖趾关节的原有功能，使术后步态正常，踏地相加速期有力，富有弹性。⑤跖骨内翻矫正满意，不短缩足趾，对前足负重影响较小。

（二）反思

每个手术都会在一定程度上给患者生理和心理带来刺激，护理上均应加强对患者心理护理的干预，向患者介绍术后注意事项，并向患者介绍踇外翻术后康复案例，提升患者康复的信心，缓解患者紧张情绪。在护理人员引导下进行康复锻炼，从患者病情方面来调整患者心理，改善患者不良情绪。该例患者文化程度不高，护理过程中沟通应简洁明了，通俗易懂。

参考文献

［1］王旭，张旭辉，顾湘杰，等. 踇外翻及相关畸形的综合手术治疗探讨［J］. 中国矫形外科杂志，2003，11（19）：1351-1353.

［2］唐润，杨杰，梁晓军，等. Scarf 与第 1 跖骨双平面截骨治疗踇外翻畸形的病例对照研究［J］. 中国骨伤，2022，35（12）：1121-1126.

［3］李学谦，张解元，傅绍菱，等. 微创 Chevron — Akin 截骨术治疗轻中度踇外翻的早期疗效分析［J］. 中国骨伤，2022，35（9）：824-829.

［4］马俊琴. 微创矫形手术治疗足踇外翻畸形的护理体会［J］. 中国伤残医学，2019，26（15）：61.

［5］张敏. 足踇外翻手术的护理体会［J］. 临床医学，2018，38（6）：125-126.

［6］王晓蕊，侯胜芳，张亚辉. 护理干预在减轻微创小切口踇外翻矫正患者疼痛中的作用分析［J］. 中国医药导报，2020，16（8）：165-168.

［7］魏日芳，袁萌，杨莉. 优质护理对改善踇外翻矫正手术患者功能［J］. 特别健康，2019（19）：155.

［8］刘丽萍. 微创手术矫正足踇外翻畸形的心理护理干预［J］. 心理月刊，2020，15（8）：83.

［9］李晓梅. 系统护理在骨折后关节僵硬患者中的应用［J］. 全科护理，2018，16（5）：566-568.

［10］赵艳，高娟. 萧氏双 C 护理模式在足踇外翻畸形微创矫形术中的应用效果［J］. 中国民康医学，2019，31（15）：163-165.

（赖燕云）

个案 3　多指畸形

案例介绍

1. 一般资料

患者女性，18 岁，诊断为右侧拇指多指畸形。

2. 病史

现病史：出生后右拇指多指畸形 18 年，于 2023-05-08 步行入院。

3. 查体

专科检查：右拇指自指间关节处重复畸形（图 6-11），双指基本等大，均较健侧偏小，指间关节及掌指关节偏心畸形，指甲及关节均完整，手指皮肤感觉及末梢血液循环良好，活动尚可；右手其余部位检查未见明显异常。

辅助检查：行 CR 检查提示右手拇指重复畸形。影像学检查见图 6-12。

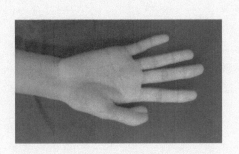
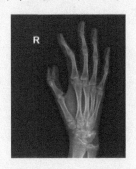

图 6-11　右拇指自指间关节处重复畸形　　图 6-12　术前影像学检查

医护过程

患者入院时精神尚可，T 36.5℃，P 80 次 / 分，R 20 次 / 分，BP 128/76 mmHg，发育正常，无畸形，营养良好，面容正常，表情自然，自主体位，神志清楚，言语清晰，对答切题，查体合作。ADL 评分为 100 分，Caprini 评分为 0 分。按骨科二级护理，普通饮食，专科检查，右拇指自指间关节处重复畸形，双指基本等大，均较健侧偏小，指间关节及掌指关节偏心畸形，指甲及关节均完整，手指皮肤感觉及末梢血液循环良好，活动尚可；右手其余部位检查未见明显异常。

患者完善术前检查，符合手术指征，于 2023-05-09 在局部麻醉下行右拇指多指切除 + 矫形术，于 19:40 术毕安返病房。T 36.6℃，P 88 次 / 分，R 20 次 / 分，BP 130/72 mmHg，右手拇指切口周围敷料外观干燥无脱落（图 6-13），患指末梢血液循环尚可。患者术后影像学检查见图6-14，疼痛数字评分法得分为3分，ADL评分为70分，Caprini评分为2分。遵医嘱给予持续心电监测，予骨科术后一级护理，普通饮食，饮食方面应当尽量以清淡、高蛋白质为主。多吃瘦肉、鱼汤、水果、豆制品、蛋类及新鲜蔬菜等，术后患肢垫软枕（图6-15），给予止痛、预防感染等治疗，密切观察患者生命体征及手术切口渗血情况，18:50患者精神尚可，遵医嘱拆除心电监护仪，指导患者麻醉过后早期进行右上肢腕、肘、肩关节主动运动及除患指外各指屈伸运动以改善循环，无头晕不适。于2023-05-11切口皮缘对合良好出院。

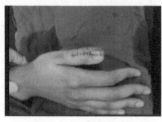
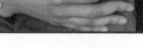

图6-13　术后患指情况

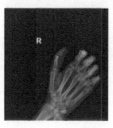
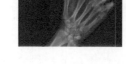

图6-14　术后影像学检查

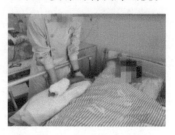

图6-15　术后患肢垫软枕

主要护理问题及措施

（一）失用综合征

失用综合征与先天畸形有关。

1. 护理目标

重建手指功能。

2. 护理措施

（1）病情观察：术后密切观察指端末梢血液循环情况，定时检查患指颜色（与邻近正常手指皮肤比较）、毛细血管充盈反应、局部血管搏动等，并测量皮肤温度，若患处皮肤颜色苍白、毛细血管充盈反应消失等症状出现，提示发生血运障碍，应立即通知医生处理。

（2）体位护理：术后患肢应以垫枕抬高20°～30°，以促进静脉回流，减轻肢体肿胀；肿胀消退前，卧位、站立位均应抬高患肢，卧位用垫枕抬高，立位则使用悬吊带抬高患肢。

（3）功能锻炼：运动由粗到细、由大到小。术后14天拆线可开始行拇指屈伸、外展、内收，每日4～5组，每组20～25分钟。3周后可行拇指与示指对合训练，捏取小物品，如弹珠、笔、抽纸等，每日6～8组，每次15～20分钟。

（4）日常生活活动能力指导：为减少患者对家属的依赖，提高其生活自理能力，鼓励患者尽早积极参与日常生活活动，术后当天，患者病情稳定，即指导其进行自我照顾，护士应详细演示自我照顾的方法及技巧，如单手洗脸、刷牙、拧毛巾等。

（5）健康宣教：加强相关疾病知识的宣教，让患者了解及掌握相关的康复训练。鼓励患者加入功能锻炼，尽量主动学习并训练。

（6）心理护理：关心患者，倾听其主诉，了解患者术前、术后心理情绪变化，给予患者针对性疏导和安慰，心理护理贯穿于整个住院过程中。

3. 护理评价

患者随访时拇指远端关节活动度良好。

（二）恐惧

恐惧与缺乏疾病相关知识有关。

1. 护理目标

患者恐惧能够减轻。

2. 护理措施

（1）理解、同情患者的感受，耐心倾听患者的诉说，和患者一起分析其恐惧产生的原因及表现，并对其恐惧程度做出评价。向患者委婉说明恐惧对身心健康和人际关系可能产生的不良影响。

（2）向患者介绍疾病特点，帮助其了解自身病情，树立战胜疾病的信心，告知患者术后需配合康复治疗，恢复效果佳。

（3）对患者提出的问题要给予明确、有效和积极的回复，积极治疗，建立良好的关系。对患者的合作与进步及时给予肯定和鼓励。

（4）营造安全、安静、无刺激的休息环境，帮助并指导患者及其家属应用松弛疗法、按摩等缓解恐惧情绪。

（5）对于青春期的女性患者，交接班时应注意保护其隐私，不在床旁谈论患者病情，避免患者自尊心受挫等。

3. 护理评价

患者恐惧明显减轻。

（三）迁移压力

迁移压力与环境改变有关。

1. 护理目标

患者能够较好地适应新环境。

2. 护理措施

（1）协助患者适应病区环境：护士应为患者创造整洁、安静、舒适、安全的人文关怀和愉快轻松的康复环境，主动热情地接待患者，介绍医院及病区的环境、规章制度、作息时间及主管医生、责任护士等，使患者消除由陌生和孤独产生的心理压力。

（2）协助患者适应患者角色：护士对患者要表示接纳、尊重、关心和爱护。护士应主动了解不同病情、来自不同生活背景的患者的心理、生理感受及各方面的需要，及时给予患者恰当的心理疏导，并在各种护理活动中尽量满足患者需要，缓解其心理压力。

（3）提供有关疾病的信息：护士应将有关疾病的诊断、治疗、护理、预后等方面的信息及时告知患者，并让患者参与治疗和护理计划，减少患者的焦虑及恐惧情绪，增加自我控制能力和心理安全感，使患者发挥自己的主观能动性，更好地配合治疗及护理。

（4）锻炼患者的自理能力：可自理是心理健康的一个标志，也是减轻心理压力的一个重要内容。护士应告知患者自理的重要意义，使之尽可能参与自己的治疗及护理。

（5）心理疏导及自我心理调适训练：鼓励患者通过各种方式宣泄内心的感受、想法及痛苦。护士应理解患者的情绪变化与疾病造成的心理压力有关，指导患者进行自我心理调适训练，如用八段锦中的"调理脾胃须单举"招式（有舒胸展肩、拔长腰脊的功能，令人豁达）或树洞倾诉法等，来调节自己的消极情绪。

3. 护理评价

患者压力得到舒缓。

🗐 出院指导与延续护理

（1）避免主动、被动吸烟。

（2）术后 2 ～ 3 个月视愈合情况，渐行患指功能锻炼。

（3）门诊随访，不适随诊（图 6-16）。

（4）宜进食高热量、高蛋白、高维生素、高纤维素食物，如瘦肉、肝、豆制品、新鲜蔬菜及水果等。

（5）患者出院后继续加强患指功能康复训练，逐步恢复拇指活动度，多做手指精细活动，如拨算盘、堆积木等，改善手指灵活性及协调性，从而尽早恢复日常生活及工作能力。

（6）延续护理：指导患者加入矫正康复微信群，由团长（微信群病友推荐的患者）推送相应的康复指导，每日根据计划表进行训练，并在群里打卡发送锻炼视频，护理人员给予患者督促、指导及纠正。

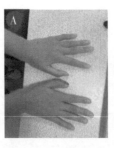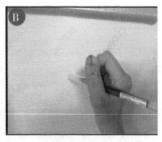

图 6-16　出院随访情况

🗐 总结与反思

先天性多指畸形是常见的手指畸形，多指多位于小指或拇指处，同时患者也多伴有并指、断指等畸形，一般需在学龄前期完成矫治手术，避免严重影响手的功能和外观，同时也危害患者的心理发育健康。现阶段先天性多指畸形的矫治技术较为成熟，可以帮助患者改善手部外观和功能。护理过程中，心理护理较为表浅，应加强护理人员关于心理疏导方面相关知识培训，才能深入开展患者的心理护理工作。

参考文献

［1］孟黎，黄家铭，张莉，等. 第二跖趾关节移植修复掌指关节术后血运观察专科护理的临床应用效果体会［J］. 中国实用医药，2019，14（30）：174-176.

［2］张莉，黄家铭，严植燕，等. 第二跖趾关节移植修复拇指掌指关节术后的系统化康复护理研究［J］. 中国现代药物应用，2019，13（17）：209-210.

［3］谢笑笑，宋小妹. 大疱表皮松解症患儿并指畸形分指手功能重建术的护理［J］. 中华护理杂志，2019，54（4）：572-574.

［4］马娇. 小儿先天并指畸形围手术期的护理［J］. 实用临床护理学电子杂志，2018，3（45）：88-89.

［5］周爱琴，王凤利，刘亚臣，等. 儿童先天性多指畸形行手术治疗的护理［J］. 护理与康复，2017，16（4）：333-334.

［6］王红霞，文雯，汪春莉. 29例先天并指畸形患儿围手术期的护理［J］. 局解手术学杂志，2015，24（6）：671-672.

［7］代丽柯，王洪辉，宋坤鹏. 先天性多指畸形的围手术期护理［J］. 中国医疗美容，2020，10（9）：136-139.

［8］徐丹，徐莉，陈博，等. 早期综合护理对减轻手烧伤患者瘢痕严重程度的影响研究［J］. 贵州医药，2017，41（6）：667-668.

［9］谭丽凤，罗燕，张臣，等. 拇对掌功能重建术后患者的早期综合康复护理［J］. 名医，2021（4）：149-150.

（卢沙萍）

个案4　髋关节畸形

案例介绍

1. 一般资料

患者女性，34岁，诊断为左侧髋关节骨关节病；双侧髋臼发育不良。

2. 病史

现病史：患者因"左髋部疼痛 2 年，加重伴行走活动受限 6 个月"坐轮椅入院。

既往史：2022-01-05 入住我科，行"右侧人工全髋关节置换术"，术后恢复可。

3. 查体

专科检查：左下肢较右下肢短缩 1 cm，左侧髋前压痛，髋关节活动障碍，左髋关节外展约 10°，内收约 10°，屈曲约 70°，左侧"4"字征（＋），骨盆挤压分离试验（－）。右髋后外侧可见长约 15 cm 的手术瘢痕，局部无红肿、压痛，双下肢肌力、肌张力可，皮肤感觉正常，各趾感觉、活动、血供正常，膝反射、跟腱反射存在，未引出病理反射。

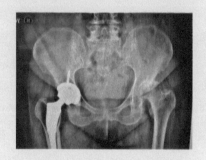

辅助检查：CT 检查见图 6-17，CR 检查提示双侧髋臼发育不良继发髋关节骨关节病，右髋行人工全髋关节置换术后复查，左侧股骨头坏死。

图 6-17　术前 CT 检查

医护过程

患者入院时神志清楚，精神尚可，T 36.4℃，P 92 次 / 分，R 20 次 / 分，BP 168/88 mmHg。患者因身体肥胖、跛行，行走以右下肢负重为主，左臀部和左下肢肌肉萎缩，左臀中肌肌力 4 级，双侧膝反射和踝反射基本正常，双下肢感觉和血供正常。疼痛数字评分法得分为 3 分，Braden 量表评分为 13 分，跌倒风险评估为中风险，ADL 评分为 60 分，Caprini 评分为 5 分。予骨科二级护理，普通饮食。

术前准备下，于 2022-07-19 12:40 在腰硬联合麻醉下行左侧人工全髋关节置换术，给予骨科一级护理，遵医嘱予以心电监测及氧气吸入 6 小时，生命体征平稳。术后 CT 检查见图 6-18，左髋部手术切口敷料见少量渗血，留置负压引流管在位、通畅，引流出血性液体 50 mL，术后给予消肿、止痛、预防感染及下肢静脉血栓等处理，同时指导踝泵功能锻炼。18:40 患肢麻醉消退，功能运动恢复，遵医嘱

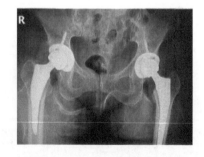

图 6-18　术后 CT 检查

拆除心电监护仪、吸氧装置，指导患者进行踝泵功能、直腿抬高、侧抬腿锻炼等，感觉、活动正常，末梢血液循环良好。疼痛数字评分法得分为 1 分，Braden 量表评分为 16 分，跌倒风险评估为高风险，ADL 评分为 85 分，Caprini 评分为 5 分。2022-09-01 患者左髋部切口敷料外观干燥，愈合良好，给予拆线出院。

主要护理问题及措施

（一）存在髋关节脱位的危险

髋关节脱位与患者卧位姿势不当，患肢屈曲、内旋、内收及过伸外旋有关。

1. 护理目标

患者住院期间不发生髋关节脱位。

2. 护理措施

（1）正确的搬动方式：患者术后换床时，搬动不当容易使关节脱位。可利用滚板搬运，患者躺在平车的滚板上，平车与病床并排放置并调至同样高度，将滚板平衡推至病床上，然后从患者身下抽出。搬运患者时，将整个髋关节托起，同时由专人保护患肢使之呈外展中立位，不能单纯牵拉抬动患肢，避免髋关节外旋、内收致脱位。

（2）正确的卧床和制动体位：术后取平卧位，患肢保持髋关节外展中立位（外展20°～30°，屈伸0°，内外旋0°和膝关节0°位），穿丁字鞋制动，患肢抬高10°～15°，以利于静脉回流、减轻患肢肿痛。

（3）床上变换体位：取健侧卧位，两腿间放置约20 cm厚的软枕，使髋关节和同侧下肢在同一水平面上，角度在45°左右，不可两腿交叉，以防髋关节过度内收致关节脱位。放置便盆时，防止外旋、内收和屈髋超过90°致关节脱位。术后第3天将床头摇起，不宜超过90°，防止关节脱位。

（4）上、下床时的体位：指导患者利用双上肢及健侧下肢的支撑力，自行上下床。首次下床，患者从床上坐起时，应注意屈髋不大于90°，用双手支撑床面，屈曲健肢，患肢保持伸直位，移动躯体至健侧床沿，由护士在患者健侧协助，一只手托住患肢足跟部，另一只手托住腘窝部，使患肢保持外展中立位至完成下床动作。上床时，按相反顺序，即患肢先上床。

（5）站、行走的体位：术后首次下地一定要有人在旁边协助，直到有足够的力量自行站立。正确的站立方法是双手扶床栏或助行器，全足站立，患肢伸直稍外展进行立位训练，避免内收及外旋动作。当患者适应站立后，方能扶助行器不负重进行行走训练。行走时，先将助行器摆在身体前方20 cm处，先迈健肢，患肢跟进，如此循环，注意患肢每一步均要走实，患肢未抬起时足跟要贴地。待重心稳定后，改用双拐行走。一般术后6～8周后可部分负重行走，使用拐杖至行走无疼痛、跛行时才可弃拐。

（6）功能训练时禁忌的体位：训练时，禁止患肢内收、内旋，或屈髋超过90°。反复向患者强调以下禁忌体位：①交叉双腿（跷二郎腿）；②卧于患侧；③坐沙发或矮板凳；④坐位时身体前倾；⑤弯腰拾物；⑥在床上屈膝而坐；⑦站立时脚尖向内。将以上不良体位做成图片发给患者，使患者自觉配合治疗。

（二）预防并发症的发生

并发症的发生与长期卧床、活动受限有关。

1. 护理目标

患者住院期间不发生感染的情况。

2. 护理措施

（1）预防压力性损伤：①密切观察皮肤的情况，特别是易发生压力性损伤的部位，以及各种支具、管道对皮肤的损害。同时指导患者和家属观察皮肤情况。②保持皮肤清洁，保持床单平整、清洁、干燥、无渣，避免潮湿、摩擦及排泄物的刺激。用温水和中性清洁剂清洁皮肤，及时更换汗湿被服，保持皮肤干燥。③适时变换体位，每1~2小时或根据病情翻身，避免拖、拉、拽；病情危重不宜翻身者，应每1~2小时在受压部位垫软枕，以减轻受压部位压力。

（2）预防切口感染：观察切口敷料是否清洁干燥，当发现存在渗血和渗液现象时，应及时汇报医生，给予更换，防止术后感染。

（3）预防引流管脱管：保持引流管通畅，妥善固定引流管，预防意外拔管，观察引流管是否扭曲、受压迫，引流液的量和颜色等情况，并详细记录在护理记录单上，引流量大于200 mL及时更换，小于50 mL拔管。

（4）预防下肢深静脉血栓的形成：术后早期锻炼对促进患肢血运、防止下肢静脉血栓形成起着十分重要的作用。术后当天指导患者进行患肢的踝泵运动，术后第1天指导患者进行股四头肌等长收缩运动及足趾活动，每次3~5个，每小时做2~3次。遵医嘱进行气压治疗（图6-19），术后第2天做轻柔的髋关节屈伸活动，注意屈伸角度＜45°，同时活动膝关节和踝关节。术后第3天，指导患者

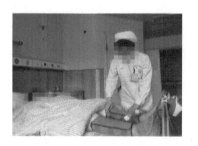

图6-19　气压治疗

进行直腿抬高锻炼，坚持5~10秒，为下地走路做准备。术后第5~7天，协助患者使用助行器下地练习行走，初次行走时间不超过30分钟，术后第8~14天，指导患者于床边练习站立，护士在旁协助，患肢不负重，站立5~10分钟。术后进行功能锻炼遵循循序渐进的原则。

3. 护理评价

（1）患者住院期间未出现并发症。

（2）患者住院期间未发生髋关节脱位。

（三）疼痛

疼痛与术后切口组织损伤有关。

1. 护理目标

患者疼痛缓解。

2. 护理措施

（1）向患者解释疼痛的原因，告诉患者疼痛可能持续的时间，向患者详细解释诊断的检查过程，告诉患者将有哪些不舒适的感觉及持续的时间。

（2）对于术后 1 ~ 2 天内疼痛严重者可适当加大止痛药物的剂量或使用强效止痛药，遵医嘱给予镇痛药物口服塞来昔布缓解。也可通过观看电视节目或听音乐的方式转移疼痛注意力。

3. 护理评价

患者疼痛缓解。

（四）焦虑与恐惧

焦虑与恐惧和行第二次髋关节置换术担心手术预后有关。

1. 护理目标

患者能说明心理的和生理的舒适感提高。

2. 护理措施

（1）发放健康宣教手册，让患者了解疾病相关知识，解答患者的疑问，消除其紧张的负面情绪。

（2）与患者一起回顾一年前住院及手术的经历，结合患者描述，讲解手术过程及术后注意事项，给予其鼓励和支持，让患者对手术及治疗过程有清晰的认知，以增强其信心。

（3）在对患者进行心理疏导的过程中，要鼓励患者主动表达内心的顾虑和担忧，并对患者进行心理疏导，提高患者的正确认知，进而提高其治疗依从性。

3. 护理评价

患者焦虑有所缓解，树立了战胜疾病的信心。

（五）预防跌倒、坠床的危险

发生跌倒、坠床与患肢活动受限有关。

1. 护理目标

患者在住院期间不发生跌倒、坠床不良事件。

2. 护理措施

（1）下床时采取渐进式的方式，原则是缓慢移动。

（2）助行器使用指导：患者双手扶助行器，患肢向前移动一步，助行器再向前移动一步，健肢再向前一步，助行器接着向前移动一步，如此交替行走。

（3）告知患者穿防滑鞋，下地行走需有家属陪伴。

（4）嘱患者头晕时勿站立、行走。

（5）患者如厕时，应由家属全程陪伴，如厕后为避免站立性低血压，家属更应在旁协助。

3. 护理评价

患者住院期间未发生跌倒、坠床的情况。

📋 出院指导与延续护理

（1）指导患者必须使用拐杖至无疼痛及跛行时，方可弃拐。

（2）术后 6～8 周内做到"三不"（不负重、不盘腿、不坐矮板凳）、"四避免"（避免重体力活动和奔跑等髋关节大范围剧烈活动的项目，避免在髋关节内收、内旋位时从座位上站起，避免在双膝并拢、双足分开的情况下，身体向术侧倾斜取物，避免在不平整或者湿滑的路面行走）。

（3）注意休息、加强营养支持、合理膳食，加强患肢功能锻炼，一个半月后患肢渐负重。

（4）关节肿胀和疼痛、切口渗出、切口周围皮肤发红发热、活动后、摔倒后、扭伤后关节痛，要到医院及时就诊。

（5）定期复查（出院后 1 个月、3 个月、6 个月、12 个月、5 年，10 年、20 年），其间不适随诊。

📋 总结与反思

（一）总结

该患者出生后即存在髋臼发育不良，平时无症状，到青年或成年以后髋关节疼痛，影像学检查发现，其对患者的生活影响甚大，因此，给予患者预防髋关节脱位、下肢深静脉血栓及感染方面的知识宣教。术后预见性的观察和对并发症的护理，可促进患者关节功能快速恢复，加快患者恢复健康，提高患者的生活自理能力。

（二）反思

髋臼发育不良导致髋臼对股骨头覆盖不良，表现为髋臼外上方和前方缺损，髋臼变浅，髋关节中心外移，是成年人继发髋关节骨关节病的主要原因之一。为预防人工髋关节置换术后脱位，患者在术后 6 周之内，虽然坐、站等动作都可以做，但尽量不要坐矮凳子或较矮的沙发。此外，6 周之内不要做跷二郎腿或者盘腿动作，翻身时，如果患侧在上面，两腿之间需要夹一个枕头。一般建议在术后 3 个月或半年以后再做下蹲动作，术后 6 周内尤其不能做。

📖 参考文献

［1］方汉萍，杜杏利，郭风劲，等. 全髋关节置换术后不同时间开始康复训练的效果研究［J］. 中华护理杂志，2006，41（1）：16-19.

［2］蒋小剑. 人工全髋关节置换术患者居家护理方案的制定和应用研究［D］. 长沙：中南大学，2012.

［3］何文野，陈云苏，张先龙. 先天性肘关节发育不良Ⅳ型全髋关节置换术的肢体平衡［J］. 中国矫形外科杂志，2014，22（11）：965-970.

［4］邓莹. 成人 Crowe Ⅳ型髋关节发育不良型全髋关节置换术后并发症的预防及康复护理［J］. 中国实用医药，2016，11（22）：246-247.

［5］杨柳. 人工髋关节置换术的康复及护理［J］. 基层医学论坛，2016，20（S1）：91-92.

［6］朱艳华. 综合护理在全髋关节置换术围手术期多模式镇痛中的作用［J］. 中国实用医药，2019，14（12）：180-181.

［7］阮斌铃. 全髋关节置换术后预防髋关节脱位的研究进展［J］. 当代护士（上旬刊），2018，25（12）：13-15.

［8］黄梅花，黄梅香. 髋关节置换术后实施体位管理对防假体脱位的临床护理效果［J］. 中国当代医药，2018，25（27）：192-194.

（韩延泽、郭佳馨）

第七章　骨科其他疾病

个案1　肩关节镜下治疗肌腱钙化

案例介绍

1. 一般资料

患者女性，55岁，诊断为右肩冈上肌腱钙化；右肩袖损伤；右肩关节盂唇损伤；冻结肩；2型糖尿病；高血压2级，高危。

2. 病史

现病史：患者因右肩部疼痛、活动受限8个月，加重2个月，2022-09-08入院。患者于入院前8个月无明显诱因出现右肩部疼痛，夜间疼痛明显，伴有右肩关节活动受限，自行口服消炎止痛药物对症治疗，症状稍缓解，但活动时仍感疼痛。入院前2个月无明显诱因出现右肩部疼痛加重，右肩关节活动明显受限。就诊我院，行X线检查显示右肩冈上肌腱钙化。

既往史：有高血压、糖尿病病史，一直规律服用降血压、降糖药物，血压、血糖控制情况良好。

月经史：13岁，3～5日/30～31日，50岁，绝经后阴道无异常出血。

3. 查体

专科检查：右肩部无明显肿胀，肩外侧及结节间沟压痛，右肩外展、外旋及后伸活动受限，Jobe试验（＋），右上肢末梢血供、感觉正常，肘关节及各指活动正常。

辅助检查：右肩关节CT骨三维成像显示右肩冈上肌及肩胛下肌腱钙化，右肩关节少量积液（图7-1）。

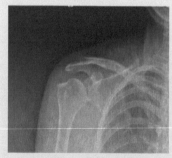

图7-1　术前CT检查

医护过程

患者入院时面容正常，表情自然，自主体位，神志清楚，精神好。T 36.4℃，P 73次/分，R 18次/分，BP 137/76 mmHg。疼痛数字评分法得分为3分，Caprini评分为3分。予骨科二级护理，普通饮食，指导饮食以低盐、低糖、低脂为主，如洋葱、冬瓜、大白菜等，指导进行握拳运动、固定外关节运动和静态肌肉收缩运动等，遵医嘱给予冷疗、抬高患肢治疗，以消肿止痛、活血祛瘀为主。

完善各项检查后，于 2022-09-14 在全身麻醉 + 臂丛神经阻滞下行右肩关节镜下清理、二头肌切断固定、右冈上肌腱修复术，术程顺利，16:10 安返病房，予骨科术后一级护理。患者术后 CT 检查见图 7-2。遵医嘱给予心电监护及低流量吸氧小时，呼吸平顺，T 36.4℃，P 80 次 / 分，R 20 次 / 分，BP 161/87 mmHg。疼痛数字评分法得分为 4 分，Caprini 评分为 3 分，术后按全身麻醉 + 臂丛神经阻滞予术后护理，右肩部切口敷料干燥，伤肢远端血运好，

给予预防感染、止血、止痛对症治疗。普通饮食（禁食 6 小时），指导患者麻醉过后进行握拳运动、固定外关节运动和静态肌肉收缩等运动，21:00 患肢麻醉消退，功能运动恢复，遵医嘱拆除心电监护仪、吸氧装置，指导患者进行患肢的功能锻炼，各指头活动好，末梢血液循环良好。2022-09-17 患者右肩部切口敷料干燥，肢端血运尚可，感觉未见异常，疼痛数字评分法得分为 1 分，Caprini 评分为 3 分，给予办理出院。

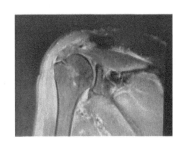

图 7-2　术后 CT 检查

主要护理问题及措施

（一）有肩袖二次撕裂、关节僵硬的风险

肩袖二次撕裂、关节僵硬与患肢过度活动、未进行正确的功能锻炼有关。

1. 护理目标

患者掌握患肢功能锻炼，住院期间不发生二次撕裂、关节僵硬。

2. 护理措施

（1）术后体位：协助患者选择去枕平卧位，给予固定式肩颈腕托带，在患侧腋下位置处放置上肢抬高垫，促使患者肩关节保持前屈 30°、外展 60° 的状态。

（2）制定个性化功能锻炼方案：术后 3 周内利用三角巾悬吊患肢于胸前部位，并进行被动肩关节功能康复锻炼（图 7-3）。

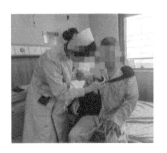

图 7-3　指导支具佩戴

1）第 1 阶段：①握力训练，过程中需要的辅助工具为橡胶圈，指导患者紧握橡胶圈，每次坚持 5 秒，10 次为一组，一天进行两组。②肘部屈伸锻炼，调整患者体位，使肘部关节完成屈伸动作，每 10 次训练为一组，每天训练两组。③伸颈运动，指导患者保持坐位，下

颌与胸部紧贴，使尽全力将侧耳部与肩部贴紧，每 5 次作为一组，每天训练两组。④垂摆运动，腰部应尽量屈曲，健侧肢体扶住墙面，使患侧肢体保持自然垂直状态，然后进行顺时针画圈＋逆时针画圈，10 次为一组，每天完成两组训练。

2）第 2 阶段：①屈肩运动，指导患者取仰卧位，双手保持握杖状态，将肘部弯曲至 90°，将手杖举过头顶，每 10 次为一组，一天进行两组训练。②内外旋转运动，同样使患者保持仰卧位，双手握住手杖并弯曲成 90° 左右，对侧手掌进行平移。③肩部肌群锻炼，指导患者完成后身外转、前屈等相关运动，每个动作应保持 5 秒钟，每天进行 20 次训练。

3）第 3 阶段：①水平屈曲运动，指导患者取站立位，将患肢抬高，保持与肩部平行，掌心向后用健侧将患肢水平向胸部拉伸，每次拉伸到极限位置时，坚持 5 秒钟，每天进行 20 次锻炼。②外旋运动，指导患者取站立位，患肢反向抓门叶，尽力向健侧转动，每天进行 10 次训练。③前屈肩训练，同样指导患者取站立位，并且站位选取墙角，将双上肢平举与肩同高面向掌侧，身体尽力靠向墙角，每个动作坚持 10 秒钟，每天进行 10 次锻炼。④背拉毛巾运动，患肢始终保持在上侧，健肢保持在下侧于后背，完成拉毛巾动作，每天进行 10 次锻炼。⑤直臂上举运动，将患臂伸直向前，掌心向后，向上将患肢举过头顶，每次在头顶停留的时间应控制为 10 秒钟，每天进行 20 次锻炼。

3. 护理评价

患者住院期间未发生肩袖二次撕裂、关节僵硬。

（二）有切口血肿、感染的风险

切口血肿、感染与术后愈合不良有关。

1. 护理目标

患者住院期间不发生血肿、感染。

2. 护理措施

严密观察敷料渗血、渗液情况，切口周围皮肤颜色、温度，以及患侧肢体末端血液循环情况，对切口有无积液或红肿现象进行判断。

冰敷治疗：通过刺激血管收缩，减少出血和软组织水肿，术后返回病房即开始冰敷，冰敷要覆盖肩胛骨、肩上部和肩前部。每次活动后在肩部持续冰敷 10 ～ 15 分钟。

肌内效贴：起到增加血液、淋巴循环，以及镇痛作用，在疼痛加重时期可以用支具保护，预防因疼痛而引起姿势不当进而导致血肿的发生。

3. 护理评价

患者住院期间未发生血肿、感染。

目 出院指导与延续护理

（1）采用肩支具固定 6 周，加强患肢功能锻炼（握拳、屈肘等），6 周内进行被动功能锻炼，6 周后行主动功能锻炼。

（2）均衡营养、合理膳食。避免劳累，患肢免负重，适当休息，劳逸结合。

（3）观察敷料渗血、渗液情况，切口周围皮肤颜色、温度，患侧肢体末端血液循环情况，如有异常及时就诊。

（4）定期复查，出院后 1 个月、3 个月、6 个月、1 年来院复查，根据复查情况制定具体康复方案。

（5）门诊随访，不适随诊。

📋 总结与反思

（一）总结

关节镜下钙化灶完全清理术（手术入路见图 7-4）具有整体创伤小、术后恢复快、三角肌损伤小、利于术后早期开展康复锻炼等优点。本病例患者术后，按照个性化方案进行功能锻炼，效果好，且该手术方式术后复查无钙化灶残留，无三角肌损伤及血管损伤等严重并发症发生，患者对微创、安全、恢复快、预后佳的优点满意度非常高。

（二）反思

肩关节镜通过专用器械，能够很好地松解盂肱关节，以及肩峰下间隙的炎性反应组织、增生的滑膜组织，安全性较高，在可视情况下进行关节内清理，能够减少对正常组织的损伤。但该患者对疾病的重视程度不够，对术后佩戴肩袖包制动有排斥心理，护士对该患者进行健康宣教时，需要反复强调，增强患者对疾病的重视程度。

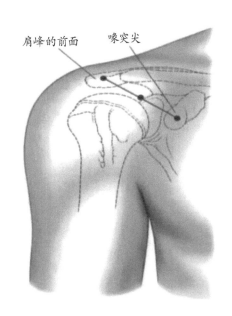

图 7-4 肩关节镜入路

肩峰的前面 喙突尖

📑 参考文献

［1］解庆琴，王云，王小花. 快速康复外科在肩袖损伤患者围手术期中的应用［J］.延安大学学报（医学科学版），2022，20（1）：97–99.

［2］郑宏梅，李宝妤. 关节镜下肩袖损伤修补术患者围手术期的护理效果［J］. 中国实用医药，2018，13（1）：176–177.

［3］孙官军，银毅，王志强，等. 关节镜治疗肩袖钙化性肌腱炎的疗效观察［J］. 临床医药文献电子杂志，2016，3（21）：4138-4139.

［4］丁杰，王智斌，桂超，等. 关节镜下清理对顽固性冻结肩疗效分析［J］. 中国老年保健医学，2022，20（4）：140-142.

［5］张永辉，陈晓颖，李卫平，等. 肩关节镜下微创清理治疗钙化性冈上肌腱炎［J］. 中国煤炭工业医学杂志，2010，13（10）：1453-1454.

［6］陈燕利，俞莹娣. 肩关节镜下钙化灶清理术治疗肩袖钙化性肌腱炎的临床效果观察［J］. 中国医刊，2022，57（4）：442-444.

［7］商晓军，李欢，丁文鸽，等. 关节镜治疗钙化性冈上肌腱炎的疗效观察［J］. 中国矫形外科杂志，2015，23（17）：1621-1623.

（郑小娟）

个案 2　多发性骨折合并左上肢静脉血栓

案例介绍

1. 一般资料

患者女性，32 岁，诊断为右股骨头骨折；右髋关节脱位；左耻骨下支骨折；左跟骨骨折；左尺骨鹰嘴、尺骨上段骨折；左桡骨头骨折；$L_1 \sim L_3$ 左侧横突骨折；左腋静脉、肱静脉血栓。

2. 病史

现病史：患者因高处坠落致全身多处疼痛 6 天，于 2023-07-01 平车入院。

个人史：饮酒长达 20 年，每天半斤白酒。

3. 查体

专科检查：左上肢石膏固定，肘部可见一长约 2 cm 不规则伤口，伤口干燥无渗出，左上肢末梢血运尚可，左手感觉、活动正常；右髋部肿胀畸形，骨盆挤压试验（＋），右髋关节活动障碍，右足各趾感觉、活动正常，右侧足背动脉搏动可；左足跟部、左踝部肿胀，可见 3 cm×5 cm 的水疱，局部压痛明显，左踝关节活动受限，左足各趾感觉、活动正常，左侧足背动脉搏动可。

辅助检查（图 7-5）：X 线片显示 $T_5 \sim T_6$ 椎体压缩性骨折；右桡骨远端、右股骨粗隆骨折，骨折断端明显。血常规示白细胞计数 13.73×10^9/L↑、血红蛋白浓度 128.00 g/L、血小板计数 221.00×10^9/L、中性粒细胞百分比 58.80%。生化示白蛋白 43.8 g/L、丙氨酸转氨酶 87.3 U/L ↑、天冬氨酸转氨酶 179.9 U/L ↑、钾 3.49 mmol/L ↓、钙 2.03 mmol/L ↓、磷 1.70 mmol/L ↑、肌酸激酶同工酶 88.3 U/L ↑、肌酐 82.2 μmol/L ↑、尿素 4.29 mmol/L。

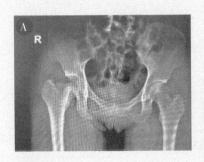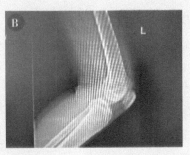

图 7-5　术前辅助检查

医护过程

患者入院时精神尚可，T 36.3℃，P 106 次/分，R 20 次/分，BP 107/78 mmHg。患者因左侧上下肢、骨盆区疼痛、活动受限，于 2023-07-07 由普外科 ICU 平车转入。疼痛数字评分法得分为 4 分，Braden 量表评分为 11 分，ADL 评分为 20 分，Caprini 评分为 5 分。予骨科一级护理，普通饮食，指导饮食以清淡为主，如陈皮瘦肉汤、冬瓜薏米瘦肉汤等，指导进行踝泵运动及股四头肌收缩运动，遵医嘱给予患肢抬高消肿，药物消肿、止痛，指导功能锻炼。在术前准备完善，于 2023-07-13 在静脉-吸入复合麻醉+神经阻滞麻醉下行左股骨骨折切口复位植骨内固定术+右股骨头骨折切开复位内固定术，手术顺利，术后患者生命体征平稳。患者术后影像学检查见图 7-6。疼痛数字评分法得分为 2 分，Braden 量表评分为 11 分，ADL 评分为 20 分，Caprini 评分为 5 分。患者病情平稳，左上肢、右髋部切口周围无肿胀，Ⅰ类切口/甲级愈合，无发红、渗出，双下肢感觉、活动尚可，于 2023-07-24 临床治愈出院。

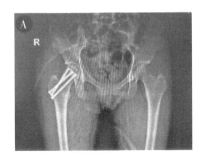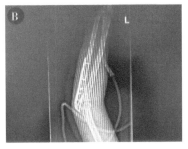

图 7-6　患者术后影像学检查

主要护理问题及措施

（一）静脉血栓

静脉血栓与长期卧床、左尺骨骨折有关。

1. 护理目标

患者左腋静脉、肱静脉血栓消除。

2. 护理措施

（1）抗凝药物的预防护理，遵医嘱给予达肝素钠注射液 2500 U，2 次 / 日，皮下注射，可以有效抑制血小板聚集。

（2）0.9% 氯化钠注射液 500 mL、乳酸钠林格注射液 500 mL 静脉滴注，可以有效降低血液黏稠度。

（3）嘱患者卧床休息，将左上肢抬高至高于心脏水平 20 ~ 30 cm，促进静脉血回流。固定制动体位，并指导患者避免用力挤压患肢，防止栓子脱落。

（4）饮食护理：饮食以少盐、清淡为主，需确保食用高维生素、营养丰富的食物，增强体质，增强手术耐受性；一般术后 6 小时可进食流质食物，应以清淡、易消化食物为主，逐渐过渡到半流质饮食及普通食物，如蔬菜、水果等，具有营养丰富、降低血液黏稠度作用；尤其注意严禁辛辣及刺激性强的食物，禁止高胆固醇、高脂肪饮食。

3. 护理评价

患者左腋静脉、肱静脉血栓消除。

（二）便秘

便秘与长期卧床有关。

1. 护理目标

患者自解出大便。

2. 护理措施

（1）按摩护理：①"太极"大回环摩腹，操作者五指并拢，与患者脐部紧贴，放松前臂，将腕关节作为中心，连同前臂以运太极形式，由脐部开始旋摩至全腹，每分钟 60 次，共开展 5 分钟按摩；②"太极"小回环揉脐，操作者将双手拇指指腹与患者脐部紧贴，其余手指翘起，以脐部为中心向外逆时针方向圆形旋转揉摩至全腹，每分钟 60 次，共开展 3 分钟按摩；③"一"字形推腹，操作者将手指并拢，指尖方向为患者头侧，双手掌根与患者脐部平贴，将着力点确定为拇指，分别向两侧外推，并配合按揉，按揉后再次进行回推，每分钟 60 次，共开展 3 分钟按摩。

（2）药物干预：给予四磨汤口服液 20 mL，口服，3 次 / 日。

（3）术前指导患者床上排便技巧，协助患者完成第一次卧床状态下的排便，第一次排便后可恢复正常饮食习惯，避免营养不良。

（4）饮食护理：指导患者清淡饮食，可适量增加高纤维素食物，多进食富含纤维素的果蔬，每天饮水量＞2000 mL，少食多餐，避免进食不易消化的食物，如豆制品、牛奶或高糖食物，以预防顽固性腹胀，甚至肠梗阻的出现。

（5）术后早期即开始于床上进行功能锻炼，进行四肢舒展屈曲运动，并进行适度的深呼吸、咳嗽，促进胃肠功能恢复。

3. 护理评价

患者自解出大便。

（三）焦虑与恐惧

患者出现焦虑与恐惧情绪和文化程度有关。

1. 护理目标

患者焦虑与恐惧缓解，能够配合治疗。

2. 护理措施

（1）对患者实施心理干预，采取面对面交流方法，将不良情绪消除和缓解，使治疗信心增强。

（2）对患者进行知识宣教（图7-7），可通过开展知识讲座、张贴宣传海报、分发宣传手册等方法，使患者掌握自身疾病知识和治疗方法。

（3）组织手术成功患者的分享会。

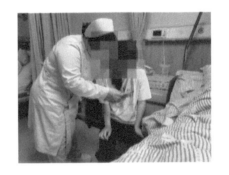

图7-7　出院宣教

3. 护理评价

患者焦虑与恐惧缓解，配合治疗。

出院指导与延续护理

（1）定期复查X线片（1个月、3个月、6个月），1年后视骨痂生长情况来院取出内固定装置。

（2）术后视复查情况遵医嘱确定下地行走时间。

（3）渐行患肢功能指导，不适我科随诊。

总结与反思

（一）总结

（1）静脉血栓栓塞症（VTE）包括深静脉血栓形成（DVT）和肺血栓栓塞症（PTE）。

而 DVT 是创伤骨折后的严重并发症之一，多发于下肢骨折患者，既往有研究指出下肢骨折 DVT 发病率约为 6.4%，因而其成为临床骨科医生关注的重点。临床中上肢骨折后 DVT 的发病率低于下肢骨折患者，因创伤所致的上肢 DVT 发病率约为全部肢体 DVT 的 4%，因此，实际临床工作中常忽视上肢骨折患者继发的 DVT，极易延误临床诊断和治疗，影响预后。

（2）对于上肢骨折病例需要按照指南和专家共识做好 DVT 的相关检验、检查工作，并在围手术期采取相应的预防措施。应扩展诊断思维，因为上肢骨折并发 VTE 早期症状并不典型，需要将临床症状与实验室检查、相关影像学分析等相结合，并提高诊断效能，临床上一定不能忽视。认识多学科会诊制度的重要性，对于上肢骨折围手术期出现的 VTE 不典型症状，同样需要提高重视，医护人员应具有责任心，积极请求内科、重症医学科等相关科室进行会诊，完善检查以排除安全隐患。

（二）反思

在临床工作中，我们可能会因为一些少见的疾病而忽略对患者的病情观察，无法及时处理，导致患者预后差。因此，在工作中应加强自身理论知识储备，同时在工作中多学多问。

📖 参考文献

［1］中华医学会骨科学分会创伤骨科学组. 中国骨科创伤患者围手术期静脉血栓栓塞症预防的专家共识［J］. 中华创伤骨科杂志，2012，14（6）：1-3.

［2］孙健平，王鹏飞，薛汉中，等. 多发伤患者围手术期深静脉血栓形成的发生及危险因素［J］. 中华创伤骨科杂志，2019，21（1）：39-43.

［3］董玉金，张铁慧，钟声，等. 创伤骨折患者深静脉血栓形成的危险因素分析［J］. 中华骨科杂志，2015，35（11）：1077-1083.

［4］谭品，孟钰童，张里程，等. 创伤脊柱骨折患者术后深静脉血栓形成的发病危险因素分析［J］. 解放军医学院学报，2016，37（7）：713-715，721.

［5］黄晓仪. 早期量化功能锻炼预防股骨干骨折患者深静脉血栓形成的效果分析［J］. 河南医学研究，2016，25（12）：2291-2292.

［6］蔡俊，顾晓民. 上肢创伤骨折对深静脉血栓的影响分析［J］. 浙江创伤外科，2017，22（2）：360-361.

［7］韦薇，杨星华，官正华，等. 上肢创伤骨折围手术期并发深静脉血栓的诊治体会［J］. 局解手术学杂志，2014，23（3）：268-269.

（连小燕）

个案 3 骨筋膜室综合征合并糖尿病

案例介绍

1. 一般资料

患者男性，34 岁，诊断为左胫骨平台闭合粉碎性骨折；左小腿骨筋膜室综合征；左腓骨小头骨折；1 型糖尿病。

2. 病史

现病史：患者因"外伤致左膝部肿痛、畸形、活动障碍 9 小时"于 2023-05-15 入院。

既往史：有糖尿病病史 7 余年，自行给予胰岛素降糖治疗，定期监测血糖，血糖控制良好。

3. 查体

专科检查：左膝部、小腿高度肿胀（图 7-8）、畸形，皮肤青紫淤血，张力性水疱形成，皮肤张力大，皮肤温度稍高，腓肠肌肌腹处压痛明显，可触及骨擦感，浮髌试验（＋），左膝关节活动障碍，左足背动脉搏动减弱，左足各趾感觉、活动正常，被动牵拉试验（＋），末梢血液循环良好。

辅助检查：心电图检查显示窦性心动过速。左下肢血管彩超显示左侧小腿中段皮下肌层内探及多处不规则低及较高回声（损伤合并局部血肿形成？），范围约 7.4 cm×1.9 cm×3.5 cm，边界欠清，CDFI 示周边及内部未见明显血流信号。

左膝关节 CT 检查示左胫骨上段粉碎性骨折及腓骨头骨折（图 7-9）；左膝关节积液；左膝关节周围软组织肿胀。

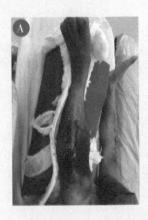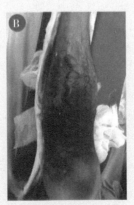

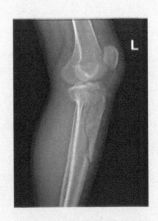

图 7-8 入院左膝部、小腿高度肿胀　　　　图 7-9 术前 CT 检查

医护过程

患者入院时急性病容，表情痛苦，被动体位，T 36.5℃，P 131 次 / 分，R 18 次 / 分，BP 152/84 mmHg，身高 160 cm，体重 46 kg。患者于入院前 9 小时骑摩托车不慎被一小车撞伤，当即感左膝部疼痛剧烈，患肢逐渐肿胀、畸形，活动障碍，无伤口出血。入院后，行 X 线检查显示左胫骨平台闭合粉碎性骨折；左腓骨小头骨折。外院给予手法复位 + 左下肢石膏托固定。为求进一步治疗，转诊我院，急诊科拟"左胫骨平台骨折，左小腿骨筋膜室综合征"收入我科住院治疗。

疼痛数字评分法得分为 6 分，跌倒风险评估为高风险，Caprini 评分为 7 分。予骨科一级护理，糖尿病饮食，经管医生给予石膏拆除术，遵医嘱给予抗感染、止痛、电脑血糖监测 6 次 / 日等对症处理。完善术前准备，急诊在腰硬联合麻醉下进行左小腿切开减张 VSD 治疗 + 左跟骨牵引术（图 7-10），手术顺利，术后生命体征平稳。疼痛数字评分法得分为 3 分，跌倒风险评估为高风险，Caprini 评分为 7 分，继续给予消肿、止痛、降血糖等对症处理。

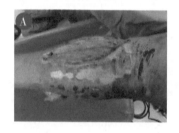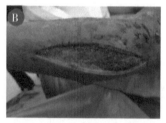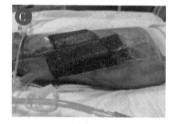

图 7-10　左小腿切开减张 VSD 治疗

2023-05-23 完善术前准备后在腰硬联合麻醉 + 神经阻滞麻醉下行左胫骨平台骨折切开复位植骨内固定术，手术顺利，术后生命体征平稳，CT 检查见图 7-11，疼痛数字评分法得分为 3 分，跌倒风险评估为高风险，Caprini 评分为 7 分。患者左下肢肿胀较前消退，左足背动脉搏动明显。2023-06-15 在腰硬联合麻醉下行左小腿创面清创缝合植皮术 + 左大腿取皮术，手术顺利，术后生命体征平稳，疼痛数字评分法得分为 2 分，跌倒风险评估为高风险，Caprini 评分为 7 分。患者左下肢肿胀消退，左足背动脉搏动明显，可以打游戏放松，并逐渐下床活动（图 7-12）。

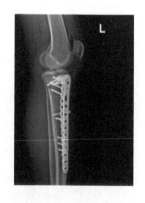

图 7-11　术后 CT 检查

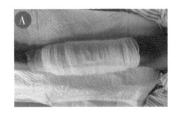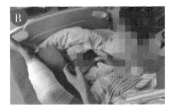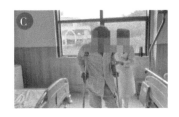

图 7-12 术后恢复良好

患者住院期间血糖波动较大，分别给予以下对症处理，2023-05-16 至 2023-05-17 血糖波动于 6.6 ~ 25.3 mmol/L，查糖化血红蛋白，调整电脑血糖监测频率，8 次 / 日，请内分泌科医生会诊后调整胰岛素注射液及甘精胰岛素注射液皮下注射剂量。2023-05-17 至 2023-05-27 血糖仍波动于 4.4 ~ 25.7 mmol/L，改赖脯胰岛素持续皮下泵入（根据血糖调整剂量）。2023-05-28 至 2023-06-21 血糖波动于 4.5 ~ 19.1 mmol/L，偶有血糖大于 20 mmol/L，经管医生给予胰岛素注射液皮下注射（根据血糖调整剂量），以及二甲双胍片 0.5 g，3 次 / 日，口服。2023-06-22 至 2023-07-01 血糖波动于 5.4 ~ 15.3 mmol/L。患者病情平稳，于 2023-07-01 左小腿切口愈合良好，拆线出院。

主要护理问题及措施

（一）骨筋膜室综合征

1. 护理目标

患者住院期间骨筋膜室综合征得到良好的处理，不发生骨筋膜室综合征相关的并发症。

2. 护理措施

（1）病情观察及评估：疼痛是骨筋膜室综合征最常见的临床表现，早期观察患肢疼痛特点、感觉、运动、皮肤温度、颜色、肿胀程度、足背动脉搏动情况，观察患者生命体征变化。

（2）测腿围：术前、术后测量双下肢髌骨下 10 cm 及膝关节的腿围并准确记录。观察患肢肿胀程度，比较对症处理后的护理效果。

（3）调整体位：患肢皮肤颜色为黑色时，提示患肢血流灌注不足，给予平放肢体，及时拆除石膏以解除压迫并改为跟骨牵引；当患肢皮肤颜色变为青紫色时，说明患肢静脉回流受阻，给予抬高患肢，同时给予持续氧气吸入。不建议患肢抬高超过患者心脏水平，避免加重肢体缺血。

（4）药物治疗：遵医嘱给予静脉滴注甘露醇消肿、头孢呋辛钠抗感染及氟比洛芬酯止痛，注意药物的不良反应，并监测肾功能及电解质等。

（5）手术治疗：完善术前准备，早期行切开减张 VSD 治疗，待病情稳定后再行骨折固定及植皮治疗。

（6）辅助检查：监测血清乳酸盐、血清肌钙蛋白、肌酸激酶、肌红蛋白、脂肪酸等实验室指标，用于骨筋膜室综合征的早期发现及鉴别诊断。监测患者脉搏、血氧饱和度及血钾浓度等，定期复查下肢彩超，以发现骨筋膜室综合征和其危险因素。

（7）疼痛管理：动态评估疼痛评分，实施多种药物、多种模式的按需给药管理。疼痛数字评分法得分 1 ～ 3 分为轻度疼痛，给予非药物疼痛管理，如取舒适体位，心理疏导；若疼痛未缓解则采取药物镇痛，如对乙酰氨基酚片 0.5 g 口服，氟比洛芬巴布膏 40 mg 外用，塞来昔布胶囊 0.2 g 口服等对症处理。疼痛数字评分法得分 4 ～ 6 分为中度疼痛，采取非药物疼痛管理＋药物镇痛，如对乙酰氨基酚片 0.5 g 口服；若疼痛未缓解，则联合不同药物阶梯镇痛，如 0.9% 氯化钠注射液 100 mL＋氟比洛芬酯注射液 50 mg 静脉滴注（最大日剂量 250 mg），塞来昔布胶囊 0.2 g 口服或更高一级的氨酚双氢可待因片 0.51 mg 口服（最大日剂量 2.04 mg）。疼痛数字评分法得分 7 ～ 10 分，是重度疼痛，给予非药物疼痛管理＋药物镇痛，如吗啡注射液 10 mg 肌内注射；若疼痛未缓解，则联合不同药物阶梯镇痛，如氨酚羟考酮片 5 mg 口服，曲马多注射液 0.1 g 静脉滴注。注意观察有无呼吸抑制等不良反应。

3. 护理评价

患者住院期间积极处理骨筋膜室综合征，未发生急性肾衰竭、患肢缺血性挛缩等并发症。

（二）糖尿病

1. 护理目标

患者住院期间血糖得到良好控制，不发生糖尿病相关并发症。

2. 护理措施

（1）诊断糖尿病类型：检测餐后 2 小时血糖、糖尿病指标（C 肽、胰岛素）、糖尿病自身抗体。患者年龄 34 岁，糖尿病自身抗体检测阳性，C 肽 < 0.01 ng/mL，确诊为 1 型糖尿病，针对 1 型糖尿病给予对症处理。

（2）制定血糖控制目标：根据《中国成人住院患者高血糖管理目标专家共识》，患者 HbA1c < 7.9%，采取宽松控制，即空腹血糖或餐前血糖控制在 8 ～ 10 mmol/L。餐后 2 小时血糖或不能进食时，任意时点血糖控制在 8 ～ 12 mmol/L，短时间血糖 < 15 mmol/L 也可接受。

（3）根据床旁血糖监测遵医嘱动态调整胰岛素注射剂量、方式及频次。早期血糖波动较大，血糖监测频次由 6 次／日（三餐前后）改为 8 次／日（三餐前后 +22:00+03:00），后又改为 7 次／日（三餐前后 +03:00）。降糖药物则根据血糖监测情况由胰岛素注射液及甘精胰岛素注射液皮下注射改为赖脯胰岛素皮下泵入，后又改为胰岛素注射液及甘精胰岛素注射液皮下注射加二甲双胍片口服，根据床旁血糖监测结果动态调整注射剂量。

（4）饮食指导：调整饮食是控制糖尿病的基础，要指导患者养成良好的饮食习惯。告知患者进餐时专注，细嚼慢咽，定时定量进餐，低脂低盐，少食多餐，多食富含膳食纤维的食物，如菠菜、西红柿、萝卜、生菜等，可延缓血糖、血脂吸收，保持大便通畅并减轻饥饿感。

（5）保证充足的休息和适当运动：保持良好的睡眠对于1型糖尿病患者至关重要，根据患者创伤大、睡眠差、焦虑等情况，将病房由6人间调整至3人间，保证患者充足的休息。适度运动可以增加胰岛素敏感性，减少胰岛素用量，还能降低微血管并发症、骨质疏松等风险。每天以口头、视频等方式指导患者早、中、晚进行踝关节、股四头肌收缩运动。踝泵运动以踝关节背伸30°停留3秒，之后再缓慢回复到中立位停留3秒为1组，20～30组/次，10～15次/日。

（6）请内分泌科会诊，协同控制血糖。

（7）进行预防低血糖或高血糖发生的宣教。运动前评估血糖控制情况，强调随身携带糖果的重要性。识别低血糖或高血糖的表现及学习如何处理，如出现饥饿感、出冷汗等低血糖症状时应及时食用携带的糖果；如运动中出现胸闷、胸痛、视力模糊等应立即停止并及时处理。制作糖尿病卡并随身携带，同时卡上写有本人姓名、年龄、家庭住址、电话及病情等信息，以备不时之需。

3. 护理评价

患者住院期间血糖控制逐步趋于稳定。

📋 出院指导与延续护理

（1）出院后1个月、3个月、6个月、12个月骨科复查，若伤口出现红肿热痛等不适，及时与医生联系并复查。

（2）出院时加强拐杖的使用指导与注意事项的宣教，嘱出院后继续在院期间的功能锻炼。

（3）强调血糖监测、定期内分泌科复查的重要性。与专科医生保持联系以便及时调整治疗方案。

（4）指导患者正确使用胰岛素，掌握不同种类胰岛素注射的时间，观察有无胰岛素不良反应。

📋 总结与反思

（一）总结

骨筋膜室综合征是创伤骨科的严重并发症之一，是一种进行性发展的疾病，骨筋膜室综合征的典型表现为5"P"征，即由疼痛转为无痛苍白或发绀、有大理石花纹等、感觉异常、麻痹、无脉。入院时医护人员通过观察给予及时诊断，并采取拆除石膏、手术切开减压等有效治疗，护理人员通过血糖监测、心理护理等措施，把握救治时机，有效地避免了伤肢永久性功能障碍或截肢，甚至生命危险。

（二）反思

有调查研究显示全球糖尿病的患病率逐年上升，但实际接受药物治疗的糖尿病患者中血糖控制良好的较少。尤其在创伤骨科，医护人员需要短期内恢复患者的功能，往往更重视患者短期的血糖控制，却忽视睡眠、运动、生活方式等因素的影响，从而导致住院期间患者血糖波动较大。在短期内尽快建立糖尿病自我教育的支持模式至关重要。另外，患者手术未优先安排为当日第一台，也易造成患者由于过长的禁食时间导致低血糖的发生。

参考文献

［1］靳兆惠，谢增如. 令人闻之色变的骨筋膜室综合征［J］. 创伤外科杂志，2022，24（4）：319-321.

［2］中华医学会骨科学分会外固定与肢体重建学组，中国医师协会创伤外科医师分会创伤感染专业委员会，中国医师协会骨科医师分会创伤专家工作委员会，等. 中国急性骨筋膜室综合征早期诊断与治疗指南（2020版）［J］. 中华创伤骨科杂志，2020，22（8）：645-654.

［3］急诊创伤疼痛管理共识专家组. 急诊创伤疼痛管理专家共识［J］. 中华急诊医学杂志，2022，31（4）：436-441.

［4］中华医学会内分泌学分会. 中国成人住院患者高血糖管理目标专家共识［J］. 中华内分泌代谢杂志，2013，29（3）：189-195.

［5］汤晓涵，林晓锡，李霞，等. 2021年《成人1型糖尿病管理：ADA/EASD联合共识》解读［J］. 中华医学杂志，2022，102（16）：1139-1147.

［6］孟瑶，付明明，赵雨琪，等. 《2020年版围术期血糖管理专家共识》解读［J］. 河北医科大学学报，2022，43（1）：1-6，11.

［7］张雅芝，王颖，褚彦香，等. 踝泵运动预防成人围手术期下肢深静脉血栓最佳证据总结［J］. 中华现代护理杂志，2022，28（1）：15-21.

（王慧灵）

个案 4　膝关节骨性关节病合并痛风

📠 案例介绍

1. 一般资料

患者女性，56 岁，诊断为左侧膝关节骨性关节病；左膝关节半月板损伤；左膝痛风性关节炎。

2. 病史

现病史：患者因"左膝部疼痛，伸直活动受限 4 天"于 2023-04-25 入院。

既往史：患者因"外伤致左小腿肿痛、活动障碍 4 小时"于 2013-04-07 11:30 入我院，诊断为"左胫骨平台粉碎性骨折"，2013-04-10 在腰硬联合麻醉下行"左胫骨平台骨折切开复位、植骨、钢板内固定术"，术后恢复良好，骨折愈合后于 2014-03-12 在腰硬联合麻醉下行"左胫骨内固定装置取出术"，术后行走活动可。痛风病史 8 年，目前相对稳定。

3. 查体

专科检查：左小腿上段内外侧分别见 8 cm、15 cm 的手术瘢痕，无红肿、压痛。左膝部轻度肿胀、膝前及外侧间隙局部压痛，左膝关节屈伸活动 15° ~ 100°，研磨试验（+），麦氏征（+），左下肢感觉正常，足背动脉搏动存在，末梢血供正常。

辅助检查：MRI 检查提示左胫骨上段及左腓骨头陈旧性骨折（图 7-13）；左膝关节前交叉韧带损伤；左膝关节外侧半月板前角（Ⅲ度）、后角（Ⅱ度）损伤；左胫骨平台骨水肿、骨软骨发；左膝关节积液。血常规检查显示，超敏感 C 反应蛋白 96.50 mg/L ↑、白细胞计数 11.09×10^9/L ↑、单核细胞百分比 12.40% ↑、中性粒细胞计数 7.29×10^9/L ↑、单核细胞计数 1.37×10^9/L ↑、红细胞沉降率 40.0 mm/h ↑、尿酸 609.9 μmol/L ↑。

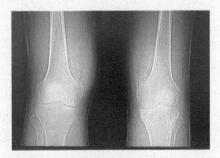

图 7-13　MRI 检查

📝 医护过程

患者入院时精神尚可，神志清楚，T 36.2℃，P 96 次/分，R 20 次/分，BP 133/76 mmHg。患者 4 天前无明显诱因出现左膝部疼痛，伴有伸直活动受限，自行予以消炎止痛药物对症治疗后症状无缓解，于我院治疗。疼痛数字评分法得分为 3 分，Braden 量表评分为 15 分，跌倒风险评估为高风险，ADL 评分为 85 分，Caprini 评分为 3 分。予骨科二级护理，治疗饮食，依据科学的饮食计划调整饮食结构，应当坚持"三低一高"的饮食原则，即吃一些低嘌呤或无嘌呤、低热量、低盐低脂、高水分的食物，如枸杞炒肉丝、芹菜粥、薏米粥，指导进行踝泵运动及股四头肌收缩运动，遵医嘱给予预防感染、消肿、止痛等对症治疗。

在术前准备完善，于 2023-04-27 在腰硬联合麻醉下行"关节镜下左膝关节清理术"，按骨科一级护理，术后生命体征平稳，观察左膝部手术切口敷料少量渗血，留置负压引流管在位、通畅，暂未引流出血性液体。疼痛数字评分法得分为 3 分，Braden 量表评分为 13 分，跌倒风险评估为高风险，ADL 评分为 75 分，Caprini 评分为 3 分。术后给予消肿、止痛、预防感染、降尿酸、能量支持及预防下肢静脉血栓等对症治疗，同时给予指导进行股四头肌收缩及直腿抬高功能锻炼。术后第 2 天左膝部轻微肿胀，敷料外观干燥，皮缘对合良好，左下肢末梢血供、感觉正常，疼痛有所缓解，引流量少，予以拔除引流管，继续消肿、止痛、降尿酸等对症治疗。疼痛数字评分法得分为 1 分，Braden 量表评分为 15 分，跌倒风险评估为低风险，ADL 评分为 80 分，Caprini 评分为 3 分，经过治疗，患者病情平稳，切口敷料外观干燥，患肢感觉、活动正常，于 2023-05-01 出院。

🔶 主要护理问题及措施

（一）疼痛

疼痛与痛风发作有关。

1. 护理目标

患者关节疼痛缓解或消失。

2. 护理措施

（1）观察疼痛部位、性质、间隔时间，有无午夜因剧痛而惊醒等。

（2）观察受累关节有无红肿热和功能障碍，让患者多休息，将其患肢抬高 15°，减少对患处的压迫。同时还要尽量减少关节的活动，一直到关节疼痛缓解以后的 72 小时再进行活动。急性期不能进行热疗和冷敷治疗，因为冷敷对炎症的吸收和消散有很大的阻碍。

（3）营造安静且温度适宜的休息环境。避免外界噪声对患者的刺激。对患者进行护理时，动作要轻，尽量分散患者的注意力，减轻患者的疼痛。

（4）用药指导：对患者进行药物治疗的目的，主要是消炎止痛、降低血尿酸的浓度，预防和治疗患者并发症。在对患者进行药物治疗时，护理人员要指导患者用药知识，严格遵医嘱正确用药，避免出现用药不当导致患者病情加重的情况发生，同时要注意观察药物不良反应，如关节急性疼痛时服用秋水仙碱要注意胃肠道反应、肝肾损害；消炎药对胃肠刺激较大；避免使用呋塞米、阿司匹林等药物，以免诱发本病。

3．护理评价

患者疼痛缓解，舒适度好。

（二）躯体活动障碍

患者躯体活动障碍与痛风引起的关节肿胀有关。

1．护理目标

住院期间保持患者的身体功能稳定，提高患者的生活自理能力。

2．护理措施

（1）安全护理：为患者提供安静舒适的环境，减少外界刺激。加强安全护理，避免环境中有危险品及其他不安全因素，室外活动、如厕、洗澡时一定要陪同或扶持。

（2）生理功能方面的护理：对于有睡眠障碍的患者要给他们创造良好的睡眠环境，合理安排作息，教会他们养成良好的睡眠习惯。对于胃肠道不适者饮食上要提供高蛋白、低脂肪、易消化的食物，辅以水果、蔬菜，保证营养，注意患者的排泄，保证其大便通畅，如有便秘要及时处理。

（3）饮食指导：①限制嘌呤类食物。根据含嘌呤的多少食物可以分为三类，每 100 g 食物含嘌呤 100 ~ 1000 mg 的为高嘌呤食物：肝、肾、心、脑、胰等动物内脏，以及肉馅、肉汤、鲤鱼、鲭鱼、鱼卵、小虾、蚝、沙丁鱼、鹅、鹧鸪、啤酒、酵母等。每 100 g 食物含嘌呤 90 ~ 100 mg 的为中等嘌呤食物：牛、猪及绵羊肉，以及菠菜、豌豆、蘑菇、干豆类、扁豆、芦笋、花生等。含少量嘌呤的食物：牛奶、鸡蛋、精白面、米、糖，以及中等嘌呤食物中未提到的蔬菜和水果。控制嘌呤的摄入量，每日限制在 100 ~ 150 mg 以内。②蛋白质摄入为 1 g/（kg·d），以蛋类、奶类等为佳。糖占总热量的 50% ~ 60%，肥胖者较正常者应低 10% 左右。脂肪每日 < 50 g。③多饮水，每天在 2000 ~ 3000 mL，促进尿酸排出。少喝汤，如鱼汤、火锅汤、鸡汤等。汤中含有大量嘌呤成分，饮后不但不能稀释尿酸，反而会导致尿酸增高。④严禁饮酒，特别是啤酒。酒精容易使体内乳酸堆积，对尿酸排出有抑制作用，易诱发痛风。⑤多吃水果和蔬菜，以及豆类和奶类食品，少吃饭。这有利于减少嘌呤摄入、增加维生素 C 和纤维素。少吃饭有利于控制热量摄入，限制体重，减肥降脂。

（4）心理护理：接触老年躯体活动障碍患者最关键的是要耐心、尊重、理解。鼓励患者表达自己对疾病的内心感受，共同探讨与疾病有关的应激源及应对方法，协助患者消除应激，释放内心储积的焦虑，帮助患者正确认识和对待疾病，学习新的方法应对不良情绪，让患者在不断交谈中，逐渐了解并清除患病的原因。及时给予疾病知识宣教，让家属明白患者得病的根本原因，理解患者内心的痛苦，从而发自内心地去照顾、关心患者，为患者创造良好的家庭环境。

3．护理评价

患者身体功能恢复，生活质量提高。

（三）有感染的危险

感染的危险与留置引流管和机体免疫力下降有关。

1. 护理目标

患者住院期间不发生感染。

2. 护理措施

（1）做好病情观察，注意手术切口愈合情况，有无渗出，渗出液的量、颜色，甚至气味等性质，如有异常，及时通知医生。

（2）注意体温变化，持续高热提示可能发生感染。

（3）保持切口敷料清洁、干燥，如果发生渗透应及时换药。

（4）合理饮食：高热量、高蛋白、高维生素、清淡、易消化饮食，少食多餐，增加机体抵抗力。

（5）预防感冒：减少病房人员流动，控制家属探视人数及陪护人数。给患者戴口罩。病房每日开窗通风及空气消毒。必要时采取保护性隔离措施。

（6）严格无菌操作，预防感染。

（7）预防肺部感染：鼓励患者咳嗽、咳痰，病情允许的情况下术后维持半卧位，遵医嘱给予祛痰药物等治疗。

3. 护理评价

患者住院期间未发生医源性感染。

（四）有跌倒的危险

跌倒的风险与痛风发作引起的关节疼痛、术后患肢受限有关。

1. 护理目标

患者住院期间无跌倒、坠床的发生。

2. 护理措施

（1）将医院各方面情况详细告知患者及其家属，引起他们的重视，避免意外跌倒、坠床情况的发生。对于特殊患者，如使用镇静、降压、抗精神病药物的患者，除告知这些注意事项外，还应告知其使用药物的注意事项和后遗症等。

（2）对于在床上活动的患者，嘱其活动时要小心，做力所能及的事情，如有需要可以让护士帮忙。

（3）告诉患者一旦出现不适症状，最好不要活动，应及时寻求医护人员的帮助，采取必要的处理措施。配合医生对患者进行检查，采取必要的措施。

（4）加强巡视，严密观察病情变化，及时向医生汇报。

（5）加强防范意识，预防是避免危险情况发生的重要前提，因此作为护理工作人员，加强防范意识是关键，这样才能有效保护患者的生命，如不慎发生了危险情况，应及时处理。

3. 护理评价

患者住院期间无跌倒、坠床的发生。

出院指导与延续护理

（1）注意休息，低嘌呤饮食，加强患肢功能锻炼活动，勿着凉、过劳、紧张，穿鞋要松紧适度、舒适，勿扭伤关节，防止关节损伤。一般不主张痛风患者进行跑步等强度较大的体育锻炼或进行长途步行旅游。

（2）饮食指导：营养饮食上应做到三多三少，多饮水，少喝汤，多吃碱性食物，少吃酸性食物，多吃蔬菜，少吃饭。不吃肝、肾、心、脑、胰等动物内脏，以及沙丁鱼、牡蛎、肉馅、肉汤、鲭鱼、酵母等；供给充足的维生素和素食为主的碱性食物，如新鲜蔬菜、水果、牛奶、坚果、海藻等。限盐痛风者每日盐摄入量应限制在 5 g 以内。

（3）用药指导：治疗痛风的药物一般要长期服用，不同个体对同一药物的反应有相当大的差别，如别嘌醇的严重不良反应与所用剂量相关，包括胃肠道症状、皮疹、肝功能损害、骨髓抑制等，应予监测。

（4）3 周内避免长时间行走，进行关节活动度练习（图 7-14），每日只进行 2 ~ 3 次，力求角度有所改善，早期应避免反复屈伸，多次练习，以免造成肿胀。如屈曲角度长时间（>2周）无改善，则有关节粘连可能，故应高度重视。

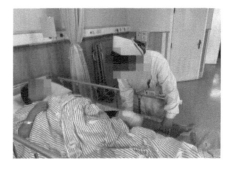

图 7-14 功能锻炼指导

（5）门诊随访，不适随诊。

（6）延续护理：出院后第 1 ~ 4 周，电话随访 1 次 / 周，宣教合理饮食、药物治疗、锻炼方案等，重点了解患者依从性、实施情况及治疗效果，明确依从性欠缺或治疗效果差的原因并进行再宣教和督导。4 周后每个月电话随访 2 次，继续督导。

总结与反思

（一）总结

近年来，人们生活水平逐渐提高，饮食结构也发生了较大的改变，肉类等高嘌呤食物摄入量的增多，使得痛风患者人群逐渐扩大，且有年轻化的趋势。而要想提高痛风患者的临床治疗效果，除了配合药物治疗之外，严格控制饮食也是提高疗效的关键因素。本病例对患者做好用药护理、饮食指导，以及生活起居护理、运动护理、康复护理等措施之后，患者的生活质量得到显著改善，之后顺利出院。由此可见，对痛风患者做好饮食指导及护理干预具有重要意义。

（二）反思

痛风具有较高的发病率，严重困扰着患者的身心健康，使患者的生活质量大幅下降。痛风主要包括急性痛风性关节炎、痛风石形成、痛风石性慢性关节炎、尿酸性尿路结石等，病情严重还可导致受累关节残疾及肾功能不全。为了减轻痛风给患者带来的痛苦，不断提升患者的生活与生存质量，要充分发挥护理的作用，心理护理、药物护理等都是重要的护理内容，鼓励患者要对治疗有信心，使患者能够主动配合治疗与护理，同时要不断提升护士的综合素质与业务能力。鼓励护士积极参加继续教育，以提升护理质量，构建和谐的护患关系，提高患者的满意度，为广大患者造福。

📖 参考文献

［1］李晓英，张海云，杨月兰. 护理干预对高血压合并痛风老年患者的影响［J］. 实用临床医药杂志，2017，21（18）：141-142，145.

［2］高娃. 护理干预对老年痛风患者生活质量的影响［J］. 临床医药文献电子杂志，2017，4（60）：11810-11814.

［3］张婷. 临床护理路径在老年痛风患者的应用分析［J］. 中国高等医学教育，2017（7）：142-143.

［4］莫燕冰. 护理干预对老年痛风患者生活质量的影响分析［J］. 实用临床护理学电子杂志，2017，2（26）：13-16.

［5］刘霞. 对因护理对痛风患者疼痛程度及生活质量的影响［J］. 世界最新医学信息文摘，2017，17（39）：179.

［6］杨丽慧. 护理干预对改善老年痛风患者生活质量的效果［J］. 双足与保健，2017，20（8）：102-103.

［7］徐璐，倪静. 循证护理模式在老年痛风，患者健康教育中的应用［J］. 当代护士（下旬刊），2017（1）：142-144.

［8］王湖萍. 护理干预对老年痛风患者生活质量的影响观察［J］. 中国卫生标准管理，2016，7（12）：229-231.

（王慧灵）

个案5　股前外侧皮瓣修复小腿创面术

案例介绍

1. 一般资料

患者男性，59岁，诊断为左胫腓骨开放性骨折术后软组织缺损。

2. 病史

现病史：左小腿外伤术后皮肤缺损20余天，于2022-10-27由创伤病区平车转入。

3. 查体

专科检查：左小腿远端前外侧皮肤组织缺损，腓肠肌肌腱及外踝、骨水泥外露（图7-15），患肢末梢血液循环尚可。

辅助检查（图7-16）：行CR检查提示左胫腓骨开放性骨折，行克氏针内固定及支架外固定术后改变。

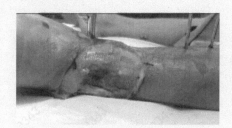
图7-15　术前患肢情况

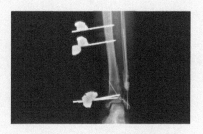
图7-16　术前影像学检查

医护过程

患者转入时精神尚可，T 36.3℃，P 73次/分，R 20次/分，BP 140/81 mmHg，发育正常，无畸形，营养良好，面容正常，表情痛苦，自主体位，神志清楚，言语清晰，对答切题，查体合作。疼痛数字评分法得分为4分，Braden量表评分为15分，跌倒风险评估为高风险，ADL评分为40分，Caprini评分为6分。予骨科二级护理，普通饮食，遵医嘱给予止痛等对症治疗。

患者完善术前检查，符合手术指征，于2022-10-29在腰硬联合麻醉下行左股前外侧皮瓣游离移植修复左小腿术（图7-17），于14:40术

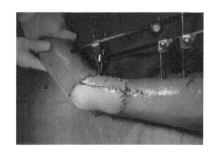
图7-17　术中情况

毕安返病房，T 36.7℃，P 84 次 / 分，R 20 次 / 分，BP 138/80 mmHg，左大腿切口接 VSD 装置持续吸引在位、通畅，小腿皮瓣色泽红润，皮肤温度正常，张力适中，毛细血管充盈反应正常。疼痛数字评分法得分为 0 分，Braden 量表评分为 13 分，跌倒风险评估为高风险，ADL评分为 20 分，Caprini 评分为 6 分。

遵医嘱给予持续心电监测及鼻导管氧气吸入，予骨科术后一级护理，普通饮食（禁食 1 小时），清淡饮食，如皮蛋瘦肉粥、鱼片粥等，给予抗血管痉挛、抗凝、消肿、促进组织修复、预防感染等治疗，并给予烤灯照射皮瓣改善微循环。医护一体查房（图 7-18），密切观察患者生命体征及移植皮瓣血供情况。20:40 患者精神尚可，遵医嘱停止心电监测及吸氧，麻醉过后早期指导患者进行下肢功能锻炼改善血液循环，主要是等长收缩锻炼，在床上进行股四头肌及小腿肌群的绷紧锻炼，无头晕不适。嘱患者绝对卧床休息，避免主、被动吸烟，以防皮瓣坏死。疼痛数字评分法得分为 5 分，Braden 量表评分为 15 分，跌倒风险评估为中风险，ADL 评分为 50 分，Caprini 评分为 6 分。于 2022-11-11 左小腿移植皮瓣成活良好、伤口愈合拆线出院。

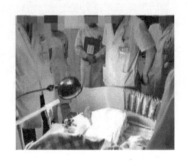

图 7-18　医护一体查房

主要护理问题及措施

（一）有皮瓣坏死的可能

皮瓣坏死与可能会发生血管危象有关。

1. 护理目标

患者皮瓣无坏死。

2. 护理措施

（1）体位护理：术后体位的安置是保证皮瓣的血供和静脉回流、促进皮瓣成活的重要措施之一。

1）置患肢高于心脏，抬高患肢 10°～15°，保持患肢足及膝关节的功能位置，既可以保证动脉供血又利于静脉回流。

2）禁止患侧卧位，防止皮瓣受压或牵拉，避免皮瓣痉挛导致皮瓣缺血坏死。按等级护理巡视病房，及时纠正不正确的姿势。

（2）保温护理：皮瓣局部给予 40～60 W 烤灯持续照射 7～10 天，烤距为 30～50 cm。注意烤灯距皮瓣不要太近以免烫伤。

（3）皮瓣观察：术后 1～3 天最易发生血管危象，皮瓣移植术后 24 小时为血管危象的高峰期。主要观察颜色、温度、毛细血管的充盈反应及肿胀情况。

（4）维持体液平衡，观察液体出入量：遵医嘱术后 1 小时起宜给予清淡的流质饮食，以后逐渐改为半流质、普通饮食，给予高蛋白质、高热量、高维生素饮食，以提高其个体耐受力，促进皮瓣生长。

（5）预防伤口感染：早期及时合理应用抗生素，严格无菌技术操作，保持敷料清洁、干燥，观察皮瓣空隙处有无积血，是否影响皮瓣成活。

（6）加强基础护理，预防压力性损伤：做好"三短六洁""六勤"，保持皮肤的完整性，病房每日进行空气消毒，至少开窗通风 2 次。

3．护理评价

患者未发生皮瓣坏死。

（二）疼痛

疼痛与手术创伤大有关。

1．护理目标

患者疼痛得到及时缓解。

2．护理措施

（1）建立多模式疼痛护理小组，由护士长、管床医生、病房护士组成，明确其各自职责，由不同年资的护理人员准确收集患者主诉，从不同角度观察患者，更加全方位地了解患者，从而进一步定制个性化镇痛方案。

（2）根据疼痛数字评分法得分，采取阶梯式镇痛，合理应用镇痛剂来缓解疼痛。用药期间观察患者有无不良反应，考虑到该患者受到创伤时间长，用药时及时给予保护胃黏膜的治疗。

（3）体位护理：患者绝对卧床 7 天，且患肢需局部制动，床铺整洁、干燥，床旁烤灯保暖，患肢抬高，促进下肢静脉回流，皮瓣供区处膝下垫一软枕，使其保持屈膝位以减轻供区切口张力，促进静脉回流并减轻肢体肿胀；每 2 小时给予各个关节受压部位处按摩，帮助患者放松肌肉，降低肌张力。

（4）移情护理：营造舒适安静的病房环境，播放优美的音乐，转移患者注意力，亲情陪护，使患者保持充足睡眠，从而缓解疼痛。

3．护理评价

患者主诉疼痛减轻或消除。

（三）便秘

便秘与长期卧床、胃肠蠕动减弱有关。

1．护理目标

帮助患者建立定时排便习惯。

2．护理措施

（1）多吃富含纤维素的食物，如韭菜、芹菜、火龙果等，餐前提供开水、柠檬汁等。

（2）鼓励患者每天至少喝 1500 ～ 2000 mL 的液体（水、汤、饮料）。

（3）鼓励患者适当活动以刺激胃肠蠕动促进排便，如双手上举运动、上半身做屈曲运动、右下肢主动运动、腹部按摩（大鱼际肌绕脐周顺时针按摩）等。

（4）强调避免用力排便，预防生命体征变化，以及皮瓣血运受阻情况的发生。

（5）患者排便期间，提供安全而隐蔽的环境，使用床帘，避免干扰。

3．护理评价

患者主诉便秘症状减轻。

（四）有压力性损伤的危险

发生压力性损伤与长期卧床、局部组织受压有关。

1．护理目标

患者及其家属能复述预防压力性损伤的护理要点。

2．护理措施

（1）每半小时更换卧位 1 次，按序协助患者更换体位，按摩肢体，亦可预防深静脉血栓形成。

（2）衣裤、褥垫保持柔软、平整、干燥、清洁无渣。

（3）保护骨隆突处和身体空隙处，可在其部位垫软枕、海绵垫等，使用气垫床，辅助透气。

（4）保持皮肤清洁、干燥，大便后及时擦洗干净，必要时涂凡士林软膏保护皮肤。

（5）加强营养支持，术后多食高热量、高蛋白质、易消化的食物，如牛肉、鸡蛋、黑鱼、基围虾等。

（6）利用医护一体床旁交接班，制订床上活动计划，指导患者床上活动技巧。

3．护理评价

患者未发生压力性损伤。

昌 出院指导与延续护理

（1）保持伤口清洁、干燥，建议休息 6 个月。

（2）专人护理，继续加强左下肢功能锻炼。加强营养支持，以高热量、高蛋白质、高维生素为主，少食辛辣刺激食物。多吃瘦肉、鱼汤、水果、豆制品、蛋类，以及新鲜蔬菜等，不要过早、过多地食用肥腻的滋补营养品。

（3）建议出院后 1 个月、3 个月、6 个月拍片复查，术后 1 年酌情行内、外固定物取出术。

（4）告知患者禁止主、被动吸烟。

（5）保持患者情绪稳定，防止因激动、愤怒等而导致血管痉挛。

（6）门诊随访，不适随诊。

（7）延续护理：指导患者加入皮瓣修复患者随访微信群，查看微信群推送相关的康复指导，并于每周二、周五 19:00 进群观看由医护人员进行的直播，可提出康复锻炼中遇到的难题或不解之处，将一一给予解答。

总结与反思

股前外侧游离穿支皮瓣血管恒定，轴心血管管径粗大，血管蒂长，血流动力可靠，易于解剖，适宜修复手、腕、足踝等四肢创面，尤其适合骨、关节、肌腱暴露的创面修复。皮瓣质地柔软、弹性良好，移植后能够很好地保护关节功能，有效地避免游离皮瓣移植后瘢痕挛缩导致的功能障碍。游离皮瓣移植是修复下肢大面积软组织缺损的重要方法之一，血管吻合后因各种因素刺激，易造成血管痉挛与血栓形成，导致皮瓣术后血管危象，严重者甚至会导致手术失败，尤其是肌皮瓣，对血管危象的耐受力更差。因此，游离皮瓣移植术后，在护理过程中应密切观察、及时处理、积极预防血管危象，这是决定移植皮瓣能否成活的重要环节。

参考文献

［1］张树新，邬慧萍，许永先，等. 游离股前外侧皮瓣修复四肢 Gustilo Ⅲ 型开放性骨折合并皮肤软组织缺损［J］. 实用手外科杂志，2022，36（2）：176-178.

［2］杨小文，古欣庆，汪金平，等. 游离股前外侧穿支皮瓣修复足踝部软组织缺损［J］. 实用手外科杂志，2022，36（2）：195-196，199.

［3］刘仁甫，谢仁国，韩俊，等. 股前外侧游离皮瓣的术前探讨［J］. 实用手外科杂志，2019，33（3）：337-338.

［4］郭中帅，崔新华，林栋，等. 改良薄型股前外侧穿支皮瓣移植修复前臂及手部大面积软组织缺损［J］. 中国医疗美容，2019，9（2）：38-41.

［5］潘秀芬，谢燕敏，谭玉娟. 手外伤腹部皮瓣修复术中快速康复外科护理的应用效果观察［J］. 中国实用医药，2019，14（22）：3.

［6］陈义文，吕洪红. 探讨手外伤患者应用腹部带蒂皮瓣修复术的围手术期护理措施［J］. 实用临床护理学电子杂志，2020，5（5）：49.

［7］李凤仪，蓝桂彬，易玲. 分析临床护理路径在手外科交腹皮瓣术患者护理中的应用效果［J］. 中国实用医药，2017，26（10）：4.

［8］王凯，李芙蓉，张新颜. 循证护理干预对行桥式皮瓣移植术手外伤患者皮瓣成活率及手部功能恢复情况的影响［J］. 中国美容医学，2020，29（12）：169-173.

［9］李雪，巨积辉，蒯英英，等. 多模式疼痛护理干预在游离股前外侧皮瓣修复上肢创面中的应用［J］. 实用手外科杂志，2023，37（1）：142-144.

（王慧灵）

个案 6 多发伤合并神经损伤

案例介绍

1. 一般资料

患者女性，57 岁，诊断为右肱骨中段开放粉碎性骨折；右上臂桡神经损伤；T_{12} 椎体压缩性骨折；左腓骨下段骨折。

2. 病史

现病史：患者右肱骨中段开放粉碎性骨折、右上臂桡神经损伤、T_{12} 椎体压缩性骨折、左腓骨下段骨折，于 2023-05-26 平车入院。

月经史：13 岁，3 ～ 5 日 /30 ～ 31 日，50 岁，绝经后阴道无异常流液史。

3. 查体

专科检查：右上肢肿胀明显，畸形，上臂中段外侧可见一长约 5 cm 的软组织挫裂伤口，皮缘不整，深及骨质，血性渗出，压痛明显。右上臂及右前臂局部有反常活动，可触及骨擦感，闻及骨擦音，右上肢活动障碍，右尺、桡动脉搏动可触及，右手桡侧三个半手指感觉麻木，右手各指屈曲活动可，背伸活动受限，末梢血液循环好。T_{12} 棘突压痛明显、叩痛，无向双下肢放射，双下肢肌力 5 级，肌张力正常。双下肢皮肤感觉无异常。

辅助检查：CT 显示左顶叶异常密度影（图 7-19），双肺斑片影，考虑挫伤。右上肢 DR 显示右肱骨中段骨皮质不连续，断端移位，肘关节在位，诸骨未见明显骨质疏松、骨质破坏及骨质增生硬化 X 线片表现，无骨膜反应，周边软组织未见异常，余可。左下肢 DR 显示左腓骨下段局部骨皮质不连续，可见骨折线影，断端移位不明显，周围软组织肿胀，踝关节在位，余未见异常。

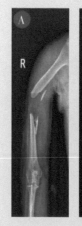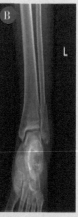

图 7-19 术前 CT 检查

实验室检查显示血红蛋白浓度 82 g/L ↓，红细胞计数 $2.93×10^{12}$/L ↓，白细胞计数 $9.62×10^9$/L ↑，白蛋白 33.2 g/L ↓。X 线片显示右肱骨中段骨折；右尺桡骨中上段骨折；蛛网膜下腔出血；T_{12} 椎体棘突骨折、双侧多发肋骨骨折；左腓骨下段骨折。

医护过程

患者入院时急性病容，表情痛苦，被动体位，T 36.7℃，P 70 次 / 分，R 20 次 / 分，BP 86/50 mmHg，身高 150 cm，体重 47.5 kg。患者于入院前 8 小时工作时不慎从 3 层楼高处坠落，即感右上肢疼痛剧烈、逐渐肿胀、成角畸形、活动障碍，右上臂伤口流血。胸背部疼痛，深呼吸时加剧。急诊当地医院，未行特殊处理。为求进一步治疗，转诊我院，急诊科拟"右肱骨干骨折"收入我科住院治疗。疼痛数字评分法得分为 8 分，Braden 量表评分 12 分，跌倒风险评估为低风险，ADL 评分为 45 分，Caprini 评分为 6 分。

经管医生给予伤口消毒 VSD 治疗、手法复位 + 右上肢石膏托固定，给予抗感染、止血、止痛、消肿等对症处理。2023-05-29 血红蛋白浓度 73.00 g/L ↓、红细胞计数 2.60×10¹²/L ↓，中度贫血，给予增输 O 型红细胞悬液 2 U，过程顺利，无输血不良反应。2023-05-30 血红蛋白浓度为 90 g/L。在术前准备完善下于 2023-05-30 在臂丛神经阻滞 + 腰硬联合麻醉下行右肱骨、右尺骨、右桡骨、左腓骨骨折切开复位钢板内固定 + 桡神经探查修补术，手术顺利，术中出血 500 mL，输 O 型红细胞悬液 3 U，术后生命体征平稳，术后影像学检查见图 7-20，疼痛数字评分法得分为 6 分，Braden 量表评分 14 分，跌倒风险评估为中风险，ADL 评分为 40 分，Caprini 评分为 6 分。给予抗感染、止血、止痛、消肿等对症治疗，指导麻醉过后进行右手被动握拳活动，左足踝泵运动。

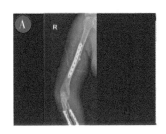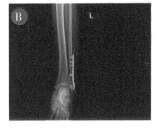

图 7-20　术后影像学检查

2023-05-31 血红蛋白浓度 94.00 g/L ↓、红细胞计数 3.26×10¹²/L ↓。2023-06-01 右上肢、左踝部切口引流管未再引出液体，经管医生给予拔除。2023-06-02 患者右上肢、左踝部肿胀较前消退。2023-06-03 血红蛋白浓度 93.00 g/L ↓、红细胞计数 3.22×10¹²/L ↓、白蛋白 36.4 g/L ↓。2023-06-09 右上肢、左踝部肿胀已消退。疼痛数字评分法得分为 2 分，Braden 量表评分 16 分，跌倒风险评估为中风险，ADL 评分为 50 分，Caprini 评分为 6 分，患者病情平稳，于 2023-06-12 办理出院。

🔧 主要护理问题及措施

（一）有创伤性休克的风险

发生创伤性休克与全身多处骨折有关。

1. 护理目标

患者住院期间不发生休克。

2. 护理措施

（1）准确评估：评估患者肢体损伤程度、气道呼吸功能、是否有脏器损伤、是否存在内出血等，床旁备急救物品随时开展床旁救治，遵医嘱进行相应的处置。

（2）密切观察：①给予持续心电监测及氧气吸入，监测体温 4 次 / 日，观察患者的呼吸、血压及体温等生命体征，心率增快时应排除疼痛、发热等原因。②留置导尿管，妥善固定导管，观察尿液的量及性质，当充分补液后尿量仍 < 0.5 mL/（kg·h）时，应考虑存在肾脏功能受损。③观察皮肤颜色、温度，出现皮肤湿冷、毛细血管充盈时间大于 2 秒，提示外周组织低灌注。④观察神志，患者若出现烦躁、淡漠、谵妄、昏迷等神志改变，考虑组织灌注不足。

（3）液体复苏：迅速建立静脉通道，早期、快速、足量扩容是抢救成功的关键。早期选用晶体溶液，如乳酸钠林格液、氯化钠溶液，配合胶体溶液，如羟乙基淀粉、红细胞悬液、人血白蛋白使血压控制在 80 mmHg 以上。通过晶体溶液迅速补充血容量，同时降低血液黏稠度，改善微循环。尿量是反映肾脏灌注最直观的指标，当尿量 > 0.5 mL/（kg·h）时，结合红细胞比容和血尿素氮等实验室指标，判断是否补液成功，从而适当减慢输液速度，控制输液量，警惕液体负荷过重导致的组织水肿及器官功能障碍。

（4）疼痛管理：①评估患者对疼痛的认知、镇痛效果期望、疼痛原因、疼痛部位等。②采用正确的搬移方法，避免搬移过程中骨折断端对周围组织刺激而引发剧烈疼痛。③术前使用石膏外固定、冷敷，辅助以音乐疗法或心理疏导来缓解创伤带来的疼痛。积极完善术前各项准备后手术固定，术后使用患者自控镇痛泵。④给予止痛药 1 次 / 日，静脉滴注，根据患者的反馈及疼痛评分，及时调整镇痛方案，同时注意观察止痛效果及药物反应。

3. 护理评价

患者住院期间，医护人员积极控制出血，及时扩容补充血容量，最大限度地维持患者生命体征平稳，排查隐性出血，未发生创伤性休克。

（二）有周围神经血管功能障碍的风险

周围神经血管功能障碍的发生与骨折后神经血管损伤有关。

1. 护理目标

患者住院期间没有周围神经血管功能障碍迹象。

2. 护理措施

（1）观察患肢感觉、运动功能及周围软组织肿胀情况，及时做好记录。如怀疑有周围神经血管功能障碍迹象，及时通知医生并处理。

（2）指导患者进行右上肢关节的被动训练及肌肉的收缩训练，患肢由下至上按摩，以防软组织粘连；病情平稳后，指导患者进行患肢的外展、外旋，上臂逐渐伸展至手触摸额头，从而促进肩部关节与肌肉的恢复（图7-21A）。

（3）请康复科会诊，进行针灸治疗，抑制部分炎症介质的释放，减轻神经在炎症环境下的浸润，从而改善神经损伤（图7-21B）。

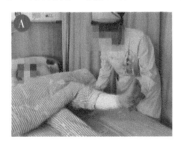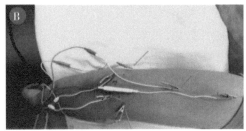

图 7-21　康复训练

（4）复查炎症指标介质，如C反应蛋白、白细胞介素等。

3. 护理评价

患者右上臂桡神经断裂，右手桡侧三个半手指感觉麻木较前缓解，右手各指屈曲活动尚可，背伸活动受限，左足各趾感觉、活动正常，末梢血液循环好，未发生周围神经血管功能障碍。

（三）焦虑

患者出现焦虑与创伤疼痛、担心骨折后恢复有关。

1. 护理目标

患者情绪稳定，积极配合治疗。

2. 护理措施

（1）环境营造：介绍病区环境、病友及相关医务人员，建立良好的医患关系，营造安静舒适的疗养环境。

（2）社会支持：①与患者进行沟通，了解患者病程、病因和家庭关系等，对患者心理状态、病情进行评估；②向患者家属了解患者的性格特点，探讨护理方式，分析其焦虑的原因，制订相关护理计划；③根据患者的焦虑状态，不定时以视频、文字、图片等形式与患者开展交流，组织患者与家属对其进行健康知识宣教，使其掌握疾病的相关知识。

（3）正念护理：鼓励患者通过冥想、呼吸训练等方式进行自我调节，必要时邀请心理治疗师协助治疗。

（4）给予功能锻炼指导，增强患者恢复信心。

3．护理评价

患者情绪稳定，病情平稳后主动与医务人员沟通，并积极配合治疗。

（四）有感染的危险

发生感染与手术创伤、留置导尿管、长期卧床等有关。

1．护理目标

患者不发生伤口感染。

2．护理措施

（1）医务人员严格无菌操作，每日换药，伤口有渗液、渗血时及时换药，保持敷料及周围皮肤的清洁、干燥。行伤口分泌物培养，引流管双固定，班班交接，告知患者翻身时注意管道，防止脱出、折叠。

（2）药物治疗：患者入院时给予破伤风抗毒素 1500 U 肌内注射，术后 0.9% 氯化钠注射液＋注射用头孢呋辛钠 1.5 g，1/8 小时，静脉滴注，吸入用布地奈德混悬液 2 mL＋硫酸特布他林雾化吸入用溶液 5 mg，3 次／日，雾化吸入；0.9% 氯化钠注射液＋多索茶碱注射液 0.3 g，1 次／日，静脉滴注。

（3）评估患者病情，尽早拔除导尿管、切口引流管。

（4）指导患者有效咳嗽及深呼吸。

3．护理评价

患者未出现伤口或肺部等感染。

圁 出院指导与延续护理

（1）休息 3 个月，加强营养支持，继续营养神经治疗，3 个月内禁止患肢持重物及下地负重行走，加强患肢关节功能锻炼。

（2）出院后 1 个月、3 个月、6 个月定期摄片复查，根据复查情况交代相关注意事项。

（3）门诊随访，骨折愈合后取内固定物。

（4）电话随访患者功能锻炼情况，了解患者神经恢复状况，帮助患者解决现阶段存在的疑虑或困难。

昌 总结与反思

（一）总结

该患者病情复杂，根据其致伤机制、组织低灌注临床表现，遵循"抢救生命第一，保护功能第二，先重后轻，先急后缓"的原则，积极给予抗休克的应对措施，围手术期密切关注患者的病情变化，有效地提高创伤性休克患者的生活质量，改善其预后状况，缩短抢救和住院时间，降低并发症发生率，护理满意度较高。

（二）反思

创伤是一种机械性损伤，是由多种因素造成人体结构的连续性损害，创伤在中国是仅次于心脏病、肿瘤和脑血管疾病的第4位死亡因素。患者就诊后虽然病情得到高度重视，但心理状态往往容易被忽略。有效的心理评估、及时的心理干预对缓解患者创伤后应激障碍有明显的疗效，同时对患者的创伤、功能的恢复有着较大的正反馈，可有效减短患者的住院天数，从而减少患者的经济压力。

参考文献

［1］管海洋．损伤控制复苏护理方案在创伤性休克患者中的应用效果［J］．全科护理，2023，21（15）：2125-2127.

［2］刘良明．战创伤休克早期救治研究进展与思考［J］．陆军军医大学学报，2022，44（20）：2025-2029.

［3］金从慈，戴一扬．急性胰腺炎早期液体复苏治疗的研究进展［J］．中外医学研究，2023，21（4）：169-173.

［4］曹粒，眭建，叶向红．限制性液体复苏结合多模式疼痛管理对下肢骨折伴创伤失血性休克患者的影响［J］．临床与病理杂志，2020，40（7）：1763-1770.

［5］牛晓惠，张宝英．疼痛管理结合心理护理在创伤骨科手术患者中的应用效果［J］．临床医学研究与实践，2023，8（1）：161-163.

［6］舒文，张倩，冉津川，等．针灸调节炎症介质对糖尿病周围神经病变影响的研究进展［J］．中国中医药科技，2020，27（2）：331-334.

［7］黄晓玲．强化社会支持联合正念护理在高血压伴焦虑症患者中的应用［J］．心血管病防治知识，2022，12（31）：65-67.

（王慧灵）

个案 7　全身多发性骨折

📋 案例介绍

1. 一般资料

患者男性，49岁，诊断为全身多发性骨折。

2. 病史

现病史：患者因从3 m高处坠落致全身多处疼痛、畸形、活动受限5小时，于2023-06-01入院。

既往史：吸烟史10支/日，无饮酒史。

3. 查体

专科检查：左腕关节局部肿胀，压痛明显，L_2棘突压痛，叩击痛明显，双下肢肌力5级，肌张力正常，骨盆挤压分离试验（＋）。

辅助检查（图7-22）：CT显示L_2椎体压缩性骨折；左桡骨远端粉碎性骨折；左耻骨上下支骨折；左胫骨远端骨折。实验室检查显示超敏C反应蛋白197.00 mg/L↑，白细胞计数$12.34×10^9$/L↑，血红蛋白浓度105.00 g/L↓，总蛋白34.0 g/L↓，D-二聚体12.95 mg/L↑。

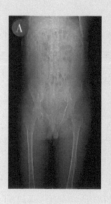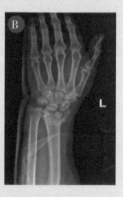

图7-22　术前影像学检查

📝 医护过程

患者入院时精神差，T 36.5℃，P 87次/分，R 20次/分，BP 159/116 mmHg，身高174 cm，体重58 kg。患者于入院前5小时不慎受伤，左上肢、腰背部、髋部及左下肢疼痛剧烈、活动障碍。于当地医院急诊，行留置导尿管、扩容等对症处理。为求进一步治疗，转诊我院，急诊科拟"全身多方骨折"收入我科，住院治疗。

患者入院后疼痛数字评分法得分为8分，Braden量表评分为11分，跌倒风险评估为低风险，ADL评分为30分，Caprini评分为7分。予骨科一级护理，普通饮食，指导患者进行踝泵运动及股四头肌收缩运动，遵医嘱给予预防感染、消肿、止痛、营养支持等对症治疗。在术前准备完善，于2023-06-08在全身麻醉下行骨盆骨折切开复位内固定＋左桡骨远端切开复位内固定＋左胫骨切开复位植骨内固定术，手术顺利，术后生命体征平稳。术后影像学检查见图 7-23，疼痛数字评分法得分为 4 分，Braden 量表评分为 11 分，跌倒风险评估为低风险，ADL 评分为 35 分，Caprini 评分为 7 分，术后患者病情平稳，根据其病情恢复情况拔除各类引流管。患者病情平稳，全身手术部位切口愈合可，于 2023-06-21 拆线出院。

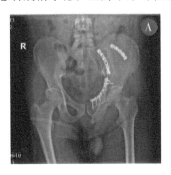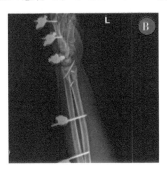

图 7-23　术后影像学检查

主要护理问题及措施

（一）疼痛

发生疼痛与患者全身多处骨折、手术有关。

1. 护理目标

患者疼痛的刺激因素被消除或减弱，痛感消失或减轻。

2. 护理措施

（1）动态评估患者疼痛发生的时间、部位、强度、持续时间、对患者睡眠的影响，以及镇痛措施和效果。

（2）评估发现患者文化程度较低，对疼痛的表述能力较差，告知患者创伤后疼痛是正常现象，使其明白疼痛会增加负面情绪，也会影响病情恢复，指导患者正确表述疼痛的程度、部位、镇痛后的效果，指导患者家属共同参与疼痛的管理过程，减少患者因未知、错误认知等带来的不良情绪。

（3）药物镇痛：氟比洛芬酯 50 mg，1 次 / 日，静脉滴注，换药前 1 小时口服氨酚双氢可待因片止痛。术后使用患者自控镇痛泵，指导患者正确使用患者自控镇痛泵及观察不良反应。根据患者疼痛的表述及镇痛需求，补充使用其他类型或更高一级的止痛药。

（4）非药物镇痛：保持病房环境舒适整洁，调节为适宜的温湿度，鼓励患者播放舒缓音乐或观看视频，为患者营造良好的疗养环境。在处理伤口、改变体位等操作时，注意操作力度、稳定性和提前告知患者，避免医源性的疼痛增强。告知患者日常活动幅度不可过大，指导其正确的咳嗽、翻身方法，避免伤口牵拉导致疼痛感增强。采用多头腹带固定骨盆。

3. 护理评价

患者痛感减轻，疼痛数字评分法得分下降至 2 ~ 3 分。

（二）低效型的呼吸形态

出现低效型的呼吸形态与腰背部创伤疼痛、吸烟、长期平卧位有关。

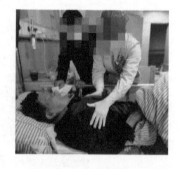

图 7-24　指导有效咳嗽

1. 护理目标

患者呼吸平稳，无哮鸣音，主观感觉良好。

2. 护理措施

（1）评估患者的呼吸形态、频率及影响的因素。训练咳嗽、咳痰能力，鼓励患者做有效的扩胸运动，指导患者深呼吸后用腹部力量进行咳嗽、咳痰（图 7-24）。

（2）呼吸训练：①腹式呼吸训练，患者一只手放在腹部，自然呼吸时胸部始终保持不动，吸气时腹部最大限度地向外鼓起，呼气时腹部自然凹进，向内朝脊柱方向收缩，最大限度地将肺部内的气体呼出。②吹气球训练，指导患者进行吹气训练时，使用气球等辅助工具增加阻力，从而提高训练效果。③缩唇呼吸训练，患者先闭口放松，用鼻自然吸气，呼气时嘴唇呈吹口哨状，缓慢呼出气体，呼出的气流以可将 10 cm 处的卡纸移动为宜，5 分钟 / 次，1 ~ 2 次 / 日。

（3）健康教育：向患者及其家属讲解戒烟、呼吸训练的重要性及改善肺功能的方法，嘱其多饮水，预防肺部并发症的发生。

3. 护理评价

患者住院期间能够有效地咳出痰液，痰液减少，呼吸道通畅。

（三）营养失调：低于机体需要量

营养失调：低于机体需要量与患者创伤、手术应激有关。

1. 护理目标

解除病因、为机体补充足够能量、维持正常机体功能。

2. 护理措施

（1）根据患者的年龄、体重、病情，以及各项常规检查结果，对其进行 NRS2002 评估，评分为 6 分，具有一定的营养风险。根据检查指标、基本病情、饮食状况等，评估不同时期的营养需求。

（2）向患者解释营养护理的重要性。

（3）请营养科会诊，评估患者的热量、蛋白质等营养需求，制定合理的个体化营养方案，干预后评价干预效果，并依据临床症状及时改进干预方案。

（4）在病情允许的情况下，进食时应缓慢、少量进食，同时抬高床头 30°，进食后保持该体位 20 分钟，以防误吸或呛咳的发生。遵医嘱适当静脉补充营养物质。

3. 护理评价

患者出院前复查血常规、肝肾功能，提示血红蛋白、白蛋白等指标逐步提升，患者精神明显好转，每日进食总量达受伤前水平。

（四）有皮肤完整性受损的危险

皮肤完整性受损与患者全身多处骨折不能自行翻身有关。

1. 护理目标

患者皮肤保持完整，住院期间不发生压力性损伤。

2. 护理措施

（1）评估患者压力性损伤为高风险。入院后即使用气垫床、水袋等辅助工具，降低受压部位的压力。

（2）建立床旁翻身卡，规范 2 小时翻身 1 次，记录翻身时间、体位、皮肤情况等。在骨折未固定时，翻身动作应轻柔、适当牵引。选择合适的时机进行翻身，如患者输注完止痛药物后。

（3）辅助用具的使用：使用治疗敷料方便护理、观察，并减小剪切力、摩擦力，最大限度地保护受压部位。交接班时使用亚克力软镜，既能减小翻身角度又能清晰观察患者的皮肤情况。

3. 护理评价

患者至出院皮肤无压力性损伤的发生。

（五）有发生静脉血栓的危险

发生静脉血栓与患者创伤、长期卧床有关。

1. 护理目标

患者住院期间不发生静脉血栓。

2. 护理措施

（1）护理人员每日测量患者双下肢同一部位的周径，如果存在异常，则提示静脉回流不畅，及时上报主治医生并协助尽快处理。

（2）保持大便通畅对预防深静脉血栓有重要意义，护士每日协助、督促患者行腹部环形按摩等，促进患者胃肠蠕动。

（3）按照医嘱为患者使用足底气压泵，每天 2 次；按医嘱给予患者低分子肝素钙注射液 0.3 mL，皮下注射，1 次 / 日，并加强对不良反应的观察。

3. 护理评价

患者住院期间多次床旁 B 超显示未发生下肢深静脉血栓。

自 出院指导与延续护理

（1）合理安排饮食，补充营养，提高体质，促进骨折愈合。

（2）继续在院期间的呼吸训练及康复训练。

（3）出院后1个月、3个月、6个月复查，检查内固定有无移位及骨折愈合等情况。

三 总结与反思

（一）总结

全身多发性骨折患者病情危急、复杂，通常为高能量损伤所致，常伴有其他脏器损伤，准确的病情评估对早期治疗方法的选择及改善预后，具有重要的意义。因此，及时的处理和治疗可减少患者围手术期创伤，减少相关并发症，同时促进患者早期功能锻炼，实现功能恢复，早期回归社会生活。

（二）反思

在该患者的护理过程中，护理的关注点多在合并伤及并发症的观察方面，患者因疼痛而主观上不愿翻身、翻身困难等，容易引起皮肤问题。工作中应严格执行床旁交接班，查看损伤及在特殊体位下易受压部位的皮肤，做好基础护理，增加患者的舒适度。

参考文献

［1］霍愿愿，王琴. 强化疼痛护理对改善急诊创伤骨科患者疼痛程度及睡眠质量的作用［J］. 山西医药杂志，2021，50（12）：1989-1992.

［2］牛晓惠，张宝英. 疼痛管理结合心理护理在创伤骨科手术患者中的应用效果［J］. 临床医学研究与实践，2023，8（1）：161-163.

［3］赵天补，许海波，田昌俊. 多发伤骨盆骨折患者早期急诊救治流程的评估分析［J］. 中国全科医学，2020，23（S2）：105-107.

［4］张红利，杨娥玲，谈碧波. 多发伤骨盆骨折患者早期急诊救治流程的评估分析［J］. 中国实用医药，2018，13（20）：166-167.

［5］哈立娟. 骨盆骨折患者护理中开展循证护理干预的效果［J］. 世界最新医学信息文摘，2018，18（40）：285.

［6］梁秀婷，郑亚君，吴会华. 循证护理干预在下肢骨折老年患者中的应用［J］. 齐鲁护理杂志，2019，25（12）：122-124.

［7］邓春花，孙美娟，张娟娟，等. NRS2002在老年髋部骨折患者术前营养筛查和预测

临床转归中的应用［J］. 现代医学，2021，49（3）：321-325.

［8］查亚萍，周雯艳，周晓燕. 以集束化护理理念为核心的护理模式对预防缺血性脑卒中后下肢深静脉血栓形成的影响［J］. 齐鲁护理杂志，2023，29（11）：151-153.

［9］赵彩英，侯宇舰，殷艳艳. 围手术期预见性护理模式对全髋关节置换术患者下肢深静脉血栓形成的影响研究［J］. 中外医学研究，2023，21（13）：73-76.

［10］徐惠娟. 1例多发性骨折伴迟发性脾破裂患者的护理体会［J］. 实用临床医药杂志，2018，22（10）：114-116.

（王慧灵）

个案8 机械压伤

案例介绍

1. 一般资料

患者男性，36岁，诊断为左手掌开放性外伤；左拇指近节指骨基底部开放粉碎性骨折。

2. 病史

现病史：左手外伤后疼痛出血、拇指畸形8小时，于2022-10-15步行入院。

3. 查体

专科检查：左手肿痛明显，手掌第一掌指关节处见一长约5 cm的伤口（图7-25），深达关节腔，近节指骨畸形，有反常活动，骨折断端外露，部分骨碎块游离体外，远端指体皮肤感觉存在，拇指活动障碍，末梢血供良好，伤口重度污染，伤口周围软组织挫伤极严重。

辅助检查（图7-26）：行CR检查提示左拇指近节指骨基底部开放粉碎性骨折。

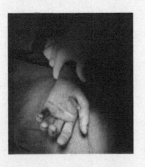 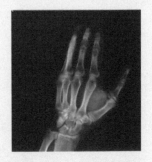

图7-25 术前患肢情况　　图7-26 术前影像学检查

医护过程

　　患者入院时精神尚可，T 36.5℃，P 90 次/分，R 20 次/分，BP 149/96 mmHg，发育正常，无畸形，营养良好，急性病容，表情痛苦，自主体位，神志清楚，言语清晰，对答切题，查体合作。疼痛数字评分法得分为 4 分，ADL 评分为 70 分，Caprini 评分为 2 分。予骨科一级护理，普通饮食（术前禁食、禁水）。患者完善术前检查，符合手术指征，于 2022-10-16 急诊在臂丛神经阻滞下行左手清创缝合拇指骨折复位内固定术，于 02:50 术毕安返病房，术后影像学检查见图 7-27。

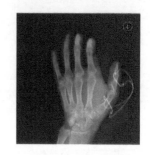

图 7-27　术后影像学检查

　　患者术后 T 36.5℃，P 86 次/分，R 20 次/分，BP 130/82 mmHg，现左手伤口敷料干燥，皮下无积液，皮缘无发黑坏死，拇指远端皮肤感觉存在，末梢血液循环良好，活动受限。ADL 评分为 70 分，Caprini 评分为 2 分。遵医嘱给予持续心电监测，予骨科术后一级护理，普通饮食，清淡饮食，如瘦肉粥、鱼片粥等，术后给予止痛、预防感染及补液等治疗，密切观察患者生命体征及手术切口渗血情况，06:50 患者精神尚可，遵医嘱拆除心电监护仪，麻醉过后早期指导患者进行伸屈掌（图 7-28）、腕关节活动，主动做收缩活动改善血液循环，每日 3 次，每次 15 ~ 20 分钟，以患者耐受、饭后 1 小时进行为宜，无头晕不适。疼痛数字评分法得分为 3 分，ADL 评分为 90 分，Caprini 评分为 2 分。于 2022-10-31 伤口愈合拆线出院。

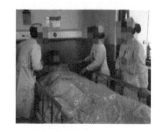

图 7-28　指导患者主动行手指运动

主要护理问题及措施

（一）有感染的危险

存在感染风险与皮肤破损有关。

1. 护理目标

患者在院期间无感染发生。

2. 护理措施

（1）严格执行无菌操作技术，落实手卫生，规范换药技术，换药次序按照"清洁—污染—无菌"原则。

（2）仔细观察与感染相关的早期征象：监测体温观察有无发热；伤口分泌物是否增多；

周围皮肤有无红肿。

（3）严格落实隔离消毒制度，每日空气消毒1次，开窗通风2次，保持室内空气清新，加强病房管理，限制探视人数，一次最多2人，探视时长不超过30分钟，主动佩戴口罩。

（4）鼓励患者进食营养丰富的食物，多食高热量、高蛋白质、高维生素食物，以利于病情恢复，如鱼肉、虾肉、牛羊肉、鸡蛋等。

（5）向患者讲解导致感染发生的危险因素，指导患者掌握预防感染的措施，提高其对于消毒隔离、诊疗与护理工作的配合度。

（6）按医嘱使用抗生素，术后24小时内预防性用药，使用头孢唑林钠抗感染。

3. 护理评价

患者无感染发生。

（二）焦虑

焦虑与缺乏疾病相关知识有关。

1. 护理目标

患者能主动行康复锻炼，消除焦虑。

2. 护理措施

（1）手创伤后疼痛大多比较敏感，此时医护人员或者家属可与患者聊天、让患者看有益的电视节目等，转移其对疼痛的注意力，使疼痛缓解。尽量使患者的生活丰富多彩，从焦虑、消极的情绪中解脱出来。

（2）劝吸烟的患者戒烟，吸烟可引起血管痉挛，影响患肢血运，甚至导致组织缺血坏死。不吸烟的患者注意不要被动吸烟。

（3）保持手指运动：在术后康复期间应鼓励患者用未损伤手指、手臂，做各种主动运动和作业治疗，手外伤后要抬高患肢，以利于静脉回流，消肿。

（4）手创伤本身和长期制动都会造成手功能障碍，要尽快恢复手功能，须早期进行正常运动模式，避免错过有利的治疗时机，否则将减少手功能的恢复效果。告知患者术后康复训练的重要性，让其掌握康复知识、技术。

（5）预防并发症教育：手是末梢器官，伤后极易发生肿胀，且变化快。早期肿胀影响组织愈合，后期肿胀影响手指灵活性。手外伤后留有手功能障碍后遗症，预防并发症宣教尤为重要。

3. 护理评价

患者主诉焦虑减轻或消除。

（三）瘢痕挛缩

瘢痕挛缩与手部创伤术后有关。

1. 护理目标

患者肢体活动度最大化地恢复。

2. 护理措施

（1）宣教康复护理相关知识：患者入院时责任护士向患者和其家属讲解术后康复锻炼的方法，宣教方式可为文字结合图片、多媒体视频等。

（2）病房康复延伸练习：术后各阶段练习方式和强度不同，由责任护士指导患者利用空余时间在病房进行延伸练习，术后当天开始，鼓励患者尽早下床活动，指导患者进行患肢未被固定的关节主动活动，如肩关节前屈、外展，肘关节屈伸，腕关节屈伸、外展、内收、旋转，患肢肌肉等长收缩练习，每天练习 2 ~ 3 组，每组 5 ~ 10 次，练习时应动作轻柔，以不引起疼痛为宜。术后 4 ~ 8 周，患者此阶段肿胀基本消退，骨折断端有纤维连接及少量骨痂形成，肌腱处于修复期；病房延伸练习是在早期练习基础上，可在健肢帮助下逐渐恢复邻近关节，由主动活动转为主动抗阻运动，如伸腕、屈腕、桡偏、尺偏、掌指关节及各关节屈伸、握力、感觉练习等，每天练习 3 ~ 5 组，每组 10 次，练习由单关节到多关节，扩大活动范围及抗阻重量。

（3）在住院过程中，为减少患者对家属的依赖，提高生活自理能力，鼓励患者积极参与日常生活活动，指导其进行自我照顾，健肢单手行进食、洗漱、穿脱衣服等基本活动，使患者尽快提高自主生活能力，再指导患者进行日常生活中双手活动内容的练习，以提高手的灵活性，护理人员应详细演示自我照顾的方法及技巧，指导过程中注意及时反馈跟进。

3. 护理评价

患肢活动度逐渐增大。

目　出院指导与延续护理

（1）避免主、被动吸烟。

（2）饮食宜以高热量、高蛋白质、高维生素、高纤维素食物，如瘦肉、猪肝、豆制品、新鲜蔬菜及水果等。

（3）术后 4 周拆除克氏针外固定架，2 ~ 3 个月视骨折愈合情况，拔除左拇指近节指骨基底部克氏针，继续进行患指功能锻炼。

（4）延续护理：定期随访（图 7-29），指导患者加入手外伤康复小程序，可根据需要选择家庭医生、留言问诊、健康百科等，根据自身情况进行问诊，每次康复视频可上传在留言里，每周护士会整理 3 次，针对患者训练进展、伤口情况，进行汇总、反馈，并推送下一步康复指导及注意事项。

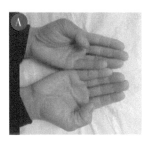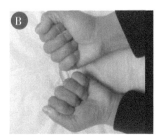

图 7-29　随访情况

总结与反思

（一）总结

机械压伤等意外，往往在工厂旺季赶工或夜间加班过度疲惫时发生，掌握现场急救方法尤为关键，目的是止血、减少创面污染，防止损伤加重和迅速转送，争取早期治疗。当有较大血管损伤引起大出血时，简便有效的止血措施是加压包扎。上止血带的正确部位，应在上臂上 1/3 处，局部要有衬垫，记录时间，并应每隔 1 小时松开止血带 5 ~ 10 分钟，以免引起缺血性肌挛缩或肢体坏死。切忌将止血带绑扎在上臂中下段，以防压迫桡神经。

（二）反思

为预防机械压伤，工厂单位可与医疗单位协作，医疗单位可每月派 2 ~ 3 名高年资医生、护士，到工厂单位进行常见病防治、保健知识及意外伤害的急救护理知识讲座，组织学习医学常识，提高企业员工在工作中的自我防护意识，从而降低致伤率。

参考文献

［1］于思骄，王依林，芦珊，等．手外伤显微修复术患者应用加速康复外科护理措施的疗效观察［J］．中华显微外科杂志，2020，43（3）：304-306.

［2］吴洪波．延续性康复护理对复杂性手外伤患者显微外科修复术功能恢复的影响［J］．安徽医药，2018，22（2）：375-378.

［3］杨艳，胡晶晶．加速康复外科理念下的改良延续性护理方案对手外伤患者的护理效果［J］．骨科，2019，10（6）：551-554.

［4］任晓利．急诊手外伤患者的清创处理及护理［J］．中国伤残医学，2019，27（17）：66-67.

［5］涂元翠，江起庭，万玲，等．急诊手外伤术后感染的危险因素及护理对策［J］．实用手外科杂志，2019，33（1）：115-117.

［6］刘燕，区洁崧，梁嘉敏. 手外伤患者外科手术后的综合康复护理干预效果观察［J］. 中国伤残医学，2019，27（12）：35–37.

［7］黄颖梅，陈少颜，侯红梅，等. 手外伤腹部带蒂皮瓣移植围手术期的护理体会［J］. 当代医学，2020，26（4）：185–187.

［8］林丽娜，许芳华，梁佩，等. 延续性康复护理对复杂性手外伤患者显微外科修复术后功能恢复的影响［J］. 承德医学院学报，2020，37（1）：63–65.

（谢小婷）

个案9　高压灌注伤

案例介绍

1. 一般资料

患者男性，45 岁，诊断为左手掌高压灌注伤；左手掌感染。

2. 病史

现病史：左手掌外伤后红肿，疼痛 1 天，1 天前被高压冲击枪（内含水性油漆）击伤左手掌部，致左手掌剧烈疼痛，伤口少许出血，油漆浸入手掌部。伤后就诊于当地医院，给予伤口清洗包扎及肌内注射破伤风抗毒素等处理，患者左手掌肿痛加剧，伴伤口流脓，于 2022–11–01 步行转诊入院。

3. 查体

专科检查：左手掌及桡背侧肿胀明显（图 7–30），皮肤红肿，皮肤温度升高，局部皮肤张力升高，压痛，手掌掌纹处有一长约 1 cm 的伤口，可见白色油漆及脓性分泌物流出，左手各指皮肤感觉存在，末梢血供良好，各手指屈伸活动稍受限。

辅助检查（图 7–31）：行 CR 检查提示左手第 2 掌骨旁软组织区高密度影。

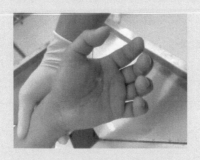 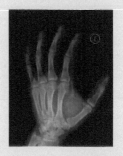

图 7–30　左手掌及桡背侧肿胀　　　图 7–31　术前影像学检查

医护过程

患者入院时精神尚可，T 36.5℃，P 90 次/分，R 20 次/分，BP 125/84 mmHg，发育正常，无畸形，营养良好，急性病容，表情痛苦，自主体位，神志清楚，言语清晰，对答切题，查体合作。疼痛数字评分法得分为 6 分，ADL 评分为 70 分，Caprini 评分为 3 分。予骨科一级护理，普通饮食（术前禁食、禁水）。患者完善术前检查，符合手术指征，于 2022-11-01 急诊在臂丛神经阻滞下行左手掌切开减压、置管冲洗引流 +VSD 治疗术，于 22:50 术毕安返病房，T 36.5℃，P 94 次/分，R 20 次/分，BP 116/66 mmHg，现左手肿胀稍有消退，VSD 敷料密闭性良好，冲洗管及引流管在位、通畅，用生理盐水进行左手掌伤口持续冲洗，冲洗液为淡红色血性液体，伤口皮缘无发黑，左手各指末梢血供及皮肤感觉良好，活动稍受限。

ADL 评分为 65 分，Caprini 评分为 3 分。遵医嘱给予持续心电监测，按骨科术后一级护理，普通饮食，清淡饮食，如皮蛋瘦肉粥、鱼片粥等，术后给予止痛、预防感染及补液等治疗，密切观察患者生命体征及手术切口渗血情况，于 2022-11-02 02:50 患者精神尚可，遵医嘱拆除心电监护仪，麻醉过后早期指导患者进行伸屈腕、肘关节活动和主动收缩活动以改善循环，患者无头晕不适。

2022-11-08 查房见左手肿胀基本消退，VSD 敷料密闭性良好（图 7-32），冲洗管及引流管在位、通畅，冲洗液转清亮，伤口皮缘无发黑，左手各指末梢血供及皮肤感觉良好，活动稍受限。医生查房提示患者术后无发热，左手红肿消退，感染基本控制，患者完善术前检查符合手术指征，拟于 2022-11-09 在臂丛神经阻滞下行左手伤口清创缝合术，于 13:50 术毕安返病房，T 36.3℃，P 89 次/分，R 18 次/分，BP 120/76 mmHg，现左手伤口敷料干燥，患

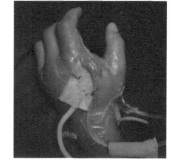

图 7-32 术后患肢情况

肢末梢血液循环尚可。术毕常规护理同第一次手术。疼痛数字评分法得分为 4 分，ADL 评分为 65 分，Caprini 评分为 1 分。于 2022-11-15 伤口初步愈合出院。

主要护理问题及措施

（一）功能失用性萎缩的风险

功能失用性萎缩与创伤术后有关。

1. 护理目标

患者依从性好，无功能失用性萎缩的发生。

2．护理措施

（1）相关知识指导：为患者讲解手术过程的相关信息，术后可能发生的不适情况；详细介绍早期功能训练的方法和注意事项，使患者充分了解术后早期功能训练的重要性；指导患者练习手部屈曲、伸直，患肢上举和邻近关节屈伸；解答患者疑惑，建立良好的信任关系，减轻患者的心理压力，提高患者依从性。

（2）运动疗法：运动疗法是通过患肢功能训练促进功能恢复或通过功能代偿途径来促进机体康复的方法。基本训练内容包括关节活动度练习、肌肉功能练习。术后24小时由被动的方式开始做手指的关节运动，逐渐转变为手指的主动屈伸功能训练，每日练习3次；术后3～4天，每日练习5～6次。术后抬高患肢（图7-33），肿胀区及其近端肌肉进行节律性、动力性或静力性收缩及放松，对周围的静脉及淋巴管进行交替挤压与放松，利用"肌肉泵"的作用促进静脉、淋巴回流。

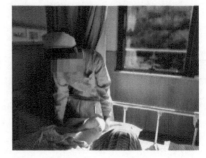

图7-33　抬高患肢

（3）心理治疗：高压灌注伤多是由工作中意外伤害引起的。伴有伤口出血、疼痛等临床症状，在受伤的过程中自身心理上受到外界刺激而产生紧张、焦虑、恐惧等不良情绪，医护人员要主动热地情接待患者，详细介绍环境及各项规章制度，使患者尽快消除陌生感，并且要发自内心地尊重患者的权利和意见。耐心倾听患者的叙述，理解患者担心、求助的心情，对患者进行的健康宣教以专业知识为主，采用互动式交流方式，针对患者担忧的问题进行科学的解答，介绍成功病例以减轻或消除患者的心理压力，增强患者重归生活和社会活动的信心，改善生理和心理状态以提高生存质量。

（4）生活指导：将呼叫器、常用物品放在患者容易拿到的地方；协助患者洗漱、更衣、床上擦浴（每周1次，夏天每日1次）；辅助患者调整至适合就餐的体位；保证食物的温度、软硬度适合患者的咀嚼和吞咽能力；鼓励患者逐步完成各项自理活动。

3．护理评价

患者无功能失用性萎缩的风险发生。

（二）有感染的危险

发生感染可能与皮肤破损有关。

1．护理目标

患者在院期间无感染发生。

2．护理措施

（1）病情观察：确定潜在感染的部位；仔细观察与感染相关的早期征象，查看伤口周围有无红肿、渗液等，发现异常及时告知医生；监测体温，如有高热，应打开伤口查看是否有脓液或其他分泌物等；监测患者化验结果，白细胞计数、C反应蛋白等是否显著升高；指导患者及其家属认识感染的症状、体征；按医嘱使用抗生素如头孢唑林钠抗感染。

（2）伤口护理：侵入性操作严格执行无菌原则，避免交叉感染；伤口敷料若被渗湿或污染，及时给予更换。

（3）VSD引流的护理：妥善固定引流管，防止管道打折、扭曲、受压；维持负压稳定，在 0.02 ~ 0.04 kPa；保持贴膜密闭状态，以负压吸引时，局部可见管形、粘贴紧密为标准，避免创面感染；注意观察 VSD 泡沫敷贴颜色是否有异常，观察引流液性质及量等。

（4）病房管理：开窗通风，每日 2 次，保持病房内空气新鲜；限制探视人数，每次 1 ~ 2 人，探视时间控制在 20 分钟内，主动佩戴口罩，尽量不互串病房，预防交叉感染；保持床单位干燥、整洁。

（5）饮食护理：鼓励患者进食营养丰富的食物。术后可指导多进食高热量、高蛋白质、高纤维素的食物，如各类鱼肉、鸡肉、牛肉等，促进肉芽组织的生长。

3. 护理评价

患者无感染发生。

（三）疼痛

发生疼痛可能与组织创伤有关。

1. 护理目标

患者疼痛得到有效缓解。

2. 护理措施

（1）观察、记录疼痛的性质、程度、时间、发作规律、伴随症状及诱发因素。

（2）根据疼痛数字评分法得分，采用三阶梯镇痛疗法，目的是镇痛效果逐渐加强，合理应用镇痛剂来缓解疼痛。第一阶梯，使用非阿片类镇痛药物，酌情加用辅助药，主要适用于轻度疼痛的患者；第二阶梯，选用弱阿片类镇痛药物，酌情加用辅助药，主要适用于中度疼痛的患者；第三阶梯，选用强阿片类镇痛药物，酌情加用辅助药，主要用于重度和剧烈癌痛的患者。止痛剂应有规律按时给予，提前镇痛，观察并记录用药后的效果。

（3）调整好舒适的体位，给予垫软枕，抬高患肢20° ~ 30° ，以利于静脉回流，减轻肿胀，缓解疼痛。

（4）严格床旁交接班，维持负压稳定，查看是否因负压过大而引起患处疼痛。

（5）指导患者及其家属正确使用患者自控镇痛泵，日常防止硬物碰撞伤口，保护伤口部位，掌握减轻疼痛的方法。

（6）进行精神安慰和心理疏导，适当给予陪伴及安慰，可嘱其通过看电视、听音乐转移注意力。

（7）提高患者睡眠质量，可减轻疼痛，例如，保持睡眠环境安静，避免大声喧哗；睡前热水泡脚，避免喝咖啡或浓茶水；听轻柔的音乐；指导患者放松，如缓慢深呼吸，行全身肌肉放松疗法等。

3. 护理评价

患者主诉疼痛减轻或消除。

出院指导与延续护理

（1）继续伤口换药直至完全干燥，缝线可吸收，无须拆线。

（2）加强各手指功能锻炼，主要包括手部抓握、侧捏及持物等，每次 15 ～ 20 分钟，每日 4 ～ 5 次。

（3）定期随访复查（图 7-34），如有不适及时就诊。

（4）饮食宜进食高热量、高蛋白质、高维生素、高纤维素食物，如瘦肉、肝、豆制品、新鲜蔬菜及水果等。

（5）延续护理：加入由手外科医疗小分队创建的手外伤康复小程序，界面有家庭医生、视频问诊、健康百科、留言问诊，患者根据自身情况进行留言问诊，由护理人员定期整理（每周 3 次），并及时给予答疑解惑。

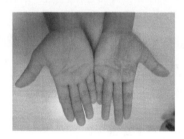

图 7-34　随访情况

总结与反思

（一）总结

手部高压灌注伤最重要的是清除灌注物，防止感染。在清创过程中尽可能减少对组织结构的损伤，尤其是对血管和神经的损伤，在显微镜下清创可以快速找到并精准清除其周围附着的污物，最大限度地保留正常组织。应用显微外科技术结合 VSD 负压引流治疗手部高压灌注伤清创更彻底，异物残留少，控制感染快，组织损伤小，术后感染概率低，手功能恢复良好。

（二）反思

手部高压灌注伤是一种临床上比较难处理的外伤，创口往往很小，多位于指腹和手掌远 1/3 处，灌注物（多为油漆等化学物质）广泛分布在皮下组织中，包括腱鞘周围、手掌间隙，甚至可达腕部。如何彻底清除灌注物、降低感染概率，同时在清创过程中减少对重要组织的副损伤成为术后患肢功能恢复的关键。对此病例，除常规护理外，还应对灌注物理化性质进行了解，其决定了对患者伤口局部，以及全身状态和预后的影响。不但要时时观察灌注物对机体的机械性损伤带来的直接影响，还要注意因灌注物滞留体内所产生的毒副作用而引起的全身性反应。

参考文献

［1］钟宏丽，庞东兰，郑俊玉，等. 手外伤专科康复团队对手部Ⅱ区屈肌腱松解术后的早期康复干预效果［J］. 中外医学研究，2022，20（9）：158-161.

［2］张继朝，郑大伟，魏英华，等. 手指高压注射伤的显微外科治疗［J］. 实用手外科杂志，2019，33（2）：168-170.

［3］李磊，聂兰军. 手部高压热塑料液体注射性损伤一例［J］. 中华烧伤杂志，2017，33（7）：460-461.

［4］蒋顺仙，赵娟娟，魏萍，等. 负压创面治疗技术联合氧疗在厌氧菌感染伤口中的应用［J］. 实用手外科杂志，2018，32（4）：496-497.

［5］林泽鹏，杨荣华，阮树斌，等. 封闭负压引流技术（VSD）治疗压疮创面的临床效果［J］. 当代医学，2018，24（14）：79-80.

［6］安鸿肇，王煜，周小茜，等. 改良负压封闭引流术在难愈性烧伤创面治疗中的应用［J］. 中国美容整形外科杂志，2019，30（7）：419-422.

［7］孙衍峰，窦义臣，余欣，等. 手部高压注射伤的诊治策略［J］. 中华显微外科杂志，2019，42（4）：399-401.

［8］朱新红，黄飞，陶德刚. 高能量损伤致下肢严重开放性毁损伤保肢治疗［J］. 实用手外科杂志，2017，31（3）：306-309.

（汪秋芬）

个案10 双下肢动脉硬化闭塞症

案例介绍

1. 一般资料

患者男性，71岁，诊断为右下肢动脉硬化闭塞症；左下肢动脉硬化闭塞症截肢术后。

2. 病史

现病史：右下肢间歇性跛行4年，右足发黑伴疼痛6个月，于2023-05-31轮椅入院。

既往史：有高血压病史，规律口服硝苯地平缓释片，血压控制可。

3. 查体

专科检查：左小腿中段截肢术后改变，截肢面可见 2 处 0.5 cm×0.5 cm 的溃疡，可见渗液，膝上可见 3 处 1 cm×1 cm 的溃疡，已结痂。右足第 2、第 3 趾坏疽，右小腿中上段以远皮肤发黑，右足第 5 跖外侧皮肤破损，周围红肿，未见静脉曲张及色素沉着。右下肢及左残肢皮肤温度较低，双下肢组织张力正常，感觉正常。双侧股动脉搏动正常，双侧腘动脉、右胫后动脉、右足背动脉未触及。

辅助检查：行 CR 检查提示右锁骨下动脉及胸主动脉粥样硬化；双下肢动脉 CTA 显示双下肢动脉粥样硬化闭塞症双下肢动脉造影＋球囊扩张支架植入术后，右侧髂外动脉及右侧股动脉支架管腔通畅；左侧股浅动脉闭塞、左侧股动脉支架管腔堵塞，左侧腘动脉见少量侧支循环血管（图 7-35）。腹主动脉下段、双侧髂总动脉、双侧髂内外动脉、右侧股浅动脉、双侧股深动脉、双侧腘动脉、右侧胫前后动脉、右侧腓动脉多发软、硬斑块形成伴管腔不同程度狭窄，其中双侧髂内动脉重度狭窄。右侧胫前动脉、胫后动脉、腓动脉、足背动脉显示不清，请结合临床。左侧小腿三分支残端见少量造影剂填充，考虑侧支循环供血。

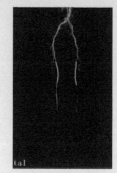

图 7-35 术前双下肢动脉 CTA

医护过程

患者入院时精神尚可，T 36.5℃，P 95 次 / 分，R 20 次 / 分，BP 125/68 mmHg，发育正常，无畸形，营养良好，面容正常，表情自然，自主体位，神志清楚，言语清晰，对答切题，查体合作。疼痛数字评分法得分为 4 分，Braden 量表评分为 15 分，跌倒风险评估为高风险，ADL 评分为 45 分，Caprini 评分为 5 分。按骨科二级护理，普通饮食，遵医嘱给予抗凝为主。

患者完善术前检查，符合手术指征，于 2023-06-07 在全身麻醉下行双大腿截肢 +VSD 治疗术，于 16:55 术毕安返病房，T 36.3℃，P 96 次 / 分，R 20 次 / 分，BP 136/86 mmHg，双大腿残端接 VSD 负压装置持续吸引在位、通畅，其 VSD 敷料保持负压状态，双侧股动脉搏动正常。术后影像学检查见图 7-36，疼痛数字评分法得分为 2 分，Braden 量表评分为 13 分，跌倒风险评估为中风险，ADL 评分为 25 分，Caprini 评分为 7 分。遵医嘱给予持续心电监测及低流量吸氧，按骨科术后一级护理，普通饮食（禁食 1 小时），如

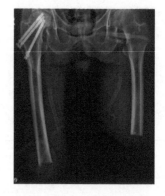

图 7-36 术后影像学检查

瘦肉粥、燕麦粥等，术后应积极预防感染，继续静脉滴注药物预防感染及止血等治疗。22:55患者精神尚可，遵医嘱停止心电监测、吸氧，指导麻醉过后进行双上肢主动运动，主动做臀肌、腹肌、股四头肌的收缩锻炼等，每日3次，每次15~20分钟，以患者耐受、饭后1小时进行为宜，无头晕不适。疼痛数字评分法得分为6分，Braden量表评分为13分，跌倒风险评估为中风险，ADL评分为35分，Caprini评分为7分。于2023-06-13拆除VSD负压装置，于2023-06-18伤口愈合出院。

主要护理问题及措施

（一）潜在并发症

潜在并发症包括术后出血、血肿、下肢深静脉血栓形成等。

1. 护理目标

患者在院期间无并发症发生。

2. 护理措施

（1）术后24小时内严密观察患肢残端有无出血及血肿。注意保持VSD负压装置通畅，维持负压在0.04~0.06 kPa，防止扭曲受压，观察引流液量和性质，如果吸出大量鲜红色血液，应及时报告医生给予手术止血。

（2）严密观察生命体征及全身情况的变化，及时测量体温、脉搏、呼吸、血压，并详细记录。术前严密监控血压的变化，按时服用降压药，使血压保持在一个稳定水平。注意神志、尿量及全身皮肤黏膜色泽有无异常、皮下出血情况、患肢肿胀情况，认真听取患者的主诉，是否存在如胸闷、心悸的变化。如有变化，应立即报告医生。

（3）大手术患者放置于急救室或距护士站近的病房，便于观察及抢救。

（4）床头备专用止血带，以便大出血时立即止血。术后拔引流管时可适当压迫周围组织。如发现大量积血流出，应延缓取出引流物，并加压包扎。

（5）引流物拔出后发现残端血肿，可在无菌条件下穿刺抽吸，并加压包扎。

（6）指导患者多饮水，遵医嘱使用那屈肝素钙注射液抗凝药物治疗，用药期间需观察注射部位有无淤斑、硬结等。

3. 护理评价

患者术后病情平稳，伤口恢复良好（图7-37），无并发症发生。

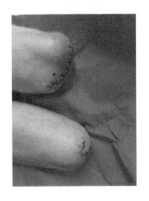

图7-37　术后患肢

（二）幻肢痛

幻肢痛可能与截肢手术有关。

1. 护理目标

患者主诉幻肢痛减轻。

2. 护理措施

（1）耐心做好精神安慰和心理疏导，引导患者注视残端，消除残肢幻肢痛，以加强对肢体截肢事实的心理承受能力。

（2）心理诱导和心理治疗是预防幻肢痛的有效方法，诚恳地与患者交谈。通过交谈、暗示、说服、诱导等方法，使得患者学会放松，转移自己的注意力。消除不良心理因素，增强战胜疾病的信心。

（3）可轻轻叩击神经残端；也可进行多种理疗，如热敷、蜡疗等，使疼痛缓解。

（4）拆除 VSD 负压装置后，护理人员帮助患者进行残肢的训练，用弹性绷带包扎，避免软组织收缩。术后可增加股四头肌伸张和收缩的训练，每天 10 分钟，并按摩患者的肌肉，每次 10 分钟，指导患者尽早地下床运动。鼓励患者早日床上坐起或离床进行残肢运动训练，在病情允许，拆除 VSD 装置情况下，患者 2 ~ 3 日后练习床上坐起，可加强臂肌和腹肌锻炼。

3. 护理评价

患者幻肢痛症状较前减轻。

（三）VSD 有脱管、无负压的可能

VSD 有脱管、无负压的可能与患者年龄大、依从性差有关。

1. 护理目标

脱管、无负压的情况不发生。

2. 护理措施

（1）随时观察 VSD 敷料，防止敷料变干、变硬，对治疗效果产生影响。

（2）在对敷料进行缝合时要保持周围清洁干净，并确保黏合性较好，防止敷料漏气。

（3）对患者创伤面进行严密监控，观察 VSD 是否给患者皮肤造成较大刺激，若出现皮肤刺激过大，则需要进行相关处理后再重新使用敷料。

（4）保证引流管不受压迫，使引流通畅。

（5）对 VSD 引流管必须进行严密的无菌包扎，确保不会感染和漏液。

（6）更换引流管时要先关闭负压吸引，避免引流液回流。

（7）对引流瓶进行严密监控，若引流瓶内有红色液体出现则表示患处有出血情况，需要立即停止引流操作，进行止血处理。

（8）对患者进行严密监视，床旁交接（图 7-38），做好生理盐水冲管预防堵管措施和压力调节，避免出现堵塞或者压力过大给患者带来不适。

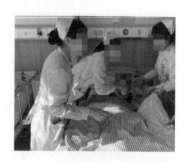

图 7-38　严密监视，床旁交接

3. 护理评价

VSD 负压装置未发生脱管及无负压的情况发生。

✿ 出院指导与延续护理

（1）反复向患者宣教禁烟的重要性，戒烟是下肢动脉硬化闭塞症的重要治疗措施，尤其注意避免二手烟的吸入。

（2）指导患者掌握残端日常护理及自我检查的方法，避免用 40℃ 以上的热水热敷；冬天下肢感觉凉时不能使用热水袋、电热毯保暖。

（3）教会患者及其家属股动脉触摸的方法。

（4）饮食应遵循低盐、低脂、低胆固醇、低糖、高纤维素原则，同时多食用新鲜蔬菜、水果等高维生素的食物。多食用绿叶类蔬菜、海带、海蜇、木耳、香菇、大葱等食物，可以软化血管，对改善动脉硬化有较多好处。

（5）向患者及其家属说明一般伤口愈合后安装正规假肢。

（6）延续护理：针对该患者采用电话随访，告知复查时间及是否可佩戴假肢，询问锻炼进程、残端情况。出院时帮助患者使用手机设置服药（降压药）提醒闹钟，督促及加强老年患者的服药意识，维持血压的稳定。

📋 总结与反思

VSD 装置可以及时清除创面的坏死组织、分泌物及炎症因子，减轻创面的组织水肿，促进血管及肉芽组织形成。采用 VSD 装置的优势和注意事项如下。

（1）能够缩短患者的住院时间，降低患者的植皮率。

（2）常规换药常需要 1 次 / 日，甚至每天数次，VSD 敷料仅 7 ～ 10 天更换 1 次，减少了患者的痛苦；创面暴露次数的减少，降低了患者切口感染的可能性。

（3）住院时间及换药次数的减少，可以降低患者的住院费用。

（4）下肢动脉硬化闭塞症患者介入治疗后，注意肢体制动和局部加压，防止出血。

📖 参考文献

［1］尹智明，余朝文. 下肢动脉硬化闭塞症腔内介入治疗的研究进展［J］. 中国普通外科杂志，2017，26（6）：789-794.

［2］王翔，杨帆，管震，等. 负压封闭引流术减轻兔骨骼肌缺血再灌注损伤的作用机制研究［J］. 中华外科杂志，2016，54（4）：292-296.

［3］朱志萍，王瑛. 下肢动脉硬化闭塞症患者介入治疗后应用VSD的护理［J］. 护理与康复，2016，15（9）：864–866.

［4］陈春. 负压封闭引流技术应用于骨创伤创面软组织修复中的效果［J］. 临床与病理杂志，2019，39（10）：128–132.

［5］林伦芳，庞娟，王国梅. VSD负压封闭引流术的引流护理在四肢开放骨折治疗中的应用效果［J］. 吉林医学，2020，41（4）：976–977.

［6］宋丽霞. 负压封闭引流术在骨科感染创面治疗中的应用及护理研究［J］. 中国实用乡村医生杂志，2018，25（9）：53–56.

［7］唐飒英. VSD负压封闭引流技术在骨科临床应用及护理研究［J］. 现代诊断与治疗，2017，28（23）：4490–4491.

［8］马健，胡文业. 负压封闭引流术治疗骨科创伤的效果［J］. 山西大同大学学报：自然科学版，2020，36（1）：50–51.

［9］刘甜，刘静，姚娜，等. 基于信息化的延续护理模式对老年冠心病患者服药依从性的影响［J］. 中国临床护理，2022，14（4）：207–209.

（蔡　骅）

个案11　手部多发脂肪瘤

案例介绍

1. 一般资料

患者女性，61岁，诊断为左手掌多发性肿物——脂肪瘤。

2. 病史

现病史：发现左手掌多发性肿物6年，于2022-10-22步行入院。

婚育史：已婚已育，子女体健。

3. 查体

专科检查：左手掌多处皮肤隆起，皮下可触及多个大小不等的肿物，最大约荔枝大小，局部无压痛，周围皮肤无发红、破溃，无色素沉着及静脉曲张，边界欠清晰，质韧，活动度差，左手各手指感觉、活动及末梢血供良好。

辅助检查（图7-39）：行CR检查提示左手诸掌指骨未见明显异常。术后病理报告显示：左手掌肿物，脂肪瘤。

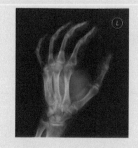

图7-39　术前影像学检查

医护过程

患者入院时精神尚可，T 36.6℃，P 70 次 / 分，R 20 次 / 分，BP 140/80 mmHg。发育正常，无畸形，营养良好，面容正常，表情自然，自主体位，神志清楚，言语清晰，对答切题，查体合作。Caprini 评分为 2 分。予骨科二级护理，普通饮食，嘱规律饮食，早餐要吃好，低胆固醇饮食，禁酒及酒精类饮料，避免刺激瘤体增长变大。完善术前检查，符合手术指征，于 2022-10-24 在臂丛神经阻滞下行左手掌肿物切除术（图 7-40），于 16:45 术毕安返病房，T 36.5℃，P 68 次 / 分，R 20 次 / 分，BP 136/82 mmHg。左手部切口接负压引流管在位、通畅，引流出血性液体，其周围敷料外观干燥无脱落，患肢末梢血液循环尚可（图 7-41）。ADL 评分为 70 分，Caprini 评分为 4 分。术后病理检查显示"左手掌肿物"灰黄结节 1 个，大小为 8.5 cm×6.5 cm×3 cm，切面灰黄，分叶状，质软。结果显示"左手掌肿物"，脂肪瘤（图 7-42）。

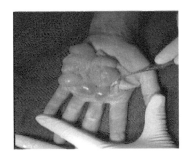 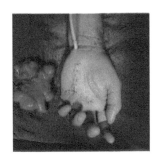

图 7-40　术中情况　　　　　　图 7-41　术后患肢情况

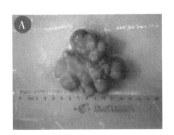 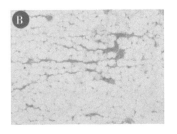

图 7-42　病理检查

遵医嘱给予持续心电监测，予骨科术后一级护理，普通饮食，清淡饮食，如瘦肉粥、米粉汤等。术后给予止痛、切口换药预防感染等治疗，密切观察患者生命体征及切口渗血情况，20:45 患者精神尚可，遵医嘱拆除心电监护仪，麻醉过后早期指导患者活动近端指间关节，行肘关节屈伸，肩关节屈伸、旋转，防止关节僵硬、肌肉萎缩，无头晕不适。于 2022-10-25 拔除左手部切口引流管，换药见左手切口干燥，无红肿。Caprini 评分为 2 分。

于 2022-10-29 切口皮缘对合良好出院。

主要护理问题及措施

（一）焦虑

焦虑一般与个体感受到危险有关。

1. 护理目标

患者焦虑能够得到有效缓解。

2. 护理措施

（1）入院时做好入院宣教，主动热情与患者及其家属沟通、交流，介绍病区环境、经管医生、责任护士等，让患者及其家属尽快融入环境，以消除陌生感。

（2）主动与患者家属接触、沟通，做好家属的思想工作，同时在生活上给予患者细致的照顾，耐心详细介绍各项检查、治疗护理的意义及配合要点，争取家属的支持及患者的积极配合。

（3）做好心理护理，使患者树立战胜疾病的信心。应用心理支持法，充分理解患者的心情，关心体贴患者，耐心倾听患者的诉说，释放其内心的焦虑，正确引导患者；给予积极暗示，介绍同病种、已恢复的患者与其交谈；多与患者聊天，转移其注意力，让患者感到自己不孤单。认知疗法，鼓励患者把自己的看法说出来；发现问题后，护理人员可以说"如果您能够配合我们进行各项检查和护理工作，相信一定能够取得好的治疗效果"。应用音乐疗法，听音乐，读音节，读唱词等，以缓解焦虑、失眠、头胀等。

3. 护理评价

患者焦虑得到缓解，得以入睡。

（二）睡眠形态紊乱

睡眠形态紊乱与环境改变有关。

1. 护理目标

患者无入睡困难。

2. 护理措施

（1）营造有助于睡眠和休息的环境，如①保持睡眠环境安静，避免大声喧哗。②在患者睡觉时关闭门窗，拉上床帘，调节灯光，夜间使用地灯。③调节病房内温度（18 ~ 22℃），棉被厚度适宜。

（2）尽量满足患者惯常的作息时间、习惯和入睡方式。

（3）有计划地安排好护理活动，尽量减少对患者睡眠的干扰。

（4）制定促进睡眠的措施，如①睡前（21:00 后）不玩电子产品，让大脑休息，减少活动量。②睡前 1 小时禁止大量饮水。③睡前用热水泡脚，可提升睡眠质量。④双手揉搓耳朵内外，持续 10 分钟。⑤可以听一些舒缓的音乐，让情绪稳定下来，降低神经的紧张程度。⑥指导患者使用放松技术，如闭眼进行自我想象，想象一些让自己开心和放松的画面，缓慢深呼吸等。

3. 护理评价

患者主诉已得到充足的睡眠，表现出睡眠后精力充沛。

（三）有切口感染的危险

发生感染可能与手术切口有关。

1. 护理目标

患者在院期间无感染发生。

2. 护理措施

（1）严格执行无菌技术操作，操作前后严格手卫生。

（2）严格观察与感染相关的早期征象，交接班观察切口敷料有无渗液、流脓，切口周围皮肤有无红肿热痛等不适，并监测体温。

（3）按医嘱使用抗生素，术后 24 小时内预防性用药，头孢唑林钠静脉滴注。

（4）加强引流管的护理，保持管道通畅，防止引流管打折、扭曲、受压，下床活动时妥善固定引流管，防止牵拉，仔细观察引流液的性状、量。

（5）告知患者及其家属感染的风险及注意事项，限制探视人数，可告知亲朋好友通过视频或语音等方式进行关怀，避免增加患者感染的风险。

（6）鼓励患者进食营养丰富的食物，可多食肉类、蛋类等高蛋白食物，住院期间食欲下降时可适当清淡饮食，如蒸蛋、鸡丝粥、瘦肉汤等。

（7）指导并监督患者搞好个人卫生，告知家属接触患者前后洗手的重要性。

3. 护理评价

患者无感染发生。

目 出院指导与延续护理

（1）避免主动、被动吸烟。

（2）避免出汗，以防切口感染。

（3）观察切口区域有无明显肿胀伴青紫，如有，需及时就诊。

（4）观察手术区域有无较大范围的麻木感，如果有，应及时就诊。

（5）提前指导家属术后帮助患者做康复锻炼，继续行切口换药至完全愈合（图 7-43）。

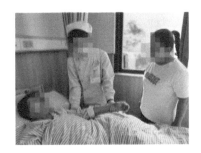

图 7-43　指导患者家属术后帮助患者做康复锻炼

（6）渐行患肢功能锻炼。

（7）注意饮食，可以多食用高蛋白食物，避免辛辣刺激性食物，多吃新鲜的蔬菜、水果，饮食以低脂和低胆固醇食物为主，如蘑菇、芹菜等。

（8）门诊随访，不适随诊。

（9）延续护理：针对该患者采用"电话随访"，追踪患者手术切口愈合情况、换药情况，并告知其病理结果，以及针对病理结果于日常生活方式及习惯应做哪些改变。

目 总结与反思

（一）总结

脂肪瘤是一种良性软组织肿瘤，由成熟的脂肪细胞构成，凡体内有脂肪存在的部位均可发生。脂肪瘤有一层薄的纤维内膜，内有很多纤维索，纵横形成间隔，最常见于颈、肩、背、臀和乳房及肢体的皮下组织。脂肪瘤可表现为皮下缓慢生长的肿瘤，约在数厘米大后自限，呈质地柔软、可移动的无症状的表浅肿物，有时成群生长。患者做好术前各项准备，术后注意观察病情，指导患者进行患肢肌肉及关节功能锻炼，防止深静脉血栓形成，防止血栓或脂肪栓脱落引起重要脏器及肢体血管栓塞，并给予换药治疗，防止切口感染，维持引流通畅，注意护理，防止发生泌尿系统感染、肺部感染及压疮等其他并发症。

（二）反思

术后的一些健康教育和健康防护知识普及都必须在患者住院期间完成，让患者在离开医院之后，能够继续保持良好的生活习惯，注意营养均衡摄入，适量运动，增强体质，活动量应该由少到多，让患者保持良好的睡眠和心情，为手术的恢复提供帮助，减少刺激，预防感染，当患者出现不适时，应该回到医院进行诊断治疗。

目 参考文献

［1］熊华花，李泉水，晓华，等. 浅表血管脂肪瘤的超声影像特征及病理成像基础研究［J］. 中国超声医学杂志，2012，28（4）：341-344.

［2］陈莹，蔡景龙，宗宪磊. 钝性吸脂针肿胀抽吸法治疗下肢血管脂肪瘤［J］. 中国美容医学，2012，21（10）：2-3.

［3］方丽敏，程丽萍. 改良快速康复外科理念在甲状腺手术围术期的应用［J］. 中国当代医药，2020，27（7）：240-242.

［4］高静，董月洁，梁火群，等. 围手术期快速康复护理对甲状腺手术患者的影响［J］. 中国医药科学，2022，12（2）：105-108.

［5］李玉玲，郭良玉，管玉华，等. 姑息心理干预对骨科恶性肿瘤患者心理状态、自我

效能感和生活质量的影响［J］. 癌症进展，2019，17（17）：2097-2100.

　　［6］顾海燕，田美华，孙丽，等. 延续性护理对骨科恶性肿瘤患者生活质量的影响［J］. 全科护理，2018，16（10）：1277-1278.

　　［7］姚晋囡，王辉，高艳英，等. 成人膝关节恶性骨肿瘤全膝关节置换围手术期护理干预与近期效应分析［J］. 临床与病理杂志，2019，39（5）：1059-1064.

　　［8］周瑶，贺景国，宋慧敏，等. 全膝关节置换术治疗膝关节周围骨肿瘤的手术配合及护理探讨［J］. 癌症进展，2018，16（8）：1048-1051.

（黄叶青）